KAMPENWAND
VERLAG

ISBN: 978-3-98660-199-7

Raiffeisenstr. 4 · D-83377 Vachendorf
www.kampenwand-verlag.de

Versand & Vertrieb durch Nova MD GmbH
www.novamd.de · bestellung@novamd.de · +49 (0) 861 166 17 27

Text: Philipp Hanf
Lektorat: Fransizka Hoch
Bilder: Privatarchiv Philipp Hanf
Zitate: ©Ernst Ferstl / ©Otto Flake, S.Fischer Verlag / ©Karl-Heinz Zacher, Nina Zacher, Dorothea Seitz, S. Fischer Verlag / ©Frank Pape, Heyne Verlag / ©Alex Loyd, Rowohlt Taschenbuch Verlag / ©Eben Alexeander, Heyne Verlag / ©Hermann Hesse, Suhrkamp Verlag

Druck:
Florjančič tisk d.o.o., Perhavčeva ulica 44,
2000 Maribor, Slovenia

Die Geschichte von Philipp Hanf wurde gemeinsam aufgeschrieben mit Sebastian Blottner, Autobiografiker, herausgegeben von Rohnstock Biografien.
Für den Inhalt zeichnet Philipp Hanf verantwortlich.
Erstauflage unter der ISBN-10: 3985953015; ISBN-13: 978-3985953011 im Jahr 2022, erschienen bei Rohnstock Biografien, Breite Str. 2a, 13187 Berlin
www.rohnstock-biografien.de

PHILIPP HANF

WER STIRBT DENN NICHT?

DIE KUNST ZU LEBEN, WENN MAN STIRBT.

Meinen Eltern Erhard und Kristin gewidmet

Denkt daran, in die Sterne zu sehen und nicht auf eure Füße. So schwer das Leben manchmal auch erscheinen mag, es gibt immer etwas zu tun und gut darin zu sein. Es ist wichtig, dass ihr einfach nie aufgebt.

STEPHEN HAWKING

Prolog

Unter keinen Umständen hätte ich mir je vorstellen können, ein Buch zu schreiben. Schon gar keines, das irgendjemanden interessieren könnte. Mitunter aber ändert sich ein Leben radikal. So war es bei mir. Heute bin ich überzeugt, eine Aufgabe auf dieser Welt zu haben – vielleicht die, dieses Buch zu schreiben. Ein Buch, das andere Menschen berühren und zu Veränderungen in ihrem Leben inspirieren kann.

Mein eigenes Leben wurde vor einigen Jahren gründlich umgekrempelt. Ich wurde 2017 mit einer schwerwiegenden Diagnose konfrontiert: Amyotrophe Lateralsklerose, eine schwere Erkrankung des motorischen Nervensystems, besser bekannt als ALS. Die Ärzte gaben mir nur noch wenige Jahre.

Das ist fast fünf Jahre her, und um es vorwegzusagen: Es waren nicht die schlechtesten meines Lebens. Mit der Diagnose begann ein ganz neuer Lebensabschnitt. Sehr viel änderte sich. Ich hörte auf zu arbeiten. Ich nutzte die neu gewonnene, geschenkte Zeit intensiv. Ich las viel. Ich setzte mich mit lebensphilosophischen, naturwissenschaftlichen und medizinischen

Themen auseinander. Ich machte unvergessliche und einige der erstaunlichsten Erfahrungen meines Lebens, kam zu Einsichten und Blickwinkeln, die mir vorher völlig ferngelegen hatten. Ich erlebte Dinge, die sonst nie passiert wären. Dafür bin ich dankbar.

Die Schulmedizin kennt im Grunde keine Behandlungsmöglichkeiten für ALS. Das einzige zugelassene Medikament ist bereits lange auf dem Markt und erhöht die Lebenserwartung statistisch gesehen um lediglich zweieinhalb Monate. Was bleibt, sind symptombezogene Therapien, ohne die Ursachen der Krankheit bekämpfen zu können. Alles in allem keine ermutigende Aussicht.

Ich bin Zahnarzt von Beruf, also selbst Schulmediziner. Als solcher ist mir durchaus bewusst, dass es eine Welt jenseits der Schulmedizin gibt. Eher zufällig begann ich, in sie einzutauchen, nach Alternativen zu suchen, der diagnostizierten Krankheit zu begegnen. Dabei erlebte ich Unglaubliches. Ich ging an meine körperlichen Grenzen, kam mit Geistheilern, Schamanen und Transformationstherapeuten in Kontakt. Ich begann einerseits, schulmedizinische Dogmen zu hinterfragen, und entdeckte andererseits aufschlussreiche Überschneidungen von Alternativmedizin und Naturwissenschaft. Ganz unterschiedliche therapeutische Ansätze halfen mir, bewusst eine neue Einstellung zum Leben zu entwickeln. Anstatt in ein Loch zu stürzen, schwang ich mich zu unbekannten Höhen auf.

Innerhalb kurzer Zeit machte ich viele neue Erfahrungen, und ich entwickelte mehr und mehr das Bedürfnis, all meine Erlebnisse und Gedanken festzuhalten. Zunächst und in erster Linie für mich selbst. Zunehmend aber erwog ich, andere daran teilhaben zu lassen. Mich motiviert die Überzeugung, Menschen durch mein Buch Anstöße zu geben, ihr Leben zum Positiven zu verändern.

Ich weiß, das ist ein ambitioniertes Ziel. Es zu erreichen, würde mich freuen, es zu verfehlen, wäre aber auch kein Drama. Tatsächlich stelle ich mir immer wieder die Frage, ob ich überhaupt etwas zu sagen habe oder mich nur unverhältnismäßig aufblase. Ist es vielleicht doch versteckte Eitelkeit, die mich antreibt? Will ich beweisen, was ich kann, während viele sagen mögen, den kannst du abhaken, der hat seine beste Zeit hinter sich?

Vielleicht ist es von allem ein bisschen. Das eine muss das andere gar nicht ausschließen. Wer freut sich nicht über positive Resonanz, über Bestätigung? Dazu darf man ruhig stehen, ohne dass die Qualität eines Gedankens dadurch geschmälert würde.

Das erste Mal äußerten die Ärzte ihren Verdacht auf ALS im Februar 2017, im April bekam ich eine Bestätigung der Diagnose. Ich wollte sie nicht verheimlichen, sondern kommunizierte das Ergebnis sowohl in meinem privaten als auch in meinem beruflichen Umfeld, und hörte umgehend auf zu arbeiten. Unerwarteterweise begann mein Leben unmittelbar darauf, höchst interessant zu werden.

Ich erhielt viele freundliche, liebevolle, gut gemeinte Briefe, Anrufe und Gesprächsangebote aus meinem persönlichen Umkreis. Eines Tages kam eine Bäuerin aus unserer Gegend auf mich zu, die meine Geschichte berührt hatte. Das Anliegen war ihr peinlich, denn sie war sich nicht sicher, ob ich sie nicht auslachen würde. Sie hatte gehadert, einem Schulmediziner wie mir etwas zu unterbreiten, das ich in ihren Augen allzu leicht als Nonsens abtun könnte. Schließlich jedoch gab sie ihrem Bedürfnis nach, mir etwas über sogenannte Geistheilung nach Horst Krohne zu erzählen. Sie praktiziere diese seit Längerem selbst und vielleicht, so meinte sie, wäre das ja etwas, was ich auch einmal probieren wollte.

Von jeher war ich ziemlich offen, wenn es darum ging, sich unvoreingenommen und vorbehaltlos auf Neues einzulassen. Obendrein war ich nun jemand, dem die Schulmedizin eine unheilbare Krankheit diagnostiziert hatte. Besonders schwer fiel es mir daher nicht, Alternativen zumindest in Erwägung zu ziehen und auszuprobieren.

Bis dahin hatte ich mich ausgesprochen wenig mit Dingen wie Geistheilung beschäftigt. Der Tipp der älteren Dame aber brachte mich zum Nachforschen, und wenig später flog ich zu einem Heilerkongress nach der Horst-Krohne-Schule. Ich ahnte nicht ansatzweise, was mich erwartete. Es wurden drei beeindruckende Tage.

Der Heilerkongress war mein erster Ausflug in eine andere Welt. In eine Welt, in der man an Themen wie Krankheit, Diagnose und Heilung vollkommen anders herangeht. In der man nicht nur organische Veränderungen beobachtet und mit Tabletten oder invasiven Maßnahmen behandelt, sondern der Ansicht ist, dass jede Erkrankung eine Ursache auf ganz anderer Ebene hat. Man mag von Geist, Seele, dem Inneren oder dem Unterbewusstsein sprechen. Dort sind es jedenfalls Erfahrungen, die dazu führen, dass ein Körper bestimmte Veränderungen oder Defizite – wenn man sie denn so nennen möchte – offenbart. Ein körperlicher Schmerz, eine Krankheit hat danach irgendwo eine Ursache im Geistigen, im Inneren, im Erlebten, im Vergangenen.

Je weiter man diesen Ansatz verfolgt, desto vielschichtiger wird das Terrain. Nach meiner Diagnose begann ich, es zu erkunden, begann, eine komplexe Welt alternativer Herangehensweisen und Heilmethoden kennenzulernen.

Zweifelsohne war meine Diagnose letztlich der Auslöser dafür, dieses Buch zu schreiben. Doch sie ist nicht dessen dramatischer Mittelpunkt. Hier stehen eher außergewöhnliche Erfahrungen, die ich ausgehend von ihr habe machen dürfen, ermutigende Erkenntnisse, die ich gewonnen, spannende Menschen, die ich getroffen habe, nicht zuletzt die Gedanken, die ich mir im Zuge all dessen gemacht habe. Herausgekommen ist kein trübsinniges Buch, sondern eines voller Freude, Leichtigkeit und Dankbarkeit. Es soll Mut machen in Lebenskrisen, welcher Art sie auch sein mögen. Es ist kein Buch der Trauer, kein Abschiedsbuch, selbst wenn ich sterben sollte. Ich schildere keinen Leidensweg, sondern einen inneren Aufbruch.

Dieser Aufbruch fiel mir nicht durchweg leicht. Ich bin kein Superman, dem alles mühelos von der Hand geht, der immer alles positiv sieht. Ich kenne die Momente der Verzweiflung und hadere immer wieder mit meiner Situation. Doch es gab und gibt sehr viele sehr schöne Momente, die ich nicht durchlebt hätte, wenn alles anders gekommen wäre. Mitunter denke ich tatsächlich, dass die letzten fünf Jahre die glücklichste Zeit meines Lebens waren.

Für Außenstehende mag das schwer verständlich sein, vielleicht sogar hochtrabend klingen. Es grenzt selbst für mich an ein Wunder, dass ich mich bei solchen Sätzen nicht verstellen, mich nicht anstrengen muss. Ich empfinde tatsächlich so und bin froh darüber. Ich halte mich nicht für außergewöhnlich, nicht für jemanden, der ganz besonders zuversichtlich und reflektiert eine schwierige Situation bewältigt. Es ist schlicht und einfach meine Art, damit umzugehen. Zwingend allerdings war sie nicht, sondern das Ergebnis eines Prozesses, über den ich in diesem Buch Auskunft gebe.

Am Anfang dieses Prozesses stand die vermeintlich vernichtende Diagnose.

Oder begann alles doch weit früher?

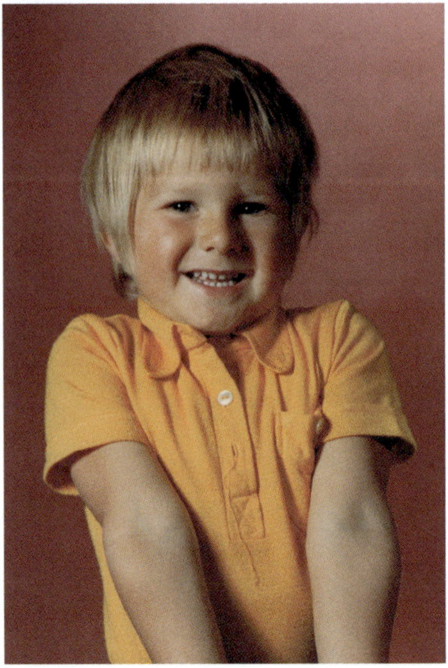

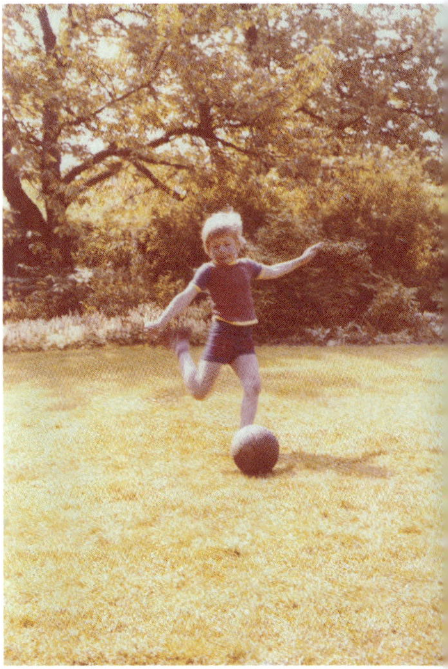

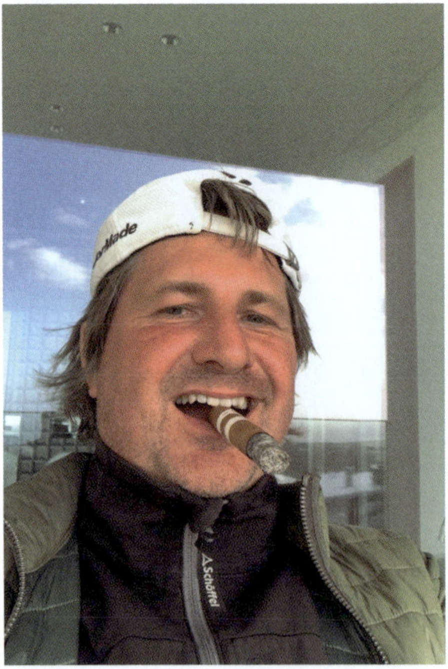
Schöffel

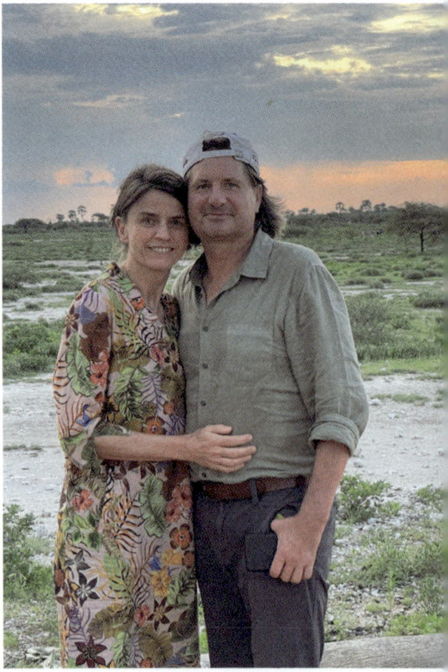

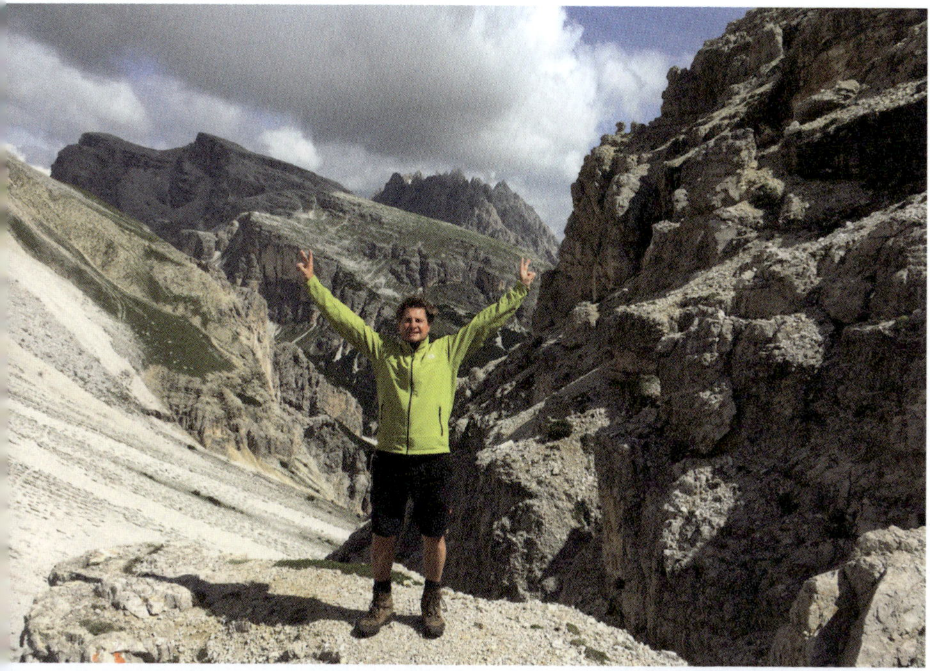

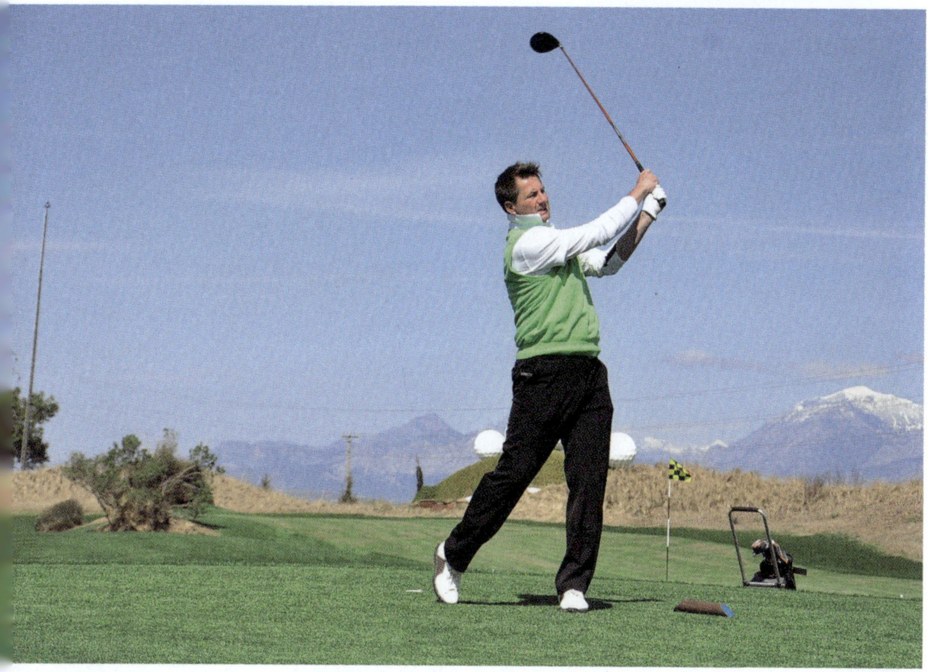

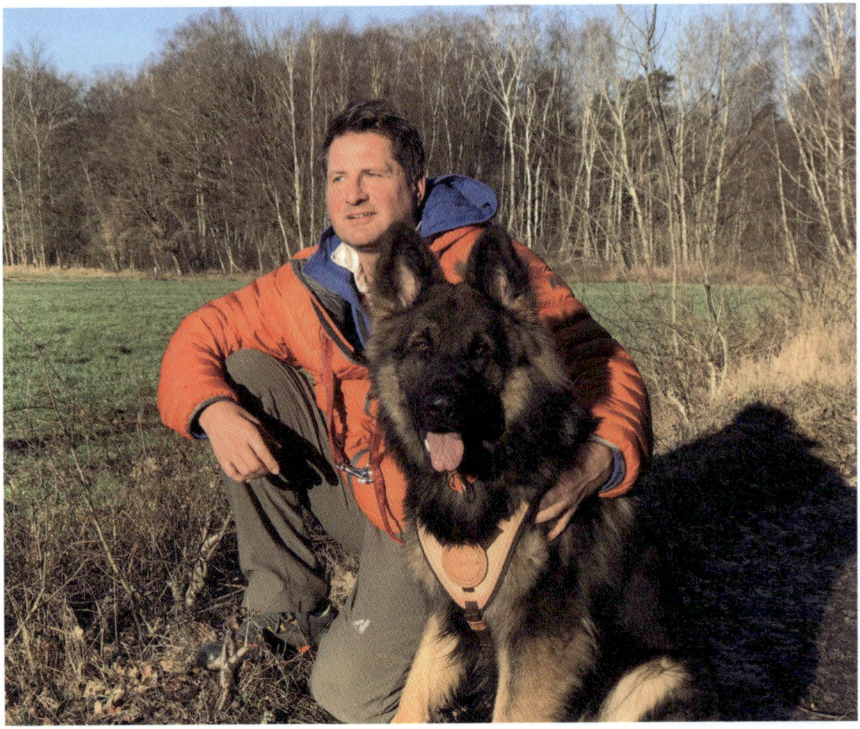

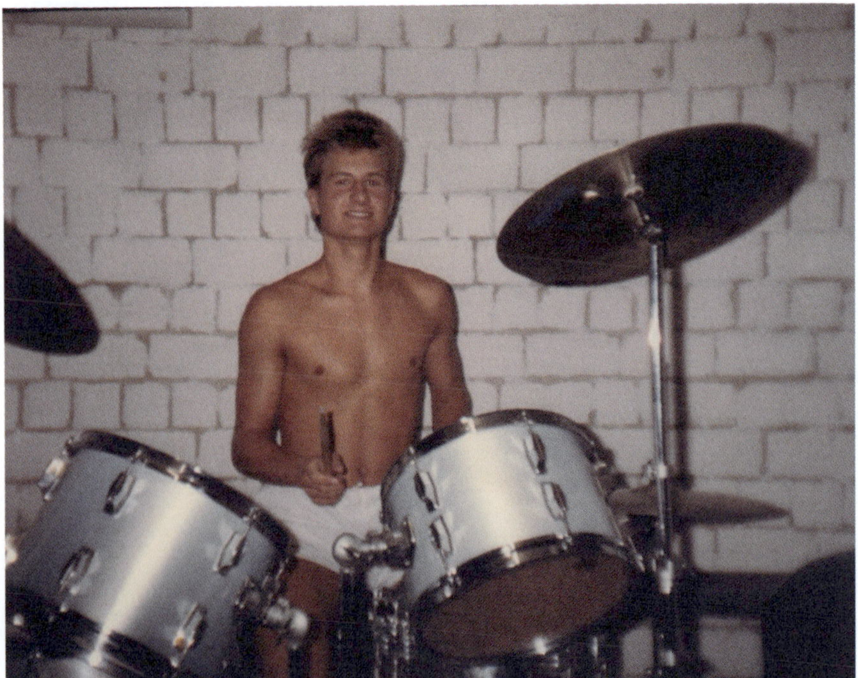

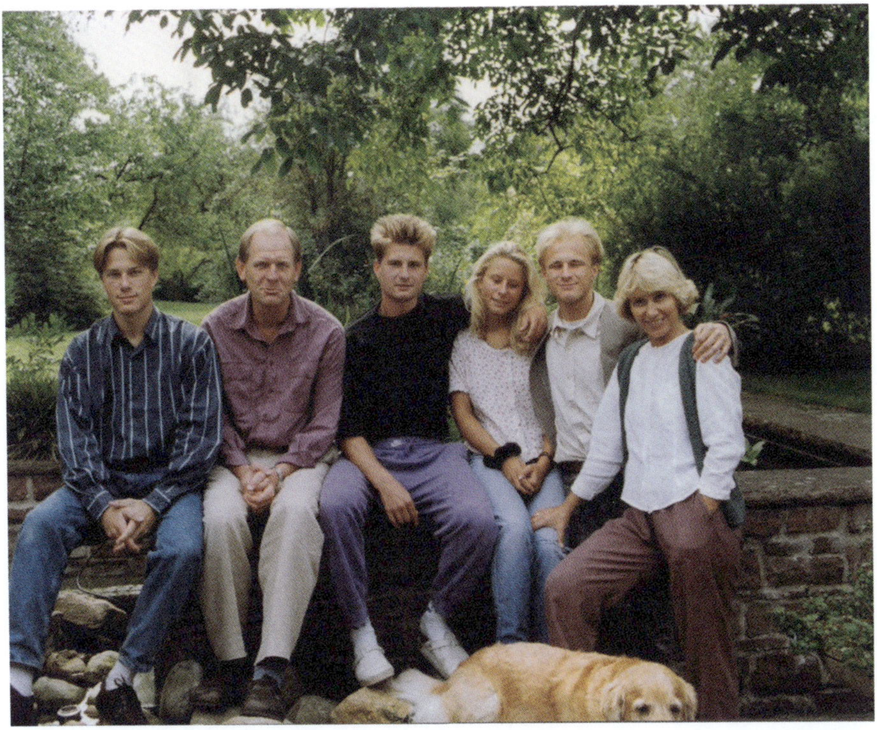

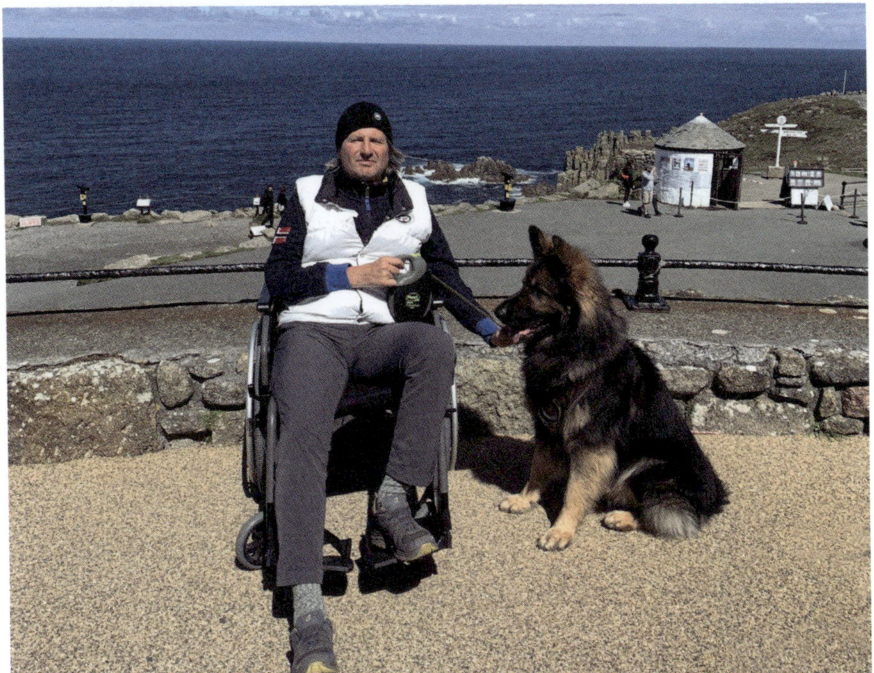

Teil 1

Körper & Geist

Phantasie ist wichtiger als Wissen, denn Wissen ist begrenzt.

ALBERT EINSTEIN

Zeichen

Ungefähr mit vierzig Jahren begann ich, zu überlegen, was der höhere Sinn des Lebens sein könnte, ob ich alles richtig mache, zufrieden bin oder vielleicht etwas ändern will. Obwohl es mir gut ging, stellte sich das Gefühl ein, dass noch irgendetwas in meinem Leben kommen müsste. Dass es sich nicht darin erschöpfen sollte, bis zur Rente Zähne zu sanieren und anschließend ein Rentnerdasein zu führen.

Ich war noch völlig gesund. In dieser Phase belegte ich Führungskräfte-Seminare bei Gerhard Conzelmann, auf denen ich zum ersten Mal mit Schlagworten wie Energie oder Schwingungen in Kontakt kam, jedenfalls in ihrer Verbindung mit Mentalitätstraining und Persönlichkeitsentwicklung. Conzelmann ist Physiker, kommt also nicht aus der esoterischen Ecke. Wenn er von Energiefeldern spricht, geht es eher um Quantenphysik.

Da ich selbst naturwissenschaftlich sozialisiert bin, sprach mich das an. Zum ersten Mal mit einer im Wortsinn anderen Weltanschauung konfrontiert zu sein, fand ich spannend. »Kraft des Denkens« hieß jenes Seminar, und es ging eben um Quantenphysik, Energie und Schwingungen. Darum, was Materie ist, und ob es sie überhaupt gibt. Was Informationen sind, was die Welt im Innersten zusammenhält oder auseinanderdriften lässt.

Die Quantenphysik fing damals gerade an, populär zu werden und sich wissenschaftlich zu etablieren. Einer ihrer Knackpunkte ist die Tatsache, dass alles, auch jeder Gedanke, letztlich Energie ist und Schwingungen auslöst. In Form seiner eigenen energetischen Haltung kann man also Einfluss sowohl auf seine Umwelt als auch auf sich selbst nehmen.

Das hat jeder wahrscheinlich schon erlebt: Wenn man sich wohlfühlt, zufrieden ist und mit diesem Gefühl ausgeht, lernt man leicht Leute kennen, führt anregende Gespräche und hat einen tollen Abend. Wenn man das Haus hingegen mit der inneren Haltung verlässt, die ganze Welt sei Mist, dann strahlt man genau das aus, und die Resonanz bleibt aus: Man steht allein in der Ecke, findet keinen Anschluss, keine Gespräche und keine Freude. Inzwischen wird energetische Ausstrahlung von Lebewesen wissenschaftlich untersucht und physikalisch gemessen. Energiefelder lassen sich bildlich darstellen. Albert Einstein und andere Wissenschaftler haben dafür die Vorarbeit geleistet. Viele Details aber versteht man heute deutlich besser.

Conzelmann nutzt diese Erkenntnisse und hat unter anderem mit Leistungssportlern zusammengearbeitet. Das weckte bei mir als engagiertem Freizeitsportler und Sportfan Interesse. Allein mit ihrer fokussierten Vorstellungskraft erzielen Sportler unglaubliche Effekte. Schaut man sich zum Beispiel den Tennissport an, können alle Profis super Tennis spielen. Aber es sind stets die gleichen vier, fünf Spieler, die den Sport lange Zeit dominieren und prägen, die ein bisschen besser sind als die anderen. Das liegt nicht unbedingt an körperlichen Qualitäten, sondern an der psychischen Komponente, die sich auswirkt. Sie macht im Leistungssport den entscheidenden Unterschied, ist ausschlaggebend dafür, wer am Ende gewinnt.

In seinen Vorträgen erzählte Conzelmann viele spannende Geschichten. Von einem Kurzstreckenläufer aus den USA zum Beispiel, der keinen einzigen Lauf seiner Karriere verlor, weil er wusste, dass er nicht verlieren wird, denn er hatte seine Siege vorher visualisiert und die Option einer Niederlage war darin nicht vorgesehen. Natürlich könnte das jeder praktizieren. Und trotzdem wird es nur einen Sieger geben, denn die Intensität der Vorstellungskraft ist entscheidend.

Ich erfuhr von Studien, in denen man untersucht hatte, wie sich Muskeln ohne körperliche Bewegung aufbauen lassen. Für so etwas ist mentales Training notwendig. Es kann ein Moment kommen, in dem die reine Vorstellung, man würde joggen, dieselben körperlichen Prozesse auslöst, als ginge man tatsächlich joggen. Stoffwechselprozesse, die bei Joggern ablaufen, werden auf einmal durch reine Geisteskraft in Gang gesetzt. Ähnliches passiert beim Erlernen von Fertigkeiten, beispielsweise beim Klavierspielen. Die Synapsen im Gehirn verbinden sich bei der bloßen Vorstellung, man spiele Klavier.

Das ist kein Hokuspokus. Wir haben solche Fähigkeiten nur verlernt. Sie wiederzuerlangen, sie uns wieder anzueignen, ist sicherlich nicht einfach. Es reicht gewiss nicht, sich einmal ordentlich zu konzentrieren, und schon wird jeder zu einem großen Pianisten oder sieht aus wie Arnold Schwarzenegger. Was aber möglich ist, beweisen die Shaolin-Mönche, mit denen Conzelmann ebenfalls zusammenarbeitet. Ihre Lebensweise beeindruckte mich.

Die im Herzen Chinas beheimateten Shaolin-Mönche erlernen die angesprochenen von uns quasi vergessenen Fähigkeiten von klein auf. Grundlage ihrer Lebensphilosophie ist der Zen-Buddhismus. Mit fünf oder sechs Jahren kommen sie in ein Kloster, meditieren täglich und machen ritualisierte Übungen. Konzentrationstraining und unglaubliche körperliche Disziplin sind für sie Alltag – mit dem Ergebnis, dass sie zu Dingen fähig sind, die wir uns kaum vorstellen können. Der Kampfsport Kung Fu, den sie entwickelt haben, brachte ihnen den Ruf ein, unbesiegbar zu sein.

Auf den Seminaren von Conzelmann blieb das nicht theoretisch. Es gab kleine Vorführungen der Shaolin-Künste. Ich habe live gesehen, wie ein Mönch eine Stahlstange auf seinem Kopf zerschmetterte und wie einer eine Nadel durch eine dicke Glasscheibe warf. Er schaffte es tatsächlich, aus anderthalb Metern Entfernung ein Loch in die Scheibe zu stechen, sodass die Nadel auf der anderen Seite wieder herauskam. Wie ist so etwas möglich?, fragte ich mich immer wieder.

Was da passierte, ist physikalisch schwer nachvollziehbar. Wäre ich nicht dabei gewesen, hätte ich es nicht geglaubt. Offensichtlich können die Shaolin-Mönche physiologische Energie so auf einen Punkt, auf einen Moment fokussieren, dass Dinge passieren, die uns wie Magie erscheinen. Und genau hier findet der Brückenschlag zur Quantenphysik statt, zu der Tatsache, dass alles Energie und Schwingung ist. In der Konsequenz müssen wir einige liebgewonnene Vorstellungen revidieren. Der menschliche Körper funktioniert weitaus komplexer, als wir zu wissen glauben. Es gibt Dimensionen, die wir gar nicht mehr wahrnehmen, die anzusprechen wir aber lernen können.

Es war eine ungemein wichtige Erkenntnis für mich, dass es für unseren Körper viel weniger Grenzen gibt als angenommen.

Das alles trug sich vor meiner ALS-Diagnose zu. Wenn ich also ehrlich bin, hatte ich lange vor dieser Nachricht begonnen, neue Pfade zu betreten, ausgehend von dem Gefühl, dass es so, wie es war, nicht ewig bleiben würde.

Wenn trotzdem alles größtenteils beim Alten blieb, lag das an nicht zu unterschätzenden Verharrungskräften, die es einem schwer machen, den gewohnten Trott zu verändern. Ich bewegte mich in einer großen Komfortzone: Ich hatte viel erreicht, mir vieles ermöglicht. Nicht wenige beneideten mich wahrscheinlich um mein Leben. Da liegt die Frage auf der Hand, wieso man aus diesem Leben hätte aussteigen sollen, was genau es hätte zu verändern geben können. Ich fragte mich: Was werden die Leute sagen, meine Familie, wie soll ich das rechtfertigen?

Ich machte mir damals viele Gedanken, was andere von meinen Entscheidungen halten könnten. Dagegen gestand ich mir kaum zu, auf mein Herz zu hören, auf das, was ich mir im Innersten wünschte. Dabei hätte ich mir einiges erlauben können, es gibt Leute mit weit weniger greifbaren Möglichkeiten. Meiner Frau Kerstin und mir geht es finanziell gut, wir haben keine Kinder, ich bin niemandem Rechenschaft schuldig. Ich glaube auch nicht, dass sie gegen Veränderungen gewesen wäre. Bestimmt hatte Kerstin ähnliche Gedanken, war ebenso wenig festgelegt, ihr Leben lang dasselbe zu tun.

Also entstand der tiefe innere Wunsch, etwas zu verändern im Leben, als ALS noch gar kein Thema für mich war. Was fehlte, war eine konkrete Perspektive, eine klare Vorstellung davon, was genau ich machen will und wie. Sollte ich, sollten wir wirklich den Sprung wagen, unsere Zahnarztpraxis zu verkaufen, und den Laden dichtmachen? Oder ein Sabbatjahr einlegen?

Es gab Tausende Möglichkeiten, doch letztlich entschied ich mich für keine. Wenn ich angesichts dieser Situation den Gedanken aufnehme, dass einem der eigene Körper sagt, was gut für einen ist, stelle ich mir heute weitreichende Fragen: Sah mein Körper eine Krankheit als einzige Chance, mich zu unterstützen? Offenbarte er mir eine Diagnose, um mir den Lebenswandel zu ermöglichen, den ich von allein nicht umzusetzen vermochte? Gab er mir den Anlass zum Ausstieg, den ich brauchte? Ich bin überzeugt, dass unser Unterbewusstsein vieles vorhersieht oder gar provoziert, was wir bewusst nicht wahrnehmen oder realisieren können.

Zugegeben, als ich von meiner Diagnose erfuhr, dachte ich noch nicht so. Solche Einsichten brauchen Zeit – bis heute. Dass es mich auf so extreme Weise traf, war außerordentlich gewöhnungsbedürftig und bleibt es. Ich kann meiner Krankheit beileibe nicht nur Gutes abgewinnen, würde mir manches anders wünschen. Deswegen versuche ich, vorsichtig mit meinen Formulierungen zu sein. Trotzdem kommt mir mitunter die Metapher eines Geschenks in den Sinn. Eine Krankheit, die mein Körper mir geschenkt hat, um zu sagen: Philipp, du hast es schon richtig erkannt. Es gibt noch mehr in deinem Leben als ein äußerlich perfektes, präsentables und erfolgreiches Dasein. Mehr als beruflichen Erfolg und gesellschaftliche Anerkennung. Es geht um tiefere, um innere Werte. Weil du es dir nicht eingestehst, helfe ich dir. Ich, dein Körper, schenke dir diese Erkrankung. Diese Diagnose. Wenn aber der Körper solche Zeichen senden kann, ist er vielleicht zu noch ganz anderem fähig.

Hindernisse und Schwierigkeiten sind Stufen,
auf denen wir in die Höhe steigen.
FRIEDRICH NIETZSCHE

Diagnose ALS

Natürlich ließ die ALS-Diagnose alles in meinem Kopf rotieren. Sie wirkte wie ein Katalysator. Es war eine ganz eigenartige Art von Diagnose. Schicksalsschläge wie Schlaganfälle, Herzinfarkte oder Verkehrsunfälle verändern das Leben plötzlich, und es dauert lange, um sich davon zu erholen. Bei ALS hingegen ist es andersherum: Man spürt zunächst fast nichts, dafür sind die langfristigen Aussichten verheerend. Es wird einem prophezeit, dass sich der eigene Körper Stück für Stück auflösen wird bis zu dem Punkt, an dem man nicht mehr schlucken kann, an dem selbst das Atmen unmöglich wird und man erstickt. Zwar gibt es lebensverlängernde Maßnahmen wie künstliche Beatmung oder künstliche Ernährung. Letztlich jedoch wird einem mitgeteilt, dass die Lebensuhr abläuft.

Da sich meine Muskeln kontinuierlich abbauen würden, schien alles, was mir ein Leben lang für meine Außendarstellung am wichtigsten gewesen war – körperliche Fitness, manuelle Geschicklichkeit –, als Erstes zu leiden. Mit den Händen ging es los, an ihnen spürte ich zuerst, dass etwas nicht stimmt. Regelmäßig bekam ich kurzzeitige Krämpfe in den Fingern, machte mir deshalb aber keine großen Gedanken. Ich reagierte mit kurzen

Dehnübungen während der Arbeit und fummelte dann unbeirrt weiter. Doch es wurde schlimmer. Beim Unterschreiben eines Vertrages konnte ich eines Tages den Stift nicht mehr halten. Deshalb holte ich mir Rat bei einem befreundeten Arzt. Er vermutete die üblichen Dinge: ein Karpaltunnelsyndrom, einen Bandscheibenvorfall, schlimmstenfalls einen verkappten Schlaganfall.

Der genaue Grund musste abgeklärt werden. Ich unterzog mich verschiedenen Diagnoseverfahren. Zuerst stellte ich mich beim Neurologen vor, der unterschiedliche Tests machte. Er wusste nicht so recht, was er von meinem Fall halten sollte, und überwies mich an eine größere neurologische Abteilung einer Braunschweiger Klinik. Dort wurden mehrere MRTs gemacht. Ich merkte, dass niemand einordnen konnte, was mit mir los war. Aber alle schienen im Hinterkopf zu haben, dass es eine unschöne Ursache haben könnte.

Irgendwann kam der konkrete Verdacht ins Spiel, es könnte sich um eine degenerative motoneuronische Erkrankung handeln. Das sagte mir im Grunde gar nichts, nie hatte ich mich mit einem solchen Krankheitsbild auseinandergesetzt. Ich googelte, um zu sehen, was das sein könnte. Als ich die Buchstaben »ALS« las, erschien mir das absurd. Nicht im Geringsten hatte ich mich je mit dem Gedanken beschäftigt, dass mir so etwas passieren könnte. Ich hatte mich bisher unverwundbar gefühlt. Ich war ein Glückskind, dem immer alles leicht und in den Schoß gefallen war. Schicksalsschläge dieser Art hatte es in der Familie nie gegeben. Ich werde doch kein zweiter Stephen Hawking!, ging es mir durch den Kopf.

Dem Verdacht musste nichtsdestotrotz nachgegangen werden. Weitere Checks standen an. Entscheidend für die ALS-

Diagnose war, ob wirklich beide Motoneuronen betroffen waren. Um das herauszufinden, musste ich mich ziemlich ekelhaften Untersuchungen unterziehen. Mir war schon vorab angekündigt worden, wie unangenehm das sei, aber es gab wohl keine andere Möglichkeit, um der Sache auf den Grund zu gehen.

So wurden in etliche meiner Muskeln Nadeln gesteckt, sogar in die Zunge und von außen in die Wange. Dicke Nadeln, die hin und her bewegt wurden. Nicht allein das Einstechen, sondern besonders das kontinuierliche Bewegen war überaus unangenehm. Dabei knatterte der Apparat wie ein Geigerzähler. Ob das gut oder schlecht war, wusste ich nicht. Danach wurden sogenannte Ableitungen gemacht, für die die Ärzte Stromschläge durch meinen Körper schickten. Sie setzten mir etwas auf den Kopf und maßen an meinen Füßen und Armen, wie viel Strom in welcher Form am Ende ankommt. Ständig wurde Strom durch meinen Körper geschossen, um das Leitverhalten der Nervenbahnen zu messen. Zudem wurden viele weitere Tests und Laboruntersuchungen durchgeführt. Eine Rückenmarkspunktion war ziemlich unangenehm. Vielleicht hätte ich nicht zustimmen sollen, dass eine angehende Ärztin ihre erste Punktion an mir durchführt? Sie benötigte mehrere Versuche, um an den Liquor zu kommen. Am Ende kamen die Ärzte in Braunschweig zu dem Schluss, dass ich höchstwahrscheinlich Amyotrophe Lateralsklerose habe.

ALS lässt sich nicht direkt nachweisen. Es sind noch keine eindeutigen Biomarker bekannt, die zweifelsfreie Aussagen ermöglichen. Deswegen wird ALS über ein Ausschlussverfahren diagnostiziert. Man macht spezifische Tests. Liefern diese bestimmte Ergebnisse, ist die Wahrscheinlichkeit groß, dass es sich um ALS handelt. Für die Krankheit gibt es sieben sogenannte Leitsymptome. Treten mindestens vier davon auf, operiert die Medizin mit dem Überbegriff Amyotrophe Lateralsklerose. Vollständig abgesichert ist eine solche Diagnose aber nie. Erst der Verlauf der Krankheit bestätigt die Richtigkeit der Diagnose – oder eben nicht. Dabei sind die möglichen Verlaufsformen sehr unterschiedlich.

Zeitgleich mit meiner Diagnose in Braunschweig bekam ich den Rat, sicherheitshalber eine zweite Meinung einzuholen. Möglichst von einem spezialisierten Institut, da die Tragweite einer solchen Erkrankung erheblich sei. Ich ließ mich in der Uniklinik Tübingen checken, da ich den Chef der dortigen neurologischen Abteilung persönlich kannte und er mir spontan seine Hilfe angeboten hatte. Meine Frau hatte ihn beim Wandern in Nepal kennengelernt, und wir hatten uns danach einige Male in Deutschland getroffen.

Am Abend vor den neuerlichen Untersuchungen reisten meine Freunde Jutta und Andy aus Schwäbisch Gmünd an. Liebenswerterweise wollten sie mich in diesem Moment nicht alleinlassen, sondern mich unterstützen und mir Kraft geben. Wir verbrachten einen ausgelassenen, feuchtfröhlichen Abend. Als ich am nächsten Morgen stationär einquartiert wurde, schämte ich mich ein wenig wegen meiner nicht zu leugnenden Alkoholfahne. All die unangenehmen Tests wurden noch einmal durchgeführt. Es war furchtbar, nicht nur, weil ich nun allein war. In der Klinik gab es hauptsächlich Schwerstkranke. Ich sah, wie sie herumgefahren wurden, sah all die Konsequenzen, die ALS haben kann. Eingeschränkte Bewegungsfähigkeit. Rollstuhl.

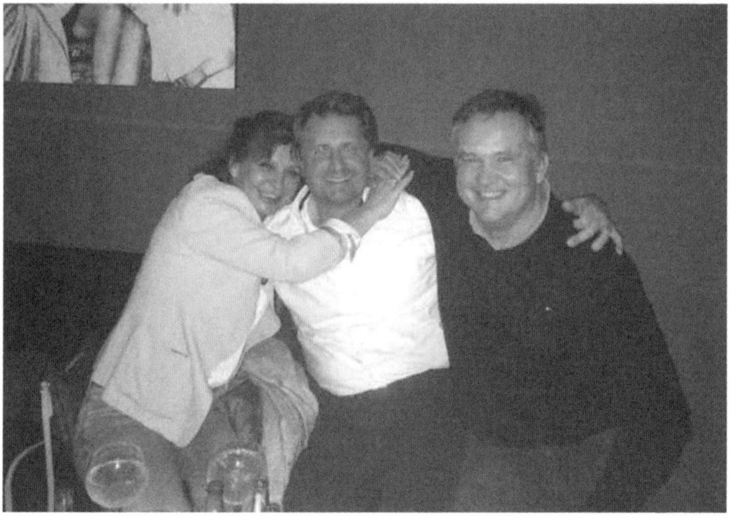

Jutta, Andy (r.) und ich am Abend vor den neuerlichen Tests in Tübingen

Ich war noch völlig gesund und fühlte mich, abgesehen von einer vorübergehenden Schwäche im Daumen, wie immer. Trotzdem bekam ich nach vier Tagen voller Untersuchungen und Warterei eine Bestätigung der ALS-Diagnose. Dieser Moment war prägend. Mir gegenüber saß ein Freund, der versuchte, mir die schlechte Nachricht möglichst sachlich zu überbringen. Ich merkte sofort, wie unangenehm ihm die Situation war und dass er nach den richtigen Worten suchte. Besonders geschickt stellte er sich allerdings nicht an.

Nachdem er mir das Ergebnis der Untersuchungen mitgeteilt hatte, fragte er unmittelbar, ob ich künstlich beatmet und künstlich ernährt werden wolle. Ich fiel aus allen Wolken. Deplatzierter hätte eine Frage in diesem Moment nicht sein können. »Das steht so auf dem Formular«, versuchte er, sich zu rechtfertigen. Leider fehlt vielen Schulmedizinern offensichtlich nicht nur die psychologische Schulung, sondern auch das Gespür dafür, dass in einem solchen Moment niemand derartige Bilder vor Augen geführt bekommen möchte. Er dachte nicht darüber nach, was er damit in mir auslösen könnte und wie weitreichend seine Aussage ist. Wer will sich denn mit dem möglichen Ende beschäftigen, wenn er sich noch topfit fühlt?

Erst nach dem Aufenthalt in Tübingen realisierte ich langsam meine Situation. Ich ging zum Bahnhof, wo ich noch ein paar Minuten auf meinen Zug warten musste. Die Sonne schien, und meine Gedanken kreisten. Also ich habe jetzt ALS, ging es mir durch den Kopf. Das kann doch nicht sein, das glaube ich nicht! Doch was, wenn es stimmt? Was, wenn es nun Tag für Tag schlimmer wird?

Es war deprimierend, dort allein am Bahnhof zu sitzen und sieben Stunden Zugfahrt vor sich zu haben. Kerstin und meine Eltern hatten im Vorhinein angeboten, mich zu begleiten, doch ich hatte abgelehnt. Ich hatte stark sein wollen und mir weder den unmittelbaren Effekt noch die letzte Konsequenz einer solchen Diagnose vorstellen können.

Wenn Ärzte mit mir redeten, hatte ich bis dahin immer das Gefühl gehabt, sie meinten jemand anderen. Als der Verdacht auf ALS im Raum stand und die Professoren mich mit trauriger Stimme in Kenntnis setzten, antwortete ich Dinge wie »Ist nicht so schlimm, machen Sie sich keine Sorgen«. Ich hatte immer das Gefühl, ich müsse sie trösten, denn sie konnten doch unmöglich mich meinen. Ab und zu drehte ich mich um, um zu sehen, ob hinter mir jemand steht, der wie ein echter Patient aussieht. Jemand, dem statt mir ihre ärztliche Sorge gilt.

Dieses Gefühl begleitet mich bis heute. Oft kann ich schlicht nicht glauben, dass ich ALS habe. Andererseits lässt sich nicht abstreiten, dass körperlich vieles nicht mehr so gut funktioniert wie früher. Doch ich schließe nach wie vor nicht aus, dass meine Krankengeschichte einen anderen Verlauf als den allgemein prognostizierten nimmt. Der Glaube daran wurde bestärkt durch die Erfahrungen und Entdeckungen, die ich inzwischen gemacht habe und die 2017 noch vor mir lagen.

Ein Mensch fühlt oft sich wie verwandelt,
sobald man menschlich ihn behandelt.
EUGEN ROTH

Charité

Oft geht die deutsche Schulmedizin sehr unsensibel oder unvorsichtig mit Diagnosen wie meiner um. Es wird überhaupt nicht reflektiert, was ein in Aussicht gestelltes Schicksal, eine furchteinflößende Zukunftsprognose mit einem Menschen anrichtet. Ich war einige Zeit in der ALS-Ambulanz der Berliner Charité in Betreuung. Vieles dort war erschreckend negativ behaftet. Mir ging es zu diesem Zeitpunkt noch relativ gut, doch ich hatte wirklich das Gefühl, ich müsste mich dafür rechtfertigen und entschuldigen. Ich hatte Fragen zu möglichen Therapieansätzen oder weiteren Tests, aber es hieß immer nur: »Nein, wir haben alle Ergebnisse, Sie haben ALS! Vielleicht geht es Ihnen momentan noch ganz gut, aber warten Sie mal ab, das wird schon noch schlechter werden.«

So zumindest kam es mir vor. Diese Gespräche mit den Ärzten nahmen mir jedwede Hoffnung. Im anfangs vierteljährlichen, dann halbjährlichen Rhythmus stellte ich mich in der Charité vor. Die Auskünfte, die ich bekam, waren immer nach dem gleichen Muster gestrickt: »Na ja, das können Sie vielleicht noch, Herr Hanf, aber lange wird das nicht mehr gut gehen.«

In mir machte sich das Gefühl breit, dass es den Ärzten mehr um ihre statistischen Erhebungen ging als um meine persönliche Krankengeschichte und mögliche Optionen. Erst nachdem ich mehrfach nachgefragt hatte, rückte man notgedrungen damit heraus, dass es durchaus immer wieder mal Fehldiagnosen gibt. Selbst wenn es nicht oft vorkommt: Hat der Patient nicht ein Recht darauf, zu wissen, dass er vielleicht etwas ganz anderes hat, als ursprünglich diagnostiziert worden ist? Das ist doch kein Eingeständnis der eigenen ärztlichen Unzulänglichkeit. Ein kleiner Hoffnungsschimmer kann beim Patienten unheimlich viel bewirken. Mehr, als mir bis dato je bewusst gewesen ist.

Ich würde ganz anders vorgehen. Ich würde meinem Patienten als Allererstes sagen, dass eine Diagnose nicht unfehlbar ist, selbst wenn vieles für eine bestimmte Krankheit spricht. Gerade bei ALS, die nicht direkt nachgewiesen werden kann und bei der es stets um Wahrscheinlichkeiten geht. Ich bin selbst Arzt und habe jahrzehntelang vielen Patienten dies und jenes eröffnen müssen. Ich hoffe, dass ich dabei sensibler war als der Durchschnitt meiner Kollegen. Beim Zahnarzt geht es zwar nicht um Leben und Tod, trotzdem dominiert ein akutes Problem häufig den Alltag des Patienten. Auch ihre Zähne können Menschen verzweifeln lassen oder ihnen zumindest großen Kummer und Sorgen bereiten.

Der Anstoß, die ALS-Diagnose bei einem sachverständigen Neurologen noch einmal differenzialdiagnostisch abklären zu lassen, ging jedenfalls von mir aus, nicht von den Ärzten. Ich stellte mich Doktor Böhm in Berlin vor, der häufig Fehldiagnosen im Zusammenhang mit ALS beobachtet hat und darauf spezialisiert ist, sie mittels Ultraschall nachzuweisen. Auch in meinem Fall war er zuversichtlich, dass die auffällige Schwäche in meiner rechten Hand eine ganz andere Ursache als ALS haben könnte. Im Blick hatte Doktor Böhm das Thoracic-outlet-Syndrom, kurz: TOS, eine Verengung oder Quetschung eines Gefäßnervenbündels, die die Durchblutung und die Nervenfunktionen beeinträchtigen kann.

Für mich war das TOS ein Hoffnungsträger, und eine weitere radiologische Untersuchung beim Gefäßchirurgen Doktor Dollinger im DRK Klinikum Berlin Mitte bestätigte den Verdacht. Er nahm sich viel Zeit für meine Krankengeschichte und die Beratung. Er war endlich einmal ein positives Beispiel für Empathie und Feinfühligkeit im Umgang mit Patienten. Doktor Dollinger riet mir zu einem schwierigen operativen Eingriff, der allerdings die Gefahr barg, lebenswichtige Gefäße zu beschädigen. Da ich körperlich noch ziemlich fit und großer Hoffnung war und der Eingriff inklusive Reha mehrere Monate meiner begrenzten Lebenszeit in Anspruch nehmen würde, entschied ich mich nach langem Hin und Her und etlichen Rückfragen bei Fachleuten in meinem privaten Umfeld dennoch gegen diesen Eingriff. Später sollte sich herausstellen, dass es wohl die richtige Entscheidung gewesen ist.

Ich bin privat versichert und bekomme deswegen meine Arztrechnungen zur Einsicht. Eines Tages las ich in einer Abrechnung der Charité Begriffe wie »erhöhter Steigerungsfaktor«, da die Kommunikation mit dem Patienten, also mit mir, nur über Sprachcomputer möglich sei. Diese ärztliche Begründung mochte allgemein betrachtet einen erhöhten Steigerungsfaktor rechtfertigen, im Zusammenhang mit mir aber stimmte sie offensichtlich nicht. Vielleicht handelte es sich um ein buchhalterisches Versehen, vielleicht sogar um justiziablen Abrechnungsbetrug, psychologisch aber war es viel schlimmer: Was macht das mit mir als Patienten, wenn ich so etwas über meine vermeintlichen körperlichen Fähigkeiten lese? Und welche ärztliche Einstellung teilt sich über eine solche Auflistung mit?

Die Botschaft ist klar: Der ist abgeschrieben, ob jetzt oder in einem halben Jahr – es wird irgendwann so enden, irgendwann wird die Beschreibung schon passen. Man wird in eine Schublade gesteckt, die symptomatischen Bilder automatisch vor Augen. Es ist unglaublich, wie unsensibel einige Ärzte vorgehen. Inzwischen ist die abgerechnete Behandlung über vier Jahre her, und ich kann immer noch sehr gut und selbstständig reden.

Da mir eine solche Abrechnung trotz Intervention bereits zum zweiten Mal zugestellt wurde, wehrte ich mich und schrieb einen bösen Brief. An der Charité fühlte man sich ertappt. Mir ging es dabei nicht so sehr um einen bürokratischen Streit, eher teilte ich unter Kollegen mit, dass das Vorgehen nicht besonders geschickt gewesen sei und wohl ein Fehler passiert sein müsse. Man solle doch mal nachschauen, wer da die Rechnungen schreibt. Der Chef der ALS-Ambulanz aber fühlte sich angegriffen. Ich bekam zur Antwort, dass ich keine Ahnung hätte, wie viel er zu arbeiten habe. Anstatt einer klaren Entschuldigung, wie ich sie erwartet hätte, einem Dank für meinen Hinweis oder dafür, kein Fass aufgemacht zu haben, kündigte man mir mit einem Verweis auf die »Ressourceneffizienz« an, mich nicht mehr im gleichen Umfang wie bisher zu behandeln.

Auf mein eigentliches Anliegen ging man im Antwortschreiben nicht ein. Hätte man einen erhöhten Zeitaufwand in Rechnung gestellt, weil ich viele Fragen gestellt hatte oder blau-grüne Augen habe, wäre das gar kein Problem für mich gewesen, es stimmte ja. Mir aber Redeunfähigkeit zu attestieren, leichtfertig falsche Rechnungen auszustellen und den Fehler weder zuzugeben noch sich unmissverständlich zu entschuldigen, war völlig inakzeptabel. Umso entsetzter erfuhr ich im Frühjahr 2022, dass sich trotz meiner Hinweise an der Charité offensichtlich nichts geändert hat. Über Facebook suchte eine Frau aus Süddeutschland zu mir Kontakt, die Ende 2020 eine ALS-Diagnose erhalten hatte. Anfang 2021 sei sie zum ersten Mal in der Charité vorstellig geworden, damals ohne ersichtliche Einschränkungen, schrieb sie mir. In ihrer Rechnung habe jedoch dasselbe gestanden wie in meiner.

Natürlich gab es Oberärzte und Mitarbeiterinnen an der Charité, mit denen ich gut zurechtkam und die sehr freundlich zu mir waren. Verallgemeinerungen sind demnach unpassend. Letztlich aber fühlte ich mich in der ALS-Ambulanz nicht mehr gut aufgehoben und brach die Betreuung ab.

Glaube nicht alles, was du denkst.
Das, was du denkst, bestimmt nachhaltig dein Leben.
BYRON KATIE

Die Wurzel des Glücks

Es bleibt nicht aus, dass ich mir Gedanken mache, mit welchen Szenarien ich im Zweifelsfall rechnen muss. Wie geht man damit um, sich nicht mehr bewegen oder sprechen zu können? Ad hoc würde ich sagen: So will ich nicht leben, dann sterbe ich lieber, selbst wenn ich nachhelfen muss. Vielleicht aber wird es ganz anders sein, als ich heute denke. Vielleicht werde ich in einer solchen Situation genauso glücklich sein wie jetzt. Dass dies möglich ist, wurde mir klar, als ich einen Film über Stephen Hawking sah.

Das Biopic »Die Entdeckung der Unendlichkeit« über den berühmten Astrophysiker und den wohl bekanntesten ALS-Patienten der Welt kam vor einigen Jahren in die Kinos. Lange sträubte ich mich dagegen, den Film anzuschauen, denn ich wollte mich nicht weiter mit meiner Krankheit beschäftigen. Eines Abends streamte ich ihn dennoch aus dem Internet und sah ihn mir gemütlich in meinem Bett an. Dabei flossen viele Tränen, und ich war zutiefst berührt. Mich faszinierte Hawkings Aura, und ich überlegte, was an dem Mann so besonders war. Was hatte er gefunden, obwohl er so viel hatte aufgeben müssen? Es war offenbar die Tatsache, dass er die denkbar größte Erfüllung fand, die es geben kann, obwohl er nicht mehr sprechen konnte, körperlich sehr stark eingeschränkt war und sogar künstlich ernährt wurde. Sein Gehirn aber funktionierte. Und zwar so überdurchschnittlich gut, dass Hawking ein intellektuelles Erbe hinterließ, das die Naturwissenschaften spürbar voranbrachte. Seine Abhandlungen zur Relativitätstheorie und zu Schwarzen Löchern waren richtungsweisend.

Trotz der immensen Beeinträchtigungen würdigte Hawking seinen kaputten Körper und zollte ihm Respekt. In seinem letzten Brief schrieb er, dass er sein Leben als außerordentlich erfüllt ansehe. Er veröffentlichte mehrere Bücher, hatte dreizehn Ehrendoktortitel inne und war Vater dreier Kinder. Stephen Hawking starb mit sechsundsiebzig Jahren, fünfundfünfzig Jahre nach seiner ALS-Diagnose.

Es beeindruckte mich, dass die gängigen Wertmaßstäbe unserer Gesellschaft bei ihm par excellence umgedreht wurden. Die sonst so wichtigen Äußerlichkeiten wurden vollständig durch seinen brillanten Verstand kompensiert, und er genoss höchste Anerkennung. Durch ihn wurde das System gängiger Werte und Glaubenssätze gründlich durchgerüttelt. Hawking versteckte sich nicht. Das zeigte der Film, das war das Besondere an ihm.

Natürlich gab er mir in meiner Situation ein bisschen Hoffnung. Die Hoffnung, Sinn im Leben auch dann zu finden, wenn der bisher gewohnte Alltag nicht mehr möglich ist. Womöglich erwarten mich noch Dinge, von denen ich mir bisher gar keine Vorstellung mache. Die mir eine Befriedigung geben werden, obwohl körperlich vieles nicht mehr funktionieren mag. Irgendwie glaube ich, dass das Beste, das Wichtigste in meinem Leben noch vor mir liegt.

Vielleicht war es das, was mich an Hawkings Geschichte so positiv berührt und motiviert hat: Es gibt Wichtigeres als körperliche Fitness. Die ist zwar begrüßenswert, macht aber niemanden automatisch glücklich. Es gibt viele körperlich gesunde Menschen, die ihr Leben dennoch für nicht lebenswert erachten. Ich erinnere mich noch gut an den Fußballprofi Robert Enke: Torwart bei Hannover und sogar in der deutschen Nationalmannschaft, gutaussehend, erfolgreich und beliebt. Trotzdem schmiss er sich mit zweiunddreißig Jahren vor einen Zug. Er war depressiv, mental krank.

Andere kämpfen trotz vieler körperlicher Gebrechen verzweifelt bis zum Ende. Ich will mir nicht anmaßen, zu entscheiden, was richtig oder falsch ist. Es scheint aber Faktoren fürs Glücklichsein zu geben, denen in unserer Gesellschaft nicht die Bedeutung beigemessen wird, die ihnen eigentlich zukommen sollte. Was macht ein Leben lebenswert, was macht den einen glücklicher als den anderen? Materielle Werte sind es nicht. Geld allein macht nicht glücklich. Wenn aber weder Besitztümer noch körperliche Unversehrtheit Garanten fürs Glücklichsein sind, bleibt nur noch ein Ort, an dem sein Ursprung liegen kann: unser Denken. Alles passiert in unserem Kopf.

Geistig verursachtes Glück und körperliche Gesundheit sind eng miteinander verknüpft. Deswegen haben solche Überlegungen nachhaltige Konsequenzen für den Umgang mit Krankheiten oder für entsprechende Heilungsprozesse. Unzählige alternativmedizinische Therapieansätze, Philosophien und Behandlungsmethoden bestätigen das und bauen darauf auf. Schulmedizinische Herangehensweisen hingegen blenden die geistige Dimension körperlicher Prozesse leider oft aus.

Wer es unternimmt, auf dem Gebiet der
Wahrheit und der Erkenntnis als Richter aufzutreten,
scheitert am Gelächter der Götter.
ALBERT EINSTEIN

Schulmedizin

Ich erfuhr am eigenen Leib, was diese Ausblendung seitens der Schulmedizin bedeutet. Mir fiel zum Beispiel auf, wie wenig viele Ärzte, die mit mir zu tun hatten, darin geschult oder dafür sensibilisiert waren, Botschaften oder Diagnosen angemessen zu vermitteln. Ich glaube, dass die Art und Weise, wie man von der eigenen Krankheit und deren Symptomen hört, großen Einfluss auf Krankheitsverläufe haben kann. Es gibt die Theorie der selbsterfüllenden Prophezeiung, worin viel Wahrheit steckt: Was deinen Kopf dauerhaft besetzt, tritt mit hoher Wahrscheinlichkeit irgendwann ein – im Positiven wie im Negativen. Wenn also ein Gott in Weiß mit wichtigem Titel auf der Brust in hochtrabenden Worten eine tragische Diagnose verkündet und zuletzt mitteilt, man hätte noch circa drei Monate zu leben, dann tritt bei vielen Menschen genau das ein. Sie sterben nach drei Monaten. Ich frage mich, ob tatsächlich der Arzt recht hatte oder ob erst seine Aussage zu dem entsprechenden Ergebnis geführt hat?

Das Erste, was mir nach meiner Diagnose angetragen wurde, war ein nur wenige Wochen später anberaumter Tag der offenen

Tür in der ALS-Ambulanz der Berliner Charité. Ich war noch relativ unbedarft, was das Krankheitsbild anging, hatte mich, wie die meisten Menschen, nie damit auseinandergesetzt. An so einem Tag der offenen Tür gibt es sicherlich nützliche Informationen, dachte ich, plante also meine Reise nach Berlin. Ich bat meinen guten Freund und Allgemeinmediziner Andreas, mich zu begleiten. Er sagte sofort zu, nicht zuletzt deshalb, weil es wahrscheinlich schien, dass er mich zukünftig ärztlich betreuen würde. Auch er würde bei der Veranstaltung also Fragen loswerden und sich auf den neuesten Stand der Wissenschaft bringen können.

Offensichtlich trifft eine ALS-Erkrankung vergleichsweise häufig Menschen, die sportlich überdurchschnittlich aktiv gewesen sind, las ich vorab. Im Bundesligaclub meiner Region, dem VfL Wolfsburg, war es Krzysztof Nowak, der im Jahr 2000 daran erkrankte und 2005 im Alter von neunundzwanzig Jahren starb. Typisch ist eine Erkrankung ab Mitte sechzig oder Anfang zwanzig, häufiger bei Männern als bei Frauen. Ich war zum Zeitpunkt der Diagnose siebenundvierzig Jahre alt, eher ein untypisches Alter, das nicht ins Schema passt.

Der Tag der offenen Tür an der Charité richtete sich an Patienten, Angehörige sowie Mediziner, somit an alle, die unmittelbar oder mittelbar mit dem Thema ALS konfrontiert waren. Im Foyer stellten etliche Anbieter ihre Produkte aus: Rollstühle, kalorische Astronautennahrung oder Geräte, die bei schweren Verläufen als Hilfsmittel dienen können. Physiotherapeuten stellten sich vor und Firmen, die die Abwicklung mit den Krankenkassen übernehmen. Offensichtlich gibt es einen Markt.

Im Fokus der Veranstaltung standen verschiedene wissenschaftliche Vorträge. Im Bereich der ALS-Forschung ist die Charité sehr aktiv. Uns Besuchern wurden einige der Studien und deren Ergebnisse vorgestellt. Trotzdem für mich alles eher theoretisch blieb, kristallisierte sich deutlich heraus, dass konkrete Behandlungsansätze und Therapien noch in weiter Ferne zu sein schienen. Es gab nur einige wenige Möglichkeiten für Patienten, an laufenden Studien teilzunehmen, allerdings mussten Vorerkrankungen, Alter und ähnliche Kriterien genau ins Studienprofil passen. Zusätzlich ging die Teilnahme mit etlichen Mühen und regelmäßigen Untersuchungen einher. Auf so etwas hatte ich keine Lust, für mich war alles noch viel zu weit weg. Die Angebote betrafen ohnehin meist Leute, bei denen die Krankheit schon vorangeschritten war.

Ich wurde bei dieser Gelegenheit unmittelbar mit Verlaufsformen und Stadien von ALS konfrontiert, bis hin zu Leuten in High-Tech-Rollstühlen, die nur noch mit den Augen wackeln konnten, lallten oder sabberten. Das war heftig. In meinem Kopf formten sich aus den drei Buchstaben ALS plötzlich konkrete Bilder und Szenarien, die mich anschließend in Nächten und Träumen begleiteten. Das war ein einschneidender Moment für mich. So einschneidend, dass ich beschloss, mich nicht weiter mit der Krankheit zu beschäftigen, sondern mit meiner Gesundheit.

Natürlich wollte ich in Berlin Klarheit gewinnen und ein paar Informationen haben. In dieser Form aber brauchte ich das nicht. Weit mehr hätte ich mich über Erlebnisberichte anderer Betroffener gefreut. Ich hätte gern mit Menschen gesprochen, deren Krankheitsverlauf weniger dramatisch oder anders als vorhergesagt war. Mit Menschen, die nicht ins statistische Raster passen.

Laut Statistik beträgt die durchschnittliche Lebenserwartung nach einer ALS-Diagnose zweieinhalb Jahre. Aber was heißt das? Es gibt akute Verläufe, bei denen innerhalb eines halben Jahres das Leben zu Ende ist, wenn nicht aufwendige lebenserhaltende Maßnahmen angewendet werden. Es gibt aber auch ganz andere Fälle. Das bekannteste Beispiel ist Stephen Hawking, der weit über fünfzig Jahre mit ALS gelebt und ein stattliches Alter erreicht hat. Bei meinem Besuch in der Charité hörte ich wenig darüber, dass es einem mit dieser Krankheit auch über viele Jahre relativ gut gehen kann.

Natürlich hätte ich so etwas gern gehört. Stattdessen fuhr ich mit dem Resümee nach Hause, dass die Schulmedizin derzeit keine Behandlungsmöglichkeiten kennt und mir nicht helfen kann. Die Ärzte in der Charité hatten ausschließlich über symptombezogene Hilfen gesprochen: Was kann man tun, wenn sich die Arme nicht mehr bewegen lassen? Welche physiotherapeutischen Übungen oder Ergotherapien gibt es? Inwieweit kann eine Ernährungsumstellung nützlich sein? Solche Dinge. Es wurden Gesprächskreise empfohlen und ähnliches. Es war der Mai 2017.

All das war mir zu sehr auf die Krankheit bezogen. In vielen wissenschaftlichen Studien und Büchern wird folgender Zusammenhang beschrieben: Allein die Angst vor einem Ereignis kann es auslösen. Dahinter steckt die Theorie, dass stetig wiederkehrende Gedanken biochemische Prozesse im Körper auslösen und zum Beispiel Zelldegeneration zur Folge haben können. Jemand, der in permanenter Angst lebt, an Krebs zu erkranken, erhöht damit die Wahrscheinlichkeit, dass sich Tumore bilden.

So gesehen, wächst Ärzten eine immense Verantwortung zu. Sie müssten im Umgang mit Patienten eine Sensibilität an den Tag legen, die selbst den größten Koryphäen leider oft abgeht. Alles, was gedanklich im Kopf der Patienten passiert, müsste viel mehr in den normalen Klinikablauf einbezogen werden. Meine eigene Diagnose war hinsichtlich körperlicher Einschränkungen zunächst recht abstrakt für mich. Psychisch hingegen bestand allerhand Verarbeitungsbedarf. Ich fragte mich, warum keine Psychologen oder entsprechend geschultes Personal bei der Vermittlung schwieriger Diagnosen eingesetzt werden? Eine solche Begleitung von Anfang an würde unglaubliche Möglichkeiten eröffnen, mit der »richtigen« Einstellung einen guten Verlauf, einen besseren Verlauf der Krankheit zu befördern. Doch psychologische Betreuung kostet Geld. »Wir würden ja gern, aber wir können sie nicht finanzieren« erstickt die Diskussion im Keim.

Es geht aber auch anders: Ich lernte eine Transformations- und Traumatherapeutin aus der Schweiz kennen, die an Schweizer Krankenhäusern das Coaching unter anderem von Chefärzten verantwortet und sie in der Kommunikation und im Umgang mit den Patienten schult. Melanie Pomplun ist ausgebildete Pflegefachfrau und diplomierte OP-Fachfrau und hat sich zur systemischen Beraterin und Therapeutin weiterspezialisiert. Seit vielen Jahren arbeitet sie mit Patienten, Pflegenden, Ärzten und Führungskräften aus dem Gesundheitswesen zusammen. Sie leistet Pionierarbeit und hat immer wieder mit Vorbehalten zu kämpfen. Dennoch ist sie ein richtungsweisendes Beispiel dafür, wie neuere Entwicklungen und Erkenntnisse Eingang in die gängige schulmedizinische Praxis finden können. Das eine schließt das andere nicht aus. Anstatt sich auf die Suche nach Gegensätzen zu begeben, sollte ein integrativer Ansatz ausfindig gemacht werden.

Neben einem nötigen Bewusstseinswandel stehen die Strukturen des Gesundheitswesens solchen Bestrebungen leider entgegen. Es gibt starke Lobbys. Viele Hochschullehrer verbreiten ihre Lehren seit zehn, zwanzig Jahren, sie haben ein paar Standardlehrbücher geschrieben und gar kein Interesse daran, dass ihr Know-how hinterfragt oder auch nur um zusätzliche Aspekte ergänzt und aktualisiert wird. Sie befürchten, dass das ihr Lebenswerk zumindest in Teilen infrage stellen könnte. Häufig ist erst die nächste Generation zum Umdenken bereit. Dies ist einer der Gründe, warum die Entwicklung an Universitäten so langsam vonstatten geht. In der freien Forschung ginge vieles schneller, dort reagiert man zügiger auf Input von außen.

Zum Glück sind nicht alle Universitäten gleich, es gibt durchaus ermutigende Beispiele. In Innsbruck beispielsweise lehrt Professor Christian Schubert Psychoneuroimmunologie, ein Fachbereich, der ebenjenen Zusammenhang von Psyche und Immunsystem erforscht. Seine Forschungsergebnisse werden an der Universitätsklinik Innsbruck bereits in die Behandlungsabläufe integriert. Ähnliches gibt es in den USA und in England. 2013 ließ die American Psychological Association (APA) erstmals energiemedizinische Therapien für die Behandlung von psychischen Störungen zu. Zuvor hatte man jahrzehntelang nur Spott für derlei Methoden übriggehabt.

Das sind hervorragende Ansätze, die sich in der Fläche aber längst noch nicht durchgesetzt haben. Sicherlich wird die Verbreitung noch ein bisschen dauern. Meist ist dies auf die Initiative einzelner Visionäre zurückzuführen. Es gehört Mut und Engagement dazu, sich für Neues einzusetzen und gegen Mauern anzurennen. Die Bequemlichkeit vieler Posten und Positionen fördert beides eher nicht. Warum an den Grundfesten eines gut funktionierenden Establishments und Geschäftsmodells kratzen, womöglich am eigenen Stuhl sägen?

Im Sommer 2014 hatte ich eine Nachricht von meinem Cousin Andy aus den USA bekommen. Er hatte an der Ice Bucket Challenge teilgenommen, die dazu herausforderte, sich vor der Kamera einen Eimer Eiswasser über den Kopf zu gießen, das Video ins Internet zu stellen und drei Personen zu nominieren, die es einem innerhalb von vierundzwanzig Stunden gleichtun sollten. Andys Wahl fiel unter anderem auf mich, ein Gag, bei dem ich sofort mitmachte.

Das Video gibt es heute noch, und auch ich nominierte weitere Teilnehmer, Freunde in der ganzen Welt: Dennis in Sambia, den ich seit einem Freiwilligeneinsatz als Zahnarzt in Afrika kannte, Hari in Nepal, den meine Frau und ich auf einer Treckingtour im Himalaya kennengelernt hatten und mit dem wir später Projekte wie den Wiederaufbau einer Schule nach mehreren verheerenden Erdbeben 2015 ins Leben riefen, und Sharif in Marokko, mit dem wir den Hohen Atlas durchwandert hatten.

Im Zuge der Ice Bucket Challenge entstanden unzählige amüsante Videos, doch sie hatte einen ernsten Hintergrund:

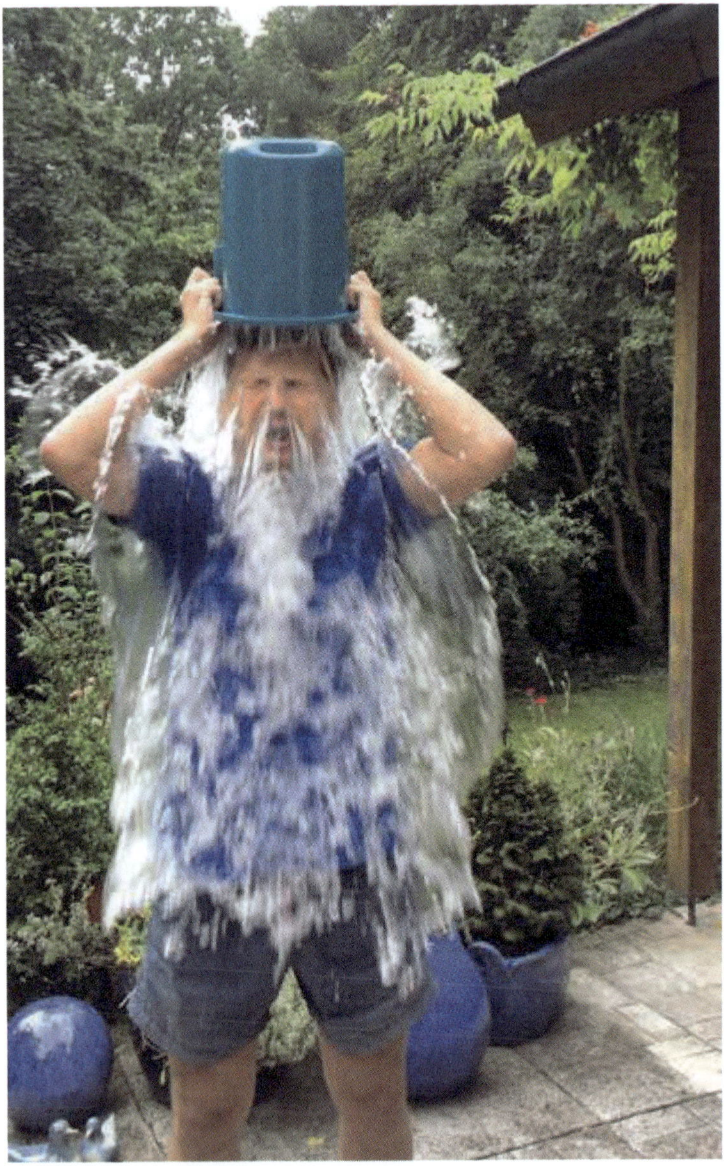

Die Ice Bucket Challenge nahm ich sofort an. Dass mich die schwere Krankheit, um die es bei der vordergründig eher witzigen Aktion ging, bald selbst ereilen sollte, ahnte ich 2014 noch nicht.

Indem man sich als gesunder Mensch einen Kübel eiskalten Wassers über den Kopf gießt, treten für einige Sekunden Lähmungen am Körper auf, die ein ALS-Erkrankter ein Leben lang ertragen muss. Tausende Menschen nahmen an dieser medialen Herausforderung teil, unter ihnen auch viele Prominente aus Politik, Musik- und Film-Business. Einerseits sollten damit Spendengelder für die Erforschung und Bekämpfung von ALS gesammelt werden – wer sich den Eiskübel über den Kopf goss, kam mit zehn Dollar davon, wer die Herausforderung nicht annahm, sollte dagegen einhundert Dollar spenden –, andererseits ging es um mehr als Spendengeld. Die Kampagne sollte ALS überhaupt erst einmal ins öffentliche Bewusstsein holen und darauf hinweisen, dass die seltene Erkrankung von Forschung und Industrie höchst stiefmütterlich behandelt wird. Die Suche nach Behandlungsmöglichkeiten und Medikamenten scheint der Pharmabranche nicht lukrativ genug und daher von wenig Interesse zu sein. Es gibt zu wenige Menschen, an die man Medikamente verkaufen könnte.

Vorangetrieben wird die Forschung zu seltenen Krankheiten wie ALS vor allem von privaten Sponsoren, die meist irgendwie persönlich betroffen sind. Bevor die Pharmaindustrie in Forschung investiert, schaut sie sich an, wie groß das Potenzial an Patienten, mit anderen Worten: wie betriebswirtschaftlich lohnend die Investition ist. Da sieht es bei ALS schlecht aus. Je seltener eine Erkrankung, desto seltener steht sie im Fokus der auf größtmöglichen Profit schielenden Konzerne. Das ist einer der Gründe, warum sich auf dem Gebiet der ALS-Forschung seit Jahrzehnten wenig tut.

Einen bleibenden Eindruck machte die Geschichte von Nina Zacher auf mich. Die ALS-Patientin schilderte ihren Krankheitsverlauf in einem Blog und schrieb dort ein Tagebuch, bevor sie mit sechsundvierzig Jahren starb und vier kleine Kinder hinterließ. Ihren Ehemann Karl-Heinz Zacher sah ich irgendwann in einer Talkshow. Er stellte dort das Buch »Such dir einen schönen Stern am Himmel« vor, welches er nach dem Tod seiner Frau und auf ihren Wunsch aus ihren Aufzeichnungen und eigenen Erinnerungen zusammengestellt hatte. Zacher ist ein regional bekannter Münchner Gastronom und hat die face-ALS-Stiftung gegründet. Diese initiierte 2018 eine private Forschungsreihe und finanzierte sie vor allem – geht es bei solchen Projekten doch letztendlich immer ums Geld.

Das fand ich interessant genug, um Karl-Heinz Zacher zu kontaktieren. Ich erfuhr, dass er international mit vielen ambitionierten Wissenschaftlern zusammenarbeitet. Die groß angelegte Studie, die viele verschiedene Aspekte und Blickwinkel auf den Verlauf der Erkrankung erfasst, stand Anfang 2022 schon kurz vor der Auswertung dieser umfangreichen Parameter und schien wichtige neue Erkenntnisse für das Verständnis der Krankheit zu bringen. Zacher unterrichtete mich, welch hohen regulatorischen Ansprüchen klassische medizinische Studien in Deutschland und Europa unterliegen. Dadurch dauert es durchschnittlich zehn bis zwölf Jahre, bevor sie überhaupt starten können. Vorher muss irgendein Ethikrat entscheiden, und generell müssen hohe Hürden überwunden werden, bis überhaupt die ersten Probanden ausgesucht werden dürfen.

Vernünftige Kontrollmechanismen sind selbstverständlich wichtig, können eine Weiterentwicklung aber ausbremsen. Das extreme Gegenteil haben wir im Zuge der Corona-Pandemie beobachtet: Ein Virus griff weltweit um sich, Millionen von Menschen erkrankten, Hunderttausende starben, die Entwicklung eines Impfstoffs lief international auf Hochtouren, bis er nach weniger als einem Jahr auf den Markt kam. Würden der Wissenschaft und der Forschung mehr Freiheit und Geld gegeben, könnten sie sehr viel schneller Ergebnisse liefern. Deshalb wäre noch einmal zu hinterfragen, ob alle existierenden Vorgaben zwingend notwendig sind, ob sie uns tatsächlich vor Schaden bewahren oder ob es nicht vielleicht einen Mittelweg geben kann. Einen Weg, der trotz notwendiger Regulierung mehr Spielraum für die Forschung schafft. Wie in vielen Bereichen in Deutschland spricht hier in meinen Augen vieles für einen Bürokratieabbau. Die privat geförderte Studie von Zacher, faceALS, stand nach nur vier Jahren vor der Auswertung, obwohl die Corona-Pandemie mindestens ein Jahr extra gekostet hatte.

Wenn wir Freude am Leben haben,
kommen die Glücksmomente von selbst.
ERNST FERSTL

Sinn und Bewusstsein

Nicht nur die Shaolin-Mönche wissen: Was im Kopf passiert, hat einen unmittelbaren, sogar biochemisch messbaren Einfluss auf den Organismus. Es ist also logisch, dass negative Gedankengänge unheilvolle körperliche Prozesse auslösen oder verstärken. Psychischer Stress stresst ebenso den Körper.

Es ist bekannt, wie kontraproduktiv Stress ist. Wer gestresst ist, schüttet Adrenalin und Cortisol aus, das lässt sich messen und erklären. Es sind Botenstoffe oder Hormone, die den Körper in Alarmbereitschaft versetzen – evolutionär gesehen wichtig für schnelles Handeln und eine Fluchtreaktion. Dieser Stress ist allerdings degenerativ und nicht gesund für den Körper. In der einen oder anderen Form lässt sich das bei vielen Autoren nachlesen. Das Missverhältnis von Stress und Regeneration, die fehlende Balance zwischen beiden scheint in vielen Fällen der Auslöser von Erkrankungen zu sein. Im Umkehrschluss können positive Gedanken, Glücksmomente, in denen andere Botenstoffe ausgestoßen werden, dieses Verhältnis wieder harmonisieren. Das kann die Regeneration beschleunigen, Zellen erneuern oder verjüngen, auf allen Ebenen positiv wirken. Egal, ob es darum geht, eine akute Erkrankung zu besiegen oder schön und fit zu bleiben.

Stress ist keine objektive Größe in dem Sinne, dass man sagen kann, ab zehn Stunden Arbeit pro Tag beginnt der Stress. Es gibt Leute, die vierzehn Stunden arbeiten und überhaupt nicht gestresst sind, weil sie es mit Freude und Leidenschaft tun und es nicht als anstrengend empfinden. Andere arbeiten nur zwei Stunden pro Woche, die aber sind ihnen so unangenehm, dass sie schon drei Nächte vorher und auch nachher nicht schlafen können. Sie sind definitiv gestresst. Tatsache ist: Gewinnt der Stress die Überhand, führt dies unweigerlich zu Krankheiten. Gibt es hingegen keinen Stress, wirkt sich das offensichtlich gut auf den Gesundheitszustand aus.

In einem absurden Gegensatz dazu steht die Tatsache, dass Stress in unserer Gesellschaft quasi als Auszeichnung gilt. In meiner Familie war das genauso. Wenn meine Eltern begeistert von jemandem erzählten, dann nicht unbedingt, weil der sich mit viel Muße schlaue Gedanken machte. Vielmehr ging es meist darum, was jemand leistete, wie viel er zu tun hatte und was für einen Stress er bewältigte. Stress war ein positives Attribut, gleichbedeutend mit gut und erfolgreich. Das ist schizophren. Die eigentliche Kunst sollte es doch sein, genug zu haben, ohne viel tun zu müssen. Genug, um zu leben und Zeit für die wirklich wichtigen Dinge zu haben. Das wäre die perfekte Lebensorganisation.

Stattdessen sind manche stolz darauf, achtzehn Stunden am Tag zu arbeiten. Sie freuen sich ernsthaft, wenn sie eine weitere Stufe auf der Karriereleiter erklimmen können und es dann neunzehn Stunden werden. Dann heißt es: Toller Typ, der kommt mit vier Stunden Schlaf am Tag aus! Doch wenn er wirklich so toll wäre, würde er es schaffen, mit drei Stunden Arbeit auszukommen.

Unsere Familie ist, wie gesagt, da keine Ausnahme, und bei meinen Geschwistern ist Stress als positives Attribut nach wie vor im Bewusstsein verankert. Den Satz »Ich habe echt viel zu tun« bekomme ich oft zu hören. Er klingt immer nach Rechtfertigung. Wenn ich meinen Bruder Christopher abends um neun im Theater erreiche und er noch immer am Schreibtisch sitzt, höre ich zwischen den Zeilen immer die Botschaft: Ich bin noch fleißig, denke nicht, dass ich schon Feierabend habe.

Es gibt offenbar den Drang, sich als Person darüber zu definieren, wie fleißig man ist. Das ist in anderen Kulturen ganz anders. Das Gegenteil par excellence sind indische Sadhus, die einfach nur in einer Höhle sitzen und an die Wand starren. Es ist unglaublich, dass es Menschen gibt, die vollständige Erfüllung darin finden, dreißig Jahre lang am gleichen Platz zu sitzen. Das zeigt, wie groß das Potenzial dessen ist, was in uns selbst passiert.

Für mich ist das die wichtigste Erkenntnis: Dass wir alles in uns selbst produzieren. Glück, Leid oder Freude sind Projektionen. Es kommt darauf an, was man daraus macht. Es gibt eine Eigenverantwortung, denn man selbst ist derjenige, der eine Situation gestaltet. Zwei Personen können ein und dieselbe Situation völlig unterschiedlich beurteilen. Ein klassischer Fall ist das Wetter. Der eine sagt: »Verdammt, es regnet.« Der andere sagt: »Super, dann muss ich nicht den Garten gießen.« Wer hat nun recht? Beide vielleicht. Oder keiner. Dieser Dialektik messe ich große Bedeutung zu.

Es gibt vieles, was mir erst aufgrund meiner Erkrankung oder der Diagnose widerfahren ist. Vieles, was sonst anders verlaufen oder überhaupt nicht passiert wäre. Alles hat zwei

Seiten. Das war eine weitere wichtige Erkenntnis für mich. Zu den extremen Schwankungen des Lebens gehört es, dass jeder Freude auch Leid gegenübersteht. Zu schönen Erlebnissen gibt es unschöne Kontraste. Selbst unverfängliche Episoden, die auf den ersten Blick aufregend und schön klingen, können vielschichtige Hintergründe haben. Warum tut man bestimmte Dinge wirklich? Habe ich eine Reise gemacht, um meinen Horizont zu erweitern oder war es eine unbewusste Flucht?

Wie konnten Fitness- und Ernährungswahn in unserer Gesellschaft zu regelrechten Süchten werden? Sie dienen dazu, ganz anderes auszublenden. Was kompensieren zum Beispiel Marathonläufer, indem sie sich körperliche Extremleistungen abverlangen? Leute mit durchtrainiertem Körper sehen toll aus, gesund vor allem. Vielleicht aber schaffen sie es einfach nicht, sich mit dringenderen Themen auseinanderzusetzen, der eigenen Beziehung zum Beispiel oder dem eigenen Lebensmodell. Zu viele Aktivitäten nehmen uns die Möglichkeit, in Ruhe nachzudenken. »Nur im Alleinsein können wir uns selber finden«, wusste schon Hermann Hesse, denn »Alleinsein ist nicht Einsamkeit, sie ist das größte Abenteuer!« Es wäre erstrebenswert, ohne Ablenkung zu sich kommen zu können, dem Körper Zeit zu geben, zu regenerieren.

Mit der Mitteilung, dass mein Leben in einem halben Jahr vorbei sein könnte, war ein vermeintlicher Tiefpunkt erreicht. Ich konnte nicht vorhersehen, wie sich der Krankheitsverlauf gestalten würde, aber es beschäftigte mich tagtäglich. Bei jedem Spaziergang dachte ich über die Optionen nach. Was wäre denn, wenn ich das nächste Weihnachtsfest nicht mehr erleben würde? Was war jetzt wichtig? Sollte ich auf die Kacke hauen und nur noch wilde Partys feiern? Das konnte ich ziemlich gut. Oder eine Weltreise machen? Derartige Gedanken kämen vielen sicherlich als Erstes in den Sinn.

Für mich standen solche Überlegungen nicht lange im Vordergrund. Ich wollte aber die Zeit haben, alles zu verdauen. Da ich meinen Beruf als Zahnarzt angesichts feinmotorischer Einschränkungen nicht mehr adäquat ausüben konnte und ich aus der Praxis austrat, war die Zeit plötzlich ganz real vorhanden. So war ich sehr schnell und zum ersten Mal überhaupt in meinem Leben komplett auf mich und meinen Körper fokussiert. Ich hatte viel Zeit, um zu überlegen, wie es weitergehen soll. Zeit, mich mit Themen zu beschäftigen, die ich nie vertieft oder vor mir hergeschoben hatte. Bücher zu lesen, die ich zwischendurch oder im Urlaub höchstens kurz einmal durchgeblättert hatte. Weitaus mehr, als sinnlos Geld zu verprassen, beschäftigte mich bald die Suche nach Sinnhaftigkeit.

Damit begann eine abwechslungsreiche Zeit. Einiges änderte sich unmittelbar. Vieles andere ist das Ergebnis damals angeschobener Prozesse, die bis heute andauern. Es überrascht mich oft selbst, was in meinem Kopf vorgeht. Manches kann ich beeinflussen. Für anderes muss man geschaffen sein. Ich kann mit meinem Schicksal relativ gut umgehen, unkonventioneller vielleicht als andere, und bin wirklich froh darüber und dankbar für diese Begabung. Ich glaube sogar, dass mir »das Schicksal« eine besondere Aufgabe stellt.

Fast wichtiger, als körperliche Aspekte in den Blick zu nehmen, erscheint es mir deswegen inzwischen, mich mental weiterentwickelt zu haben. Das ist in meinen Augen ein höheres Ziel als körperliche Unversehrtheit oder ein langes Leben. Man muss nicht alles können. Wenn ich Rollstuhlfahrer beim Behindertensport sehe oder an die Paralympics denke, beschleicht mich manchmal das Gefühl, dass jemand verzweifelt versucht, zu beweisen, wie leistungsfähig er trotz aller Einschränkungen ist. Ich habe wahrlich nichts gegen Sport und Herausforderungen aus Spaß, aber die falsche Motivation sollte nicht dahinterstehen. Es gibt nichts zu beweisen, man kann sich einfach durch sein Dasein, durch seinen Verstand oder sein Wissen mitteilen und definieren.

Früher ließ ich vieles an mir vorbeirauschen. Selbst am Wochenende, wenn ich mit Freunden zusammensaß, waren meine Gedanken schon wieder in der Praxis, im Dienst, bei den Pflichten des nächsten Montagmorgens. Ich war gar nicht im Moment präsent. Ich lebte eher in der Vergangenheit oder in der Zukunft. Es war die falsche Balance – besser gesagt: gar keine – und führte zur Vernachlässigung wichtiger Lebensbereiche. Meine Frau und ich waren praktisch nie krank, zumindest gestanden wir uns das nicht zu. In über zwanzig Jahren fehlte ich nur einmal vier oder fünf Tage in der Praxis, weil ich mir 2007 während eines Wanderurlaubs in Jemen die Tropenkrankheit Bilharziose eingefangen hatte. Meine Frau war meines Wissens überhaupt nie krank oder arbeitsunfähig. Wenn man permanent unter Strom steht, gesteht man sich nicht ein, körperlich schwach zu sein. Natürlich ist das fragwürdig.

Inzwischen ist mir klar geworden, wie wichtig es ist, jeden Moment bewusst zu erleben und zu genießen. Es macht mir Freude, meine jüngste Geschichte zu erzählen, zu berichten, was mir widerfahren ist. Der erste große Gamechanger wurde meine Fahrt zu einem Geistheilerkongress.

Die Fähigkeit, zu beobachten, ohne zu werten,
ist die höchste Form von menschlicher Intelligenz.
JIDDU KRISHNAMURTI

Kongress der Geistheiler

Um der Sache gleich zu Anfang den mystischen Schauer zu nehmen: Geistheilung hat nichts mit Gespenstern oder Zauberei zu tun. Hinter dem Begriff steht der Gedanke, dass Ursachen körperlicher Erkrankung – und damit auch die Therapieansätze – im Geist, in der Psyche zu finden sind. Geistheilung stützt sich in ihren Methoden auf diese Verknüpfung von Geist und Körper, auf die Abhängigkeit der Gesundheit von der Psyche. Das Meisterwerk Körper wird quasi als guter Freund betrachtet, dessen Schwächen oder Erkrankungen auf bestimmte Defizite der eigenen Lebenseinstellung, eben: im Geist, hinweisen. In der eigentlichen Geistheilung geht es im Prinzip darum, über den Kopf den Körper zu steuern.

Verschiedene Autoren haben sich mit diesen Möglichkeiten auseinandergesetzt. Einer von ihnen ist Doktor Joe Dispenza, ein erfolgreicher Coach aus den USA. Sehr ausführlich und über viele Jahre hat er gezeigt, wie man sich mittels spezieller Visualisierungen und Meditationen in einen zukünftigen, gesunden Zustand seines Körpers hineinversetzen kann. Derart, dass ein gesund gedachter Körper degenerativ veränderte Zellen wieder gesunden lässt.

Dispenza hat über seine Methoden mehrere Bücher geschrieben. Das Thema ist komplex. Unter anderem arbeitet er mit »Mind-Movies« genannten Filmen, in denen die Patienten an Visualisierungen ihrer Zukunft arbeiten. Er nutzt Lichteffekte, die durch ein Kaleidoskop erzeugt werden. Durch einen vorgegebenen Wechsel zwischen Kaleidoskop und Mind-Movie wird das Gehirn auf die Zukunft konditioniert. Dergestalt wird es programmiert, sich so zu verhalten, als ob diese Zukunft bereits eingetreten wäre. Dem Körper werden in der Folge Signale gegeben, sich physisch ebenfalls in Richtung dieses Zukunftsstadiums zu verändern.

Ein spezielles Ritual bei Dispenza ist es, den Körper in eine sogenannte Nullphase zu bringen, was relativ kompliziert ist und einen Reset des Körpers bewirken soll. Das hört sich abstrakt an, doch Dispenza erklärt den Vorgang auch medizinisch und dokumentiert die Prozesse mit Hirnscans und MRTs. Er hat eine Hirnanhangsdrüse, die Zirbeldrüse, im Blick, die bestimmte Transmitter beziehungsweise Botenstoffe produziert. Ungefähr einmal täglich zirkuliert der Liquor, der sich in den Hirnkammern befindet und zu drei Vierteln als umhüllender Flüssigkeitsmantel das Gehirn und das Rückenmark umgibt, an dieser Drüse vorbei. Mit einer bestimmten Atemtechnik kann man sie schneller zirkulieren lassen und so durch Visualisierungen positive Ideen oder Gedanken implementieren. Das kann unglaubliche Prozesse auslösen – im positiven und im negativen Sinne.

Joe Dispenzas Philosophie hat mich stark beeindruckt. Er schreibt viel über Visualisierungen und ist der Überzeugung, dass man seinen Körper auf einen fiktiven, in der Zukunft liegenden Zustand konditionieren könne. Wiederkehrende Visualisierungen im Kopf versetzten den Körper in diesen Zustand inklusive aller damit in Verbindung stehenden biochemischen und energetischen Prozesse. Dass man durch bewusste Konditionierung des eigenen Mindsets oder der eigenen Gedankenwelt einen körperlichen Zustand erreichen, im Grunde: erzwingen kann, fand ich einigermaßen abgedreht. Doch an Probanden kann Dispenza die Effekte mit eigens entwickelten Verfahren messen. Er hat komplexe Meditationen entwickelt, um Menschen in den sogenannten Nullzustand zu versetzen. In diesem ist man nicht mehr als eine Schwingung im Universum. Das gesamte Dasein löst sich praktisch auf. Bildlich gesprochen, wird die betreffende Person von einem eng beschriebenen zu einem blütenweißen Blatt Papier. Dieses kann nun neu beschrieben werden. Mit entsprechenden Impulsen setzt man die Visionen um, die einem vorschweben. Ob man nun körperliche Veränderungen im Sinn hat, berufliche Weiterentwicklung oder andere Ziele: Man programmiert den Geist neu und lässt dem Körper keine andere Wahl, als mitzumachen.

So vielfältig Übungen oder Meditationen von Geistheilern sind, so verwandt sind sich die Grundüberlegungen. Ausgehend von der Bedeutung regenerativer Phasen für Organsysteme und Körperzellen haben Geistheiler sogar Ansätze entwickelt, Krankheiten wie ALS zu therapieren. Davon ahnte ich allerdings noch nichts, als ich mich im Sommer 2017 auf den Weg zu einem Geistheilerkongress in der Steiermark machte.

Die Idee, mich mit der Geistheilung des bekannten Heilers Horst Krohne auseinanderzusetzen, wurde von einer wohlmeinenden Frau aus unserer Gegend an mich herangetragen.

Ich wusste weder etwas über Geistheilung noch über Horst Krohne. Einmal mehr im Leben half mir in diesem Moment die Fähigkeit, mich völlig unbefangen auf Neues einlassen zu können. Ich recherchierte, wer Horst Krohne ist, und fand heraus, dass er sich seit den Siebzigerjahren mit alternativen Heilmethoden auseinandersetzt und Behandlungskonzepte entwickelt, die er in seiner Schule des Geistheilens bisher Tausenden Menschen weitergegeben hat, darunter viele Heilpraktiker und auch Schulmediziner, die Krohnes Methoden in ihr Therapiespektrum integrieren.

Ich war es gewohnt, Reisen und Termine Monate im Voraus zu planen. Die Bestellbücher der Praxis waren immer voll gewesen, und ich hatte meist ganz genau gewusst, was ich in sechs Wochen um 16:15 Uhr für eine Behandlung durchführen würde. Meine Frau und ich hatten ein genau durchgetaktetes Leben gehabt, unsere Urlaube hatten lange vorher abgesprochen und geblockt werden müssen. Jetzt war das anders. Ich fing an, Dinge aus dem Bauch heraus zu entscheiden und zum Teil sehr spontan zu sein. Ich arbeitete nicht mehr und hatte die Zeit und die Mittel dazu. Also beschloss ich kurzerhand, zum Europakongress der Geistheiler in die Steiermark zu fliegen. Warum nicht, dachte ich, hör dir das einfach mal an. Erst zwei Tage vor Beginn meldete ich mich an – ohne einen blassen Dunst, wofür eigentlich.

Egal wohin, reiste ich grundsätzlich auf den letzten Drücker ab. Sehr zum Verdruss meiner Frau, die das stets furchtbar fand und die es aufbrachte, dass wir nie früher losfuhren. Allerdings hatte ich nie irgendeinen Zug oder Flug verpasst – bis zu diesem Tag, und das, obwohl ich ausnahmsweise einmal zu früh dran war. Anderthalb Stunden vor meinem Abflug war ich nur noch fünf Kilometer vom Hannoveraner Flughafen entfernt, fuhr dann allerdings in einen Stau. Nichts ging mehr. Ich kam tatsächlich zu spät, meine Maschine war längst in den Wolken. So machte ich eine neue Erfahrung, schon bevor ich überhaupt losfuhr.

Die drei Tage auf dem Kongress hinterließen bleibende Spuren. Sie stießen die Tür zu einer Welt auf, von der ich bislang nichts geahnt hatte. In dieser Welt ging man an Themen wie Krankheit, Diagnose und Heilung vollkommen anders heran als die klassische Schulmedizin. Niemand interessierte sich dafür, mit Tabletten oder Operationen nur Symptome zu beheben. Ziel war es stattdessen, den Ursachen von Krankheiten auf die Spur zu kommen, die die Geistheilung in der Psyche, im Geist, in der Seele, im Unterbewusstsein verortet. Diese Begriffe laufen alle auf dasselbe hinaus. Entscheidend ist ein grundlegender Gedanke: Wenn die Auslöser von Krankheiten in der Psyche stecken, muss dort auch der Ansatzpunkt für deren Heilung gesucht werden.

Auf dem Programm des Kongresses standen Dutzende Vorträge und Referenten. Einige waren ziemliche Freaks, die meisten Redner allerdings machten keineswegs den Eindruck abgedrehter Gurus. Ich lernte viel über das Konzept, das Horst Krohne entwickelt hatte, er selbst war aber nicht vor Ort. Krohne war kurz vorher schwer erkrankt und auf Teneriffa geblieben, wo er lebt und seine eigene Schule aufgebaut hat. Ich kam mit vielen Themen in Kontakt, über die ich mir vorher nie Gedanken gemacht hatte, zum Beispiel die Lichtnahrung. Ich erfuhr, dass es Menschen gibt, die sich energetisch ernähren, angeblich seit vielen Jahren. Sie würden physisch keine Nahrung aufnehmen und trotzdem überleben, hieß es. Aus schulmedizinischer Sicht hörte sich das völlig verrückt an. Allerdings hatten viele Referenten einen naturwissenschaftlichen Background oder waren Mediziner und erklärten relativ genau, worüber sie redeten. Es ging um Therapieformen, Schwingungen, Geräusche und Wellen.

Es war spannend, auch wenn ich nicht in alle Details einstieg. Was mich zunächst faszinierte, war die Vielzahl neuer Anregungen und Eindrücke, die auf mich eindrangen. Es waren Therapeuten aus der ganzen Welt zugegen – übrigens ein Grund für den Tipp meiner Bekannten, in die Steiermark zu fahren: Aufgrund der Anwesenheit so vieler Geistheiler würde ein sehr hohes energetisches Level herrschen.

In den Pausen zwischen den Vorträgen gab es die Möglichkeit, sich behandeln zu lassen. Da ich einmal vor Ort war, nutzte ich die Chance und konnte so erste Erfahrungen mit der Methode nach Krohne machen. Als Referentin auf dem Kongress lernte ich unter anderem Julia Kant und das Tian Tao Yoga kennen, das sie lehrt, eine alte chinesische Yoga-Variante, die in Vergessenheit geraten ist. Gelernt hat Julia sie bei einem chinesischen Großmeister, der irgendwo im australischen Busch lebt. Im Gegensatz zu anderen Yoga-Arten ist Tian Tao Yoga nicht anstrengend, man führt dabei eher fließende, weiche Bewegungen aus.

Bis dato waren meine Yoga-Versuche immer kläglich gescheitert, weil ich ungelenkig bin. Hinterher tat mir alles weh. Doch was Julia über das Tian Tao Yoga sagte, machte mich neugierig und sprach mich an. Sie besaß umfassendes Hintergrundwissen und erklärte genau, welche Übungen warum sinnvoll seien. Sie ging insbesondere darauf ein, auf welch komplexe Weise Bewegungen und Geisteshaltung zusammenhängen. Das Konzept interessierte mich sehr.

Beim Tian Tao Yoga hat jede Bewegung eine Bedeutung. Jeder Atemzug wird bewusst ausgeführt, jeder Muskel bewusst angespannt. Dabei geht es darum, körpereigene Meridiane oder Energiefelder anzuregen und Energie zirkulieren zu lassen. Wer will, kann sich ausgiebig mit den theoretischen Hintergründen befassen, aber auch ohne sie ist das Tian Tao Yoga sehr entspannend und angenehm.

Julia bietet energetische Behandlungen an. Viel häufiger als bei den Yoga-Seminaren war ich für diese intensiven Einzelbehandlungen bei ihr. In der ersten Stunde einer solchen Session reden wir miteinander. Julia hat Techniken, um dabei Energiefelder zu bestimmen und zu analysieren. In der zweiten Stunde geht sie zur energetischen Behandlung über. Dabei liege ich mit geschlossenen Augen auf einer Liege, bewege mich nicht.

Oberflächlich betrachtet, arbeitet Julia lediglich mit leichten Berührungen, zum Teil berührt sie mich überhaupt nicht. Was genau dabei passiert, ist schwer zu beschreiben und jedes Mal unterschiedlich. Einzelne Bereiche des Körpers werden während der Behandlung warm oder kalt, entspannen oder vibrieren. Während ich mich, ähnlich wie beim Meditieren, im Halbschlaf befinde, wird meine Atmung stufenweise intensiver oder flacht ab. Julia beobachtet und spürt meine Reaktionen und passt die Behandlung simultan an. Diese energetischen Behandlungen tun mir ausgesprochen gut. Ich möchte sie nicht missen.

Julia und ihr Tian Tao Yoga waren auf dem Kongress eine Offenbarung von vielen. Ich sog die zahlreichen neuen Eindrücke zunächst wertfrei auf und ließ sie auf mich wirken. Nicht alles im Programm gefiel mir auf Anhieb, anderes aber sprach mich unmittelbar an. So oder so stellte ich nicht gleich alles infrage und ging nicht allzu verkopft an die Sache heran. Ich bin froh und dankbar, dass mir diese Offenheit gegeben ist.

Ich bin überzeugt davon, dass es für jedes Problem nicht nur eine richtige Lösung geben kann und dass es kein Widerspruch ist, wenn zwei Menschen auf verschiedenen Wegen ans selbe Ziel kommen. Ich glaube nicht, dass es die eine Lebensformel zum Gesundbleiben oder Glücklichwerden gibt. Jeder Mensch muss seinen persönlichen Weg dorthin suchen, je nachdem, was zu ihm passt. Dabei spielt es eine Rolle, was er erlebt hat, in welcher Situation er sich gerade befindet, was sein Vorwissen und seine Ansichten sind, wie er erzogen wurde, welche ethischen Grundsätze er verinnerlicht hat: All das beeinflusst seine Lebensformel, die sich anderen annähern, aber nie identisch mit ihnen sein kann.

Ich würde jedem empfehlen, herauszufinden, was für ihn persönlich stimmig ist auf dem Weg hin zum Glück. Wer es schafft, die einzelnen Punkte auszumachen, hat viel erreicht. Allerdings geben es solche Erkenntnisse nicht her, andere zu bekehren oder zu missionieren. Ich bin überzeugt, dass man allein für sich selbst sagen kann, was genau einem hilft oder wohltut. Jeder muss selbst danach suchen. Es gibt so viele Zugriffspunkte in so vielen Lebensbereichen, dass jeder etwas finden wird. Einer fühlt sich durch körperliche Übungen und sportliche Herausforderungen angesprochen, ein anderer durch Filme, Musik oder Literatur, der nächste stellt seine Ernährung um.

Die richtige Ernährung ist ein gutes Beispiel und ein großes Thema. Manche nehmen es damit sehr genau. Natürlich hat die Ernährung einen nicht zu unterschätzenden Einfluss auf unsere körperliche und geistige Gesundheit. Ich selbst habe viel ausprobiert, diverse Nahrungsergänzungs- und vermeintliche Wundermittel wie Säfte, Aminosäuren, Vitamine, Weihrauch, Algen und etliches mehr zu mir genommen. Ich testete verschiedene Diäten. Das war im jeweiligen Moment in Ordnung, im Endeffekt aber brachte es mir keine Erleuchtung. Für gewöhnlich meldet sich der Körper und sagt einem, was er braucht. Ernährung ist nicht zuletzt Lebensfreude. Wer Lebensfreude damit verbindet, sich vegan zu ernähren, für den ist es der richtige Weg. Schmerzt es aber, ständig Verzicht üben zu müssen, wird daraus ein täglicher Kampf gegen sich selbst. Dann sind solch strenge Diäten und Regeln der falsche Weg.

Wir können den Wind nicht ändern,
aber die Segel anders setzen.
ARISTOTELES

Alternative Therapien

Abgesehen von dem Medikament Riluzol tritt die moderne Medizin in Sachen ALS seit zwanzig Jahren auf der Stelle, und selbst diese Zulassung war ein äußerst zweifelhafter Erfolg. Riluzol verlängert die Lebenserwartung statistisch gesehen um gerade mal zweieinhalb Monate. Ich nahm das Medikament anfangs ein, doch es hatte einige unschöne Nebenwirkungen. Ich war müde und schlapp, obwohl es mir körperlich noch ziemlich gut ging, andere Patienten klagten über anhaltende Kopfschmerzen, Übelkeit, Fieber und Lebererkrankungen. Das wollte ich mir nicht zumuten und setzte Riluzol nach einem Jahr wieder ab.

Mehr als dieses eine Mittel gegen ALS hat die Forschung bis heute nicht zu bieten. Erschwert wird die Situation, weil die Ursachen für ALS noch immer unklar sind und die Erkrankung darüber hinaus so unterschiedliche Verläufe nimmt. Deswegen verfolgt die Forschung verschiedene Ansätze. So gab es zum Beispiel Versuche, den Muskelschwund zu behandeln, ähnlich wie es nach einem Herzinfarkt geschieht, wenn Muskelzellen abgestorben sind. Allerdings bauen sich Muskeln bei ALS ab, weil Nerven einen bestimmten Impuls nicht mehr senden. Daher der Begriff motoneuronische Erkrankung. Das Problem ist nicht nur muskulärer Natur, sondern auch neuronaler, geht also von den Nerven aus. Muskelschwund ist nicht die Ursache, sondern die Folge. Wo das eigentliche Übel sitzt, weiß niemand genau. Daher ist unklar, wo eine Behandlung am besten ansetzen sollte.

Trotzdem ging ich allen Hoffnungsschimmern nach, die die Schulmedizin bot. Einen solchen erblickte ich, als mein Studienfreund Ingo mir Anfang 2020 erzählte, dass er mit dem Chef der Neuroradiologie im Universitätsklinikum Heidelberg befreundet sei und dieser gerade daran forsche, mit einem bildgebenden Verfahren mehrere degenerative neuromuskuläre und entzündliche Erkrankungen voneinander zu unterscheiden. Professor Doktor Martin Bendszus leitete eine der besten radiologischen Einrichtungen weltweit, seine Forschungen galten als richtungsweisend.

Bendszus wollte nicht ausschließen, dass es sich bei meinen Symptomen doch um eine entzündliche multifokale motorische Neuropathie, kurz: MMN, handeln könnte, die behandelbar wäre. Die klinischen Symptome dieser Erkrankung ähneln denen bei ALS sehr, allerdings können sie im Fall von MMN durch eine Immunglobulintherapie behandelt werden. Als ich das hörte und Ingo mir sogar zeitnah einen Termin in Heidelberg organisieren konnte, war ich restlos begeistert. Vieles sprach bei mir für diese deutlich harmlosere Form der Erkrankung. Leider aber brachten zahlreiche radiologische Untersuchungen und die zusätzliche Abklärung des Befundes bei dem spezialisierten Hamburger Neurologen Doktor Knop keine erfreulichen Neuigkeiten. Das Endergebnis lieferte keine Hinweise, die an der bisherigen Diagnose zweifeln ließen.

Hätte man bei mir Krebs diagnostiziert, gäbe es schulmedizinische Therapieansätze und ich stünde vor der Entscheidung, mich einer Chemo- oder Strahlentherapie zu unterziehen, vielleicht auch einer invasiven Operation, um ganze Organe entfernen zu lassen. Solche Entscheidungen sind schwierig, ohne Frage. Nach genauer Abwägung muss sie jeder mit sich selbst ausmachen. Die Diagnose ALS machte es mir in gewisser Weise leichter, denn es gibt keine schulmedizinischen Empfehlungen. Der Blick über den Tellerrand der konventionellen Medizin hinaus lag also nahe.

Der Geistheilerkongress weckte mein Interesse an verschiedenen Konzepten und Schulen, und ich begann, zu ahnen, dass die in meinem Fall ziemlich hilflose Schulmedizin nicht unbedingt der Weisheit letzter Schluss ist. Ich fing an, mir nach und nach Einblicke in unterschiedlichste alternative Therapieansätze und mögliche Heilungswege zu verschaffen. Das Terrain ist vielschichtig. Je länger man sich damit beschäftigt, desto komplexer wird es. Vieles wurde plötzlich an mich herangetragen, ohne dass ich es darauf angelegt hätte. Ich probierte vieles aus. Was mir gut tat, verfolgte ich weiter. Meine Recherchen waren zunächst wenig fokussiert.

Zurück in Hankensbüttel, schaute ich mich nach Heilpraktikern oder Homöopathen in unserer Region um, die nach der Technik Horst Krohnes behandeln. Ich machte jemanden in Hildesheim ausfindig, der mit einem Pendel arbeitet, und absolvierte mehrere Sitzungen bei ihm. Er pendelte und machte sogenannte Ausleitungen. Darauf konnte ich mich ganz gut einlassen, auch wenn es irgendwann genug war. Er hatte seine Behandlung ohnehin abgeschlossen, für mich war es dieses Kapitel dann auch.

Was er genau tat, ist schwer in Worte zu fassen. Er suchte nach Erlebnissen in meiner Vergangenheit, die ein Auslöser gewesen sein könnten für meine Krankheitssymptome. Er befragte mich und nutzte währenddessen ein Pendel. Das funktionierte ähnlich wie die Kinesiologie, bei der einem der Muskelwiderstand Informationen über den Zustand des Körpers geben kann und der Behandelnde auf diese Weise Rückschlüsse auf mögliche Therapien zieht. In meinem Fall lief das über ein Pendel. Genauere Erklärungen dazu finden sich in den Büchern von Horst Krohne.

Kommt man auf das Thema Energie zurück und auf die Tatsache, dass letztlich alles Energie ist, lässt sich physikalisch erklären, warum so etwas funktionieren kann und nicht nur Humbug ist. Es kann dennoch Ungewissheiten in der Umsetzung und in der Auswertung der Behandlung geben. Relevant ist hierbei der Faktor des Behandelnden sowie die grundlegende Frage, inwieweit sich der Patient überhaupt auf die Methode einlassen kann und will.

Ich glaube, man sollte nicht immer alles von vornherein kaputterklären, sondern die Dinge einfach ausprobieren. Genügend Möglichkeiten boten sich mir. So sprach mich meine Bekannte Ines an, die sich intensiv mit Gesundheit und Spiritualität beschäftigte. Sie hatte von meinem Fall gehört und empfahl mir eine neue energetische Heilmethode namens Reconnective Healing. Wir kamen ins Gespräch, und sie praktizierte das einmal an mir. Sie stellte zudem den Kontakt zu Lilian Hornbostel her, einer hellsichtigen Frau, die andere Dimensionen meiner Erkrankungsgeschichte berücksichtigen konnte.

Hornbostel lebt in Celle und ist spezialisiert auf sogenannte Besetzungen. Sie hat einige Bücher zu dem Thema veröffentlicht. Gerade an degenerativen Erkrankungen seien diese Besetzungen oft schuld, sagt sie. Ich wusste gar nicht, dass es so etwas gibt. Für den Termin in Celle sollte ich meinen Stammbaum recherchieren und konnte dabei glücklicherweise auf die Vorarbeit von Verwandten zurückgreifen. Kerstin sollte auch dabei sein. Dann pendelte Lilian Hornbostel aus, wer in meinen Verwandtschaftslinien vielleicht eine Besetzung an mir ausübte.

Das klingt rätselhaft. An sich bedeutet Besetzung aber nichts anderes, als dass dir jemand bewusst oder unbewusst Energie wegnimmt, indem er dich aus bestimmten Gründen besetzt. Das können ebenso lebende wie verstorbene Personen sein. Es gibt Redewendungen, die diesen Vorgang verbildlichen, etwa: »Sie saugt mir die Lebensenergie aus« oder »Er raubt mir Kraft«. Das kann latent und unbewusst geschehen, ohne dass man es merkt. Hornbostel konnte eine solche Besetzung an die Oberfläche holen und die Personen benennen.

Es stellte sich heraus, dass ich eine Besetzung sowohl von meinem Vater als auch von meinem Großvater hatte. Letzterer war schon lange tot. Beide Männer waren ihres Zeichens Zahnärzte, da kam das Familienerbe zum Vorschein. Hornbostel stellte dies sachlich fest und machte sich daran, die Verbindung oder Besetzung zu trennen. Dafür bediente sie sich bestimmter Rituale, die sie in ihren Büchern ausführlich beschreibt. Wieder erlebte ich Ungewöhnliches, was andere vielleicht albern gefunden hätten. Nicht jeder wäre in die Praxis nach Celle gefahren. Ich aber ließ es einfach geschehen. Man kann von Besetzung oder innerer Last sprechen, die einen plagt. Es gibt viele Möglichkeiten, sich ein Problem bildlich vorzustellen. Hornbostel macht es eben auf ihre Weise.

Nach der Behandlung warnte sie mich, dass die Person, von der ich nun getrennt sei, in den nächsten Tagen eventuell körperlich schwächeln würde, schließlich könne sie nicht mehr von meiner Energie profitieren. Und siehe da: Direkt im Anschluss klingelte mein Vater an unserer Haustür und klagte über einen plötzlich eingetretenen Hexenschuss! Natürlich konnte das Zufall sein, könnte sich aber auch im Kontext der Behandlung interpretieren lassen. Letztlich war das egal. Entscheidend war, dass ich eine neue Erfahrung gemacht hatte. Andere Leute können sicherlich viel mit dieser Art Behandlung anfangen, für mich persönlich war sie keine Wunderlösung oder brachte übermäßiges Potenzial mit sich. Dennoch war ich froh, es ausprobiert zu haben.

Ich suchte mein Heil nicht ausschließlich in der Metaphysik. Parallel zu solchen Erlebnissen stellte ich mich spezialisierten Schulmedizinern vor. Auch unter Ärzten mit klassischem Medizinstudium und Kassenzulassung gibt es diejenigen, die sich alternativen Behandlungsmethoden öffnen. Mehrmals besuchte ich auf einen Tipp meiner Schwägerin Tina hin Doktor Pokatis in Lütjenburg. Er benutzt gern das Bild vom Körper als einer Art Computer, in dem eine Software das richtige Funktionieren garantiert. Steckt ein Fehler darin, dann läuft etwas aus dem Ruder, und man erkrankt.

Pokatis geht bei Erkrankungen wie der meinen davon aus, dass genau das passiert ist. Er spricht von Sabotageprogrammen, die sich im Körper eingenistet haben, und behandelt sie teils mit Sprüchen, teils mit Fingerkreisen oder punktuellem

Druck. Offensichtlich erzielt er Erfolge, behandelt Asthma, Allergien oder Unverträglichkeiten bei Kindern, klassische Beschwerden eben. Er bietet sogar energetische Behandlungen übers Telefon an.

In Hamburg stellte ich mich beim Olympiaarzt Doktor Tank vor, die Empfehlung kam von meinem Schulfreund Stephan. Tank ist relativ bekannt, im Fernsehen tritt er als Gesundheitsexperte auf. Mehrmals ist er bei Olympischen Spielen mit dem deutschen Team einmarschiert. Er betreut überwiegend Beachvolleyballerinnen, die bereits einmal die olympische Goldmedaille holen konnten. Von Hause aus ist Tank Dermatologe, beschäftigt sich aber viel mit Kinesiologie und komplementärmedizinischen Verfahren. Er verfolgt einen ganzheitlichen Ansatz.

Als häufige Ursache für Beschwerden wie Magen-Darm-Erkrankungen, Unverträglichkeiten, Laktoseintoleranz oder Morbus Crohn vermutet Tank chronische Entzündungsprozesse. Ebenso bei ALS. Oft ist das Epstein-Barr-Virus für diese verborgenen Entzündungsprozesse im Körper verantwortlich. Die meisten Menschen kommen im Verlauf ihres Lebens mit diesem Virus in Kontakt, wobei es selten nachgewiesen wird. Standarduntersuchungen in Standardlaboren können das nicht leisten. Außerdem verläuft die Infektion oft symptomlos.

In dem Buch »Mediale Medizin« von Anthony William wird das Epstein-Barr-Virus gut beschrieben. Es kann je nach Lebensphase verschiedene Symptome verursachen, erst recht im Zusammenhang mit Schwermetallvergiftungen oder anderen Zivilisationskrankheiten. Da ich als Zahnarzt Patienten häufig quecksilberhaltiges Amalgam herausgebohrt hatte, könnte das für meine Diagnose eine Rolle gespielt haben.

Tank testete sämtliche Substanzen kinesiologisch an meinem Arm, hoch und runter, und nutzte dafür einen Riesenbaukasten von Mittelchen und Medikamenten. Er nahm eines in die Hand, drückte meinen Arm und resümierte dann: »Das ist es nicht. Das ist es nicht. Das ist es. Und das ist es nicht.« Außerdem schickte er Blut- und Urinproben zur Analyse an Speziallabore, die seltene oder schwer nachweisbare Viren, Bakterien oder weitere Parameter aufspüren. Die Auswertung aller Untersuchungen im gegebenen Kontext ergab eine Behandlungsstrategie mit Kügelchen und anderen Medikamenten mit dem Ziel, Metalle auszuleiten und alle Auffälligkeiten zu behandeln. Doktor Tank konsultiere ich weiterhin regelmäßig.

Als Sportmediziner mit Zusatzausbildung zum Chiropraktiker und Osteopathen hat die körperliche Untersuchung bei ihm einen hohen Stellenwert. Er war damals nicht der Meinung, dass ich ALS hätte. ALS-Patienten, die er kenne, sähen anders aus, sagte er und wollte keine typischen Symptome bei mir erkennen. Tank empfahl mir intensives Training bei dem Physiotherapeuten Ekkehard Schurig in Paderborn. Dort quartierte ich mich zwei Monate später für eine Woche zum Trainingslager ein.

An die Trainingswoche in Paderborn kann ich allerdings nicht zurückdenken, ohne mich an einen unvergesslichen Tag direkt im Anschluss zu erinnern. Mein Schulfreund Stephan hatte mir angeboten, ihn im Rahmen einer BMW-Kundenveranstaltung auf ein Skiwochenende in Kitzbühel zu begleiten, bei dem die deutschen Skilegenden Rosi Mittermaier und ihr

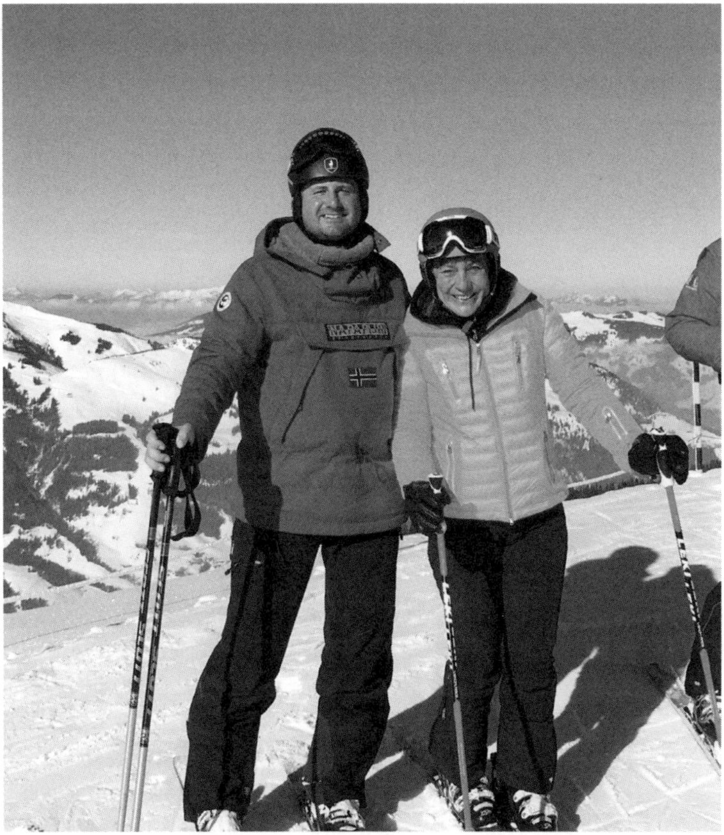

Unvergesslich: Im Tandem mit »Gold-Rosi« Mittermaier einen Tag lang Skifahren in Kitzbühel

Ehemann Christian Neureuther zugegen sein und mitfahren würden. Von klein auf war ich ein begeisterter Skifahrer. Diverse Knieverletzungen und das große Verletzungsrisiko hielten mich jedoch seit zehn Jahren davon ab, diese Leidenschaft auszuleben. Doch was hatte ich noch zu verlieren? Spontan sagte ich zu.

Sämtliche Teilnehmer, darunter vor allem testosterongesteuerte Männer in der Midlife-Krise, wollten in der Renngruppe mit Christian Neureuther fahren. Außer mir, der ich unsicher bezüglich meiner Skitauglichkeit war. Ich wählte Rosi Mittermaier. So kam es, dass ich bei traumhaftem Wetter und besten Schneeverhältnissen einen ganzen Tag lang mit der berühmten »Gold-Rosi« Ski fuhr. Nur wir beide, und sie war wirklich so sympathisch und natürlich, wie alle glauben.

Wie Doktor Tank saß ebenfalls in Hamburg Doktor Fuchs, ein Orthopäde mit besonderem Interesse an neurologischen Zusammenhängen. Er ging davon aus, dass ALS und andere schwer erklärbare Erkrankungen auftreten können, weil die Harmonisierung der Hirnhälften nicht mehr richtig funktioniert. Das sei auffällig häufig die Ursache, so Fuchs. Diesbezüglich ist er sogar mit Forschungsgruppen in den USA verbunden.

Er schaute sich meine Pupillen an und machte spezielle Messungen. Ich musste verschiedene Koordinationsübungen absolvieren, etwa mit Bällen jonglieren, sie in der Hand drehen und ähnliches. Außerdem forderte er mich auf, zu Hause regelmäßig verhältnismäßig einfache Sachen zu tun, wie beim Zähneputzen auf einem Bein zu stehen oder etwas mit der anderen Hand als der gewohnten zu tun. Wie das Schlagzeugspielen oder das Spielen von Instrumenten generell ist dies ein gutes Gehirntraining, das Alterungsprozesse im Allgemeinen verlangsamt und im Besonderen bei einer Problematik wie ALS helfen kann.

Meine Freundin Simone empfahl mir einen weiteren Arzt, Doktor Hobert, der kurz hinter Hannover am Steinhuder Meer ansässig war. Er war viel in der Welt unterwegs und setzte sich insbesondere mit traditioneller chinesischer Medizin sowie der Medizin einiger Urvölker auseinander. Sein Behandlungskonzept war auf sogenannte ethnomedizinische Grundsätze abgestimmt. Der Fokus lag auf dem Verhältnis von Parasympathikus und Sympathikus, quasi den zwei Gegenspielern in unserem vegetativen Nervensystem. Diese können stressbedingt in ein Missverhältnis geraten, an dieser Stelle setzten Hoberts Behandlungen an. Neben guten Gesprächen und Infusionen lernte ich viel und nahm wieder neue Eindrücke mit.

Außerdem ergab sich ein glückliches Zusammentreffen: Auf der Suche nach einer Masseurin in meiner näheren Umgebung traf ich die Multifunktionstherapeutin Kerstin Knust. Seitdem bin ich bei ihr in Behandlung und mittlerweile gut mit ihr befreundet. Wir sehen uns regelmäßig für ausgiebige Anwendungen wie Massagen, Wärmetherapien, Yoga, Qigong, Meditationen, Gespräche, Atemübungen, energetische Behandlungen und etliches mehr. Es ist wunderbar, dass wir uns gefunden haben.

Dieser kleine Ausritt in die Welt der alternativen oder weniger durchschnittlichen Behandlungsmethoden soll vorerst genügen. Die Vielfältigkeit der Therapieansätze ist erstaunlich. Alles, was ich kennenlernte, prägte mich. Interessanterweise ging es nie nur darum, mir Infusionen zu verpassen oder Medikamente zu verabreichen. Stets wurde eingefordert, dass ich, der Patient, im Kopf mitarbeite. Nie lief eine Behandlung nach dem Prinzip ab: Schluck drei Pillen, und alles wird gut. Bei all diesen Ärzten hatte ich das Gefühl, dass mehr hinter ihren Therapien steckte als das Herumlaborieren an einzelnen Defiziten des Körpers. Stattdessen arbeiteten sie alle darauf hin, die innere Haltung des Patienten zu verändern.

Jeder Input hat seinen Anteil daran, dass ich heute stehe, wo ich stehe. Ich bin gespannt, wohin dieser Weg noch führen wird, ich bilde mich permanent weiter und lese viele Bücher. Bei Autoren wie Anthony William, Joe Dispenza und anderen finde ich vieles immer wieder. Oft drehen sich die Ausführungen um die richtige Ernährung.

Es gibt einen Podcast von Anthony William speziell zu ALS, in dem er ausführlich die heilende und entzündungshemmende Wirkung der roh-veganen Ernährung erklärt. Seine Empfehlung habe ich sechs Wochen konsequent eingehalten. Ich fühlte mich sehr gut dabei, allerdings wurde ich körperlich immer schwächer, sodass Kerstin mich zum Abbrechen anhielt. Zur heilsamen 28-Tage-Reinigung, die in seinem Buch »Mediale Medizin« ausführlich beschrieben wird, gehören auch der morgendliche frische Staudenselleriesaft und natürlich sein Heavy-Metal-Detox-Smoothie mit wilden Waldheidelbeeren, Gerstengraspulver, Korianderblättern, Spirulinapulver und Dulseflocken. Im besagten Podcast geht es vor allem um Epstein-Barr-Viren, was ich bei Doktor Tank schon gehört hatte und was ein Heiler wie João de Deus vielleicht mit Wesenheiten oder Engeln behandeln würde. Zu ihm später mehr.

Ich würde mir wünschen, dass irgendwann ein Brückenschlag zwischen der klassischen Schulmedizin und der sogenannten Alternativmedizin gelingt und beiderseits Methoden angewandt werden, die ich ausprobiert habe. Längst ist Alternativmedizin auch in Kreisen von praktizierenden Schulmedizinern etabliert, auch wenn das immer noch einen gewissen Exotenstatus mit sich bringt. Aber es gibt diese Überschneidungen, und das freut mich, nicht zuletzt, weil ich schulmedizinische Erkenntnisse und Behandlungsmethoden natürlich nicht per se ablehne. Die Medizin hat in den letzten Jahren unglaubliche Fortschritte gemacht, und das ist herausragenden Wissenschaftlern und Ärzten zu verdanken.

Wir sehen die Dinge nicht, wie sie sind,
wir sehen sie so, wie wir sind.
ANAÏS NIN

Alltag mit der Krankheit

Ich weiß nicht, wie es weitergeht mit mir. Ich kämpfe permanent mit körperlichen Beeinträchtigungen. Ich habe Schmerzen und Krämpfe, und der Alltag ist anstrengend. Die körperlichen Beeinträchtigungen nehmen zu. Es kommt zu fünfhundert bis tausend Krämpfen am Tag, fast bei jeder Bewegung. Das steht nicht im Fokus, ich versuche, dem nicht so viel Raum zu geben. Viele Bewegungen tun weh, aber das ist nicht immer entscheidend. Es gibt Momente, in denen ich zur Ruhe komme, und andere, in denen mich das spürbar beeinträchtigt. Besonders nachts, wenn ich liege, vibriert mein ganzer Körper. ALS bringt sogenannte Faszikulationen mit sich, spontane Muskelzuckungen, die häufig auch bei Gesunden auftreten. Tausende Menschen haben Muskelzuckungen, ohne dass das pathologisch wäre. Sie nehmen dann vielleicht Magnesium, leiden aber nicht an einer degenerativen Erkrankung. Wenn solche Zuckungen aber gehäuft und dauerhaft auftreten, kann es ein Hinweis auf ALS sein – eines der sieben Leitsymptome.

Im Bett habe ich manchmal das Gefühl, auf einem Rüttelbrett zu liegen. Es gibt immer wieder Phasen, in denen ich nicht schlafen kann. Das ist echt ätzend. Ich muss mich irgendwo festhalten, lege mich auf meine Arme, weil sie so kribbeln oder zucken, damit ich zur Ruhe kommen kann. Durch diese unfreiwilligen Muskelbewegungen habe ich tagsüber latenten Muskelkater oder Schmerzen an Stellen, an denen man seine Muskeln normalerweise nicht spürt, im Bauch, im Hals, im Rücken. Das sind Symptome, die mich unmittelbar beeinträchtigen und die keineswegs schön sind. Es wäre gelogen, wenn ich das abstreiten und stattdessen behaupten würde, alles sei halb so wild, innere Einstellung, Leichtigkeit und Lebensfreude könnten alles kompensieren. Das ist nicht so. Ich glaube trotzdem, mit meiner Situation vergleichsweise gut umgehen zu können. Ich lasse mich nicht zu sehr davon vereinnahmen.

Was in letzter Zeit markanter wurde, waren die Schwächen der Hand und der Beine. Zum Teil bin ich ziemlich unsicher beim Gehen. Starkes Schwindelgefühl und heftige Kopfschmerzen tragen dazu bei, mich unsicher zu fühlen. Mit den Händen kann ich vieles nicht mehr so gut, mich zu rasieren, zu duschen oder mich anzuziehen, ist anstrengend und kaum noch allein zu bewerkstelligen. Diese alltäglichen Dinge stellen inzwischen eine größere Herausforderung dar und spielen eine ebensolche Rolle wie das über mir schwebende Damoklesschwert einer tödlichen Krankheit. Die Vorstellung, dass mein Körper tatsächlich abbauen könnte, bis ich nichts mehr bewegen kann, nicht einmal mehr sprechen, ist natürlich alles andere als schön. Nicht mehr atmen, nicht mehr schlucken zu können und schließlich zu ersticken, ist keine besonders attraktive Form des Ablebens. Zu leugnen, dass mich auch solche Gedanken umtreiben, wäre Heuchelei.

Gleichzeitig versuche ich, mir solche Gedanken nicht ständig zu machen. Mein Ziel ist es, im Hier und Jetzt zu leben und den momentanen Zustand so gut wie möglich zu genießen. Ich möchte mich nicht mehr als nötig mit der Krankheit und möglichen Horrorszenarien beschäftigen, sondern mit meiner Gesundheit. Der Fokus soll auf dem liegen, was ich noch gut kann. Es gibt genug: Ich kann sprechen, mit anderen gemeinsam Zeit verbringen und spazieren gehen mit meinem geliebten Hund Brunello. Das sind wunderschöne Dinge, die tausendmal besser sind, als darüber nachzudenken, wie furchtbar es sein muss, im Rollstuhl zu sitzen. Dazu habe ich immer noch Zeit, wenn es so weit ist.

Falls es so weit kommt. Das ist nicht ausgemacht. Denn unser Körper, mein Körper, ist stärker, als ich es je für möglich gehalten hatte – bis zu dem denkwürdigen Tag, an dem mich ein südamerikanischer Schamane eines Besseren belehrte.

Niemand weiß, was er kann, bevor er es versucht.

PUBLILIUS SYRUS

Der Schamane

Die Begegnung mit diesem ecuadorianischen Schamanen hatte ich im Sommer 2017. Mitten in der deutschen Provinz wurde daraus eine Grenzerfahrung, die mir eindrücklich vor Augen führte, was ein Körper zu leisten imstande ist, wenn der Geist ihn nicht ausbremst.

Der Vorschlag kam von meinem Kollegen Jens, mit dem ich Kongresse und Tagungen besucht und mich angefreundet hatte. Ich hatte ihn von meiner ALS-Diagnose in Kenntnis gesetzt, daraufhin meldete er sich bei mir. Sein Sohn studierte Psychologie, hatte sich im Zuge von Aufenthalten in Südamerika intensiv mit Schamanismus beschäftigt und fand das Thema offensichtlich spannend. »Pass auf, Philipp«, sagte Jens zu mir, »ich habe gehört, der Schamane Bola ist in zwei Wochen wieder in Deutschland. Du könntest dich vielleicht für seine Session anmelden.« Darunter konnte ich mir nichts vorstellen. »Lass dich überraschen«, erwiderte er, »du musst nur einen Schlafsack mitbringen.« Was auch immer da stattfinden sollte, es würde zwei Nächte dauern und war nur eine Autostunde von zu Hause entfernt. Ich sagte kurzerhand zu.

Weil solche Seminare oder Sitzungen in einer rechtlichen Grauzone stattfinden, ist alles meist etwas nebulös organisiert, vieles funktioniert über Mund-zu-Mund-Propaganda. Ort des Geschehens war ein abgelegenes Häuschen am Waldrand. Es gehörte einem Allgemeinmediziner, der schamanistischen Ritualen gegenüber aufgeschlossen war und es für Events dieser Art zur Verfügung stellte – aus medizinischer Überzeugung übrigens, was mir ein bisschen Sicherheit einflößte. Er zog dort sogar Kakteen im Gewächshaus, aus denen sich einer der angewandten Wirkstoffe extrahieren ließ.

Ich klingelte an der Tür des Häuschens. Als mir geöffnet wurde, war mir sofort klar, dass ich mich weit weg von meinem gewohnten Umfeld befand. Überall roch es nach Kräutern. »Komm rein und leg dich irgendwo hin«, wurde ich begrüßt. »Wir schlafen alle hier in diesem Raum.« Ich fand eine sehr gemischte Gruppe vor, ein bisschen wie in einer Hippiekommune. Von Linksradikalen, die ständig Autos anzündeten und ihre Aggression in den Griff bekommen wollten, bis hin zu einem langhaarigen Riesen aus Holland, der das Gefühl hatte, keine Bindungen eingehen zu können, und deshalb regelmäßig in den Wald floh und dort lebte. Dazwischen normalere Leute wie ich. Insgesamt gab es sieben Teilnehmer, vier weitere Personen, die zum Organisationsteam gehörten und so etwas offenbar regelmäßig machten, und Bola, der irgendwo saß und trommelte.

Jeder von uns sollte erst einmal zur Ruhe kommen. Ich unterhielt mich mit den anderen darüber, was für Erwartungen wir hegten und wieso wir hier waren. Nach kurzer Zeit stellte sich zwischen uns wildfremden Leuten eine sehr vertraute Atmosphäre ein.

In keiner Weise ahnte ich, was mich erwartete, aber ich ließ mich darauf ein. Zum Glück ging ich ohne Vorbehalte an die

Sache heran und ließ die Dinge auf mich wirken. Hätte ich gewusst, was für heftige Erlebnisse mir bevorstanden, wäre ich wahrscheinlich nie in die Hütte gefahren. Es ging darum, aus der eigenen Komfortzone herauszukommen und Grenzbereiche auszuloten. Es gibt die These, dass das richtige Leben erst beginnt, wenn man die eigene Komfortzone verlässt. Es steckt viel Wahrheit in diesem Satz, finde ich. Ihn in die Tat umzusetzen, ist jedoch unbequem und erfordert Mut. Deshalb tun es viele Menschen nicht. Wer es doch wagt, ist oft begeistert von dem Ergebnis. Weil man dann das Leben spürt.

Dafür gibt es Dutzende einfache Beispiele. Bungeejumping oder Fallschirmspringen sind solche Extremerfahrungen, die sich fernab der Komfortzone abspielen. Einen Fallschirmsprung probierte ich vor Kurzem aus, einen Tandemsprung. Das war außergewöhnlich: In viereinhalbtausend Metern Höhe aus einem Flugzeug zu springen, die Wolken weit unter mir, wie ein Vogel durch die Lüfte zu fliegen, ist ein unbeschreibliches Gefühl. Auch meine Frau Kerstin und ich hatten bisher in einigen abenteuerlichen Urlauben unsere Komfortzone verlassen, als wir uns auf außergewöhnliche Kulturen und befremdliche Situationen einließen. In Bereiche wie Schamanismus und rituellen Drogengebrauch war ich bis dato allerdings noch nicht vorgestoßen. Meine gesamte Drogenerfahrung beschränkte sich auf Alkohol und sechs, sieben Joints.

Nun aber, im Wald, konsumierte ich ganz anderes. Was wir Drogen nennen würden, ist für die Schamanen Naturmedizin. Auch hier ist wieder alles eine Frage der Perspektive. Es stimmt ja: Selbst Aspirin wurde ursprünglich aus irgendeiner Baumrinde gewonnen, so wie viele andere Medikamente ihren

Ursprung in der Natur haben. Während ich an der Pfeife zog, merkte ich, dass einige der Teilnehmer anscheinend schon mehrfach Seminare mitgemacht und mir damit einiges voraushatten. Bola bietet Seminare in Ecuador an, Grenzerfahrungen, während der man mehrere Tage und Nächte ohne Nahrung im Dschungel schläft und sich mehr oder weniger vom Regen ernährt, der unablässig fällt. Vor gefährlichen Spinnen und Schlangen schützt ein spiritueller Schutzwall, ansonsten kämpft man dort im Dschungel weit außerhalb der eigenen Komfortzone im Dunkeln gegen seine Ängste.

Starke Vorerfahrungen, die ich nicht hatte. Für mich war alles Neuland. Begleitet von Gesängen, gab es verschiedene Rituale, die sich in ihrer Intensität steigerten. Wie in einem evangelischen Gottesdienst war viel von Dankbarkeit die Rede. So dankten wir der Mutter und dem Vater, die sich liebevoll um uns gekümmert hatten. Wir dankten der Mutter Erde, dass sie uns zu essen gab, wir keinen Hunger leiden mussten und dass sie uns dieses wunderbare Leben ermöglichte. Diese Andacht hätte ebenso sonntags in der Kirche stattfinden können, kam in diesem Fall aber aus dem Mund eines Schamanen aus Ecuador. Ich sah wahrlich viele Parallelen zu den Gottesdiensten meiner Kindheit, wenn es um Vergebung, Vertrauen, Dankbarkeit oder Demut ging. Dinge, die jedem helfen. Erfährt man sie intensiv am eigenen Leib, verankert sich das Bewusstsein dafür nur noch tiefer. Tiefer, als wenn man nur theoretisch darüber spricht.

Wir konsumierten psychoaktive Substanzen, zum Beispiel flüssigen Tabak, den Bola zuvor in einer aufwendigen spirituellen Zeremonie in Ecuador hergestellt hatte. Den schnupften wir in die Nase. Die Flüssigkeit brannte buchstäblich im Gehirn und sollte den Kopf frei machen, alles durchpusten. Später nahmen wir Ayahuasca, ein psychedelisch wirkendes Pflanzengebräu, das im Schamanismus einen hohen Stellenwert hat. Die Naturverbundenheit ist immens, und das Getränk wurde unter vielen Dankesbezeugungen dargereicht. Wir tranken Ayahuasca, um uns zu reinigen. Es löste einen starken Brechreiz aus und wirbelte innerlich alles durcheinander. Ich merkte schnell, dass diese Effekte erwünscht waren. Die Leute fingen an, zu rülpsen, zu furzen und sich zu übergeben. Dabei lagen wir in einem Halbkreis im »Wohnzimmer«. Die Situation war befremdlich für mich. Je lauter jemand schrie, desto mehr wurde er angefeuert, alles rauszulassen. Es ging darum, Schamgrenzen und Glaubenssätze zu überwinden.

Mir fiel das nicht leicht. Vielleicht hatten wir früher nackt im elterlichen Swimmingpool gebadet oder waren unbedarft in die Sauna gegangen. So etwas wie meinen Stuhlgang oder meine Intimsphäre wollte ich allerdings nie mit anderen teilen. Das Klo in der Waldhütte hatte jedoch keine Tür, ebenso wenig wie die Dusche. Das forderte mir große Überwindung ab. Und es führte zu sehr speziellen Situationen wie der, dass ich gerade duschte, als sich einen halben Meter entfernt ein Mädel aufs Klo setzte und ihr großes Geschäft erledigte. So etwas hatte ich noch nicht erlebt. Mantramäßig sagte ich mir immer wieder: Scheißegal, das lässt du jetzt laufen, schließlich geht jeder irgendwann aufs Klo, na klar, stinkt es ein bisschen, wie bei dir selbst halt auch.

Auf unseren vielen Reisen war es immer ein heikles Thema für mich gewesen, wenn es keine normalen Sanitäranlagen gab.

Das war mir unangenehm. Auf besonders intensive Weise wurde es nun plötzlich normal. Wir Teilnehmer hockten so dicht aufeinander, dass man jedes Geräusch hörte, egal, ob jemand würgte, furzte, kotzte oder kackte. Diese innerliche Reinigung hatte nicht zuletzt symbolischen Charakter. Man übergab sich nicht nur physisch, sondern sollte bestimmte Themen, Ängste oder Aggressionen loswerden. Vielleicht weil ich im Vergleich zu den anderen zurückhaltender mit dem Konsum des Ayahuasca war, musste ich mich nicht übergeben, wenngleich ich den Brechreiz spürte. Möglicherweise hielt mich eine unbewusste innere Disziplin davon ab, ich fühlte eine körperliche Blockade.

Wir absolvierten verschiedene Übungen mit Bola, bei denen wir erneut Schamgrenzen überschritten. Bei einer ging es um Berührungen. Abwechselnd sollten wir uns hinlegen, und die anderen Teilnehmer berührten einen dann irgendwo. Zunächst kommt es dir komisch vor, wenn dich wildfremde Leute anfassen. Manche trauten sich mehr, andere weniger. Theoretisch aber gab es keine Tabus. Jeder fasst sich ständig selbst an, auch an Brust oder Genitalien. Aber was macht es mit einem, wenn andere das tun? Ohne erotische Absichten oder Fantasien? Es war äußerst befremdlich für mich, aber was sollte letztlich schlimm daran sein? Es war wieder etwas, das ich vorher einfach noch nicht erlebt hatte.

Bola war eine faszinierende Person, ein kleines dünnes Männchen mit einer ungemein beruhigenden Stimme. Er hatte eine besondere Aura. Meist sprach er Englisch, konnte aber auch ein bisschen Deutsch. Wenn es komplex wurde, redete er auf Spanisch, und jemand übersetzte. Wieder erinnerten mich viele seiner Passagen an Predigten in der Kirche, seine Ausführungen hätte man ohne Weiteres in jeden Gottesdienst einbauen können.

Nachdem wieder gesungen worden war, bemerkte ich gegen Mitternacht, dass draußen etwas vorbereitet wurde. Ich fühlte mich nicht so, als hätte ich bewusstseinsverändernde Drogen zu mir genommen und wäre besonders high, ich hatte eher das Gefühl, voll bei Sinnen zu sein. Andere fantasierten offensichtlich herum oder schrien vor sich hin.

Plötzlich hieß es, wir würden jetzt in die Schwitzhütte gehen. Für mich völlig überraschend, sollte das der Höhepunkt sein, alles andere war lediglich Vorgeplänkel gewesen. Naiv hatte ich angenommen, wir würden am Ende des Tages ins Bett gehen. Aber nein, es ging in die Schwitzhütte. Die war draußen im Garten schon aufgestellt: Es handelte sich mehr oder weniger um eine mit Decken abgehangene geschützte Höhle. In der Mitte war eine Feuerstelle, drum herum sollten wir auf der Erde sitzen. Leicht bekleidet, am besten nur mit einem Tuch, begaben wir uns dort hinein. Bola wies jedem einen Platz zu, ebenso wie weitere Substanzen oder Pilze, die je nach Erfahrungsgrad verteilt wurden. Ich bekam Don Pedro, ein psychoaktives Kaktusextrakt in Pulverform. Gering dosiert, weil ich Anfänger war, vielleicht auch wegen der ALS-Diagnose.

In dieser Natursauna saßen wir zu sechst. Einer Teilnehmerin, der es nicht so gut ging, hatte Bola die Zeremonie untersagt. Jeder hatte genug Platz. Wieder wurde gesungen. Auf rituelle Weise wurde in etlichen Durchgängen den Elementen Dankbarkeit bezeugt. Einer aus dem Helferteam fungierte als Feuermeister und erhitzte draußen die von Bola eigens mitgebrachten Steine im offenen Feuer. Für jeden Durchgang wurden die Steine ausgetauscht, immer eine bestimmte Anzahl in einem festen Ritual.

Ich bekam nicht alles genau mit, weil ich stark mit mir beschäftigt war. Beim ersten Durchgang war ich angetan von der Situation. An sich ging ich gerne in die Sauna. Danach ins Bett, dachte ich, und alles wäre schön. Eigentlich verlässt man eine Sauna ja, sobald man genug geschwitzt hat. Normalerweise. So normal allerdings lief es in dieser Schwitzhütte nicht ab. Ich musste wesentlich länger ausharren.

Die Zeltplane wurde nur kurz zur Seite geschoben, um neue Steine hereinzubringen. Das gab Zeit, ein-, zweimal zu atmen, dann war es wieder dunkel. Es wurde immer heißer. Neben mir saß der riesige Holländer und hatte wohl stärkere Drogen genommen als ich. Er schrie und wedelte wild mit seinen Haaren herum, machte furchtbare Geräusche und übergab sich. Erkennen konnte ich in der Dunkelheit fast nichts. Nur ansatzweise sah ich, dass ihn irgendetwas quälte. Das tat mir leid. Noch mehr aber ängstigte mich die Vorstellung, er könnte seine Haare in Brand setzen, ohne Herr seiner Sinne zu sein. Andere Teilnehmer waren ganz ruhig. Mitunter fing jemand an zu wimmern oder zu schreien. Wer was machte, konnte ich in der Dunkelheit nicht ausmachen. Ich weiß nur, dass Bola, der Schamane, absolut gelassen dasaß und offensichtlich alles unter Kontrolle hatte.

Ich selbst rang nach Atem. Es wurde unerträglich heiß. »I think I can't stand any longer, I have to go out«, wandte ich mich an Bola. »No, Philipp, you don't have to go out«, war die Antwort. »You have to trust yourself. Believe in your power.«

Gut, dachte ich, vielleicht kann ich noch ein bisschen aushalten. Bola merkte, dass ich mich schwertat. Mit seiner ruhigen Stimme gab er mir Kraft. Das waren besondere Momente. Wie aus dem Off hörte ich ihn sagen: »Philipp, just take one breath after another. You are much stronger than you think. Your body won't die and if you die, don't care. But you won't.« Ich musste Vertrauen haben und alles einfach laufen lassen.

Immer wieder dieser Satz: »Your body is much stronger than you think.«

Ich fühlte mich sterbenselend, und Bola sagte nur: »If you think you will die, you won't.« Das hieß, selbst der Gedanke, dass ich sterben könnte, wäre nicht das Ende. In meiner besonderen Lage mit von der ALS-Diagnose ausgelösten Ängsten und Bildern im Kopf war das bewegend. Ohne diese Diagnose im Hintergrund hätte ich die Schwitzhütte verlassen. Es wurde heißer und heißer. Als ich meinen Puls bei hundertsechzig fühlte, überlegte ich, dass ein Kreislauf so etwas nicht über längere Zeit aushalten kann. Wer so überhitzt ist, kollabiert irgendwann und ist tot – solche Gedanken machte ich mir in meinen schulmedizinischen Gehirnwinkeln, während Bolas ruhige Stimme aus dem Hintergrund weiter auf mich einredete.

Es war ein Kampf, anders kann ich es nicht ausdrücken. Mit dem Gesicht direkt auf dem Erdboden versuchte ich, ein bisschen kühlere Luft zu ergattern. Immer wieder wollte ich abbrechen: »Bola, I can't stand that any longer, I will collapse, I have to go out.« »You don't have to go out«, war die bekannte Antwort. »If you run away now, you will run away your whole life. Just believe in you.« Lauf nicht weg vor einem Problem. Vertraue dir selbst.

In dieser Hütte machte ich verschiedene Phasen durch. Streckenweise glaubte ich wirklich, mein letztes Stündlein hätte geschlagen, irgendwann schafft es mein Körper einfach nicht mehr. Dann kamen Momente, in denen es mir gelang, immer nur an den nächsten Atemzug zu denken, an einen nach dem anderen, an nichts anderes. Das konnte ein paar Minuten gut gehen. Irgendwann fand ich eine Position, in der es ein bisschen erträglicher wurde.

Bola saß die ganze Zeit mit uns in der Hütte. Er machte ständig Aufgüsse und schmiss irgendwelche Kräuter ins Feuer, was uns zusätzlich benebelte. So sehr benebelt, wie ich hätte sein wollen, war ich aber nicht. Ich hatte das Gefühl, dass die anderen vieles gar nicht mitbekamen. Ich dagegen fühlte mich sehr präsent. Wie lange die Prozedur noch dauern würde, wusste ich trotzdem nicht. Irgendwann fügte ich mich in mein Schicksal. Wenn ich hier sterben sollte, dachte ich, dann soll es so sein. Es gibt Schlimmeres. Ich wurde ruhiger. Einfach atmen, sagte ich mir, es gibt Dinge, die man nicht ändern kann. Mein Leben war schön.

Nicht alle blieben durchgängig in der Schwitzhütte, manch einer ging zwischendurch hinaus. Mir aber redete Bola das vehement aus, er spürte wohl, wer es schaffen konnte und wer nicht, bei wem es wichtig war, zu bleiben, und bei wem nicht. Auf wundersame Weise hielt ich tatsächlich durch. Es kam das Ende der Sitzung, die Schwitzhütte wurde gelüftet, und ich kroch aus dem Zelt, aus unserem Erdloch heraus. Ich fühlte mich wie der wüst-schrullige Kauz Catweazle aus einer Kinderfernsehserie der Siebzigerjahre, den ein Unglück aus dem Mittelalter in die Gegenwart katapultiert hatte.

Es folgten einige der schönsten Momente meines Lebens: Das erste Mal wieder richtig kalte Luft atmen, die ersten Schlucke Wasser trinken. Ich empfand eine unheimliche Wertschätzung für das Leben, einfach fürs Dasein. Was für ein Geschenk waren plötzlich die normalsten Dinge! Dass ich atmen konnte, dass ich trinken konnte. Dass ich noch lebte.

Mein Zeitgefühl war mir komplett abhandengekommen. Ich glaube, wir haben rund drei Stunden in der Hütte gesessen. Es war ein echter Grenzgang für mich gewesen. Nun konnten wir uns ein bisschen frischmachen. Gegen fünf Uhr morgens lag jeder in seinem Schlafsack, dicht an dicht in dem einen Zimmer der Waldhütte. Ich war stolz und glücklich, dass ich geschafft hatte, was hinter mir lag. Ich hatte gespürt, wie stark mein Körper ist. Als ich glaubte, die Grenze meines Leistungsvermögens erreicht zu haben, nicht mehr weiterzukönnen, hatte es noch so viel mehr Potenzial gegeben. Viel mehr, als ich mir zugetraut hätte.

Am nächsten Tag saßen wir gemütlich zusammen und frühstückten. Vegan natürlich. Wir machten erneut verschiedene Übungen, Rollenspiele, mit denen man seine Geburt nachspielt und ähnliches, Übungen, die mir noch unbekannt waren. Trotzdem war die Atmosphäre weit vertrauter, die Verbundenheit mit den anderen wuchs, die mir in ihrer Lebensweise vorher so fremd vorgekommen waren. Die Schwitzhütte hatte uns zusammengeschweißt. Wir unterhielten uns vollkommen offen, und gerade unsere Unterschiede machten diese Unterhaltungen besonders.

Ich liebe es, Menschen in ihrem Facettenreichtum wahrzunehmen und kennenzulernen. Egal, ob es sich um einen intellektuellen Professor oder einen linksradikalen Aktivisten handelt – für mich sind sie gleichwertige Menschen. Leider hat man selten Gelegenheit, seinen Horizont über das gewohnte Umfeld hinaus zu erweitern. Da es sich aber nun hier draußen im Wald ergab, fand ich es sehr anregend. Unterschiede zwischen den einzelnen Teilnehmern kamen kaum zum Tragen. Wir waren uns sehr nah, lagen gemeinsam rülpsend auf unseren Bettenlagern und redeten. Da war es total nebensächlich, welchen Status jeder draußen in der normalen Welt hatte.

Der Tag verging auf angenehme Weise. Es dämmerte, als jemand sagte: »Heute Abend wieder Schwitzhütte!« Alles, nur das nicht, dachte ich. Ich war so stolz auf mich, das alles überstanden zu haben. Und jetzt noch mal? Ich überlegte ernsthaft, ob ich mitmachen oder lieber abbrechen sollte. Bis hierhin und nicht weiter, ging es mir durch den Kopf.

Vielleicht lag es an dem Fluch, mich auf alles einlassen zu wollen, dass ich nicht abfuhr. Das schaffst du schon, sagte ich mir, und kroch nachts erneut in die dunkle, verräucherte, enge Hütte. Wieder Ayahuasca, wieder irgendwelche Substanzen. Es waren diesmal sogar noch mehr Kräuter im Spiel, und ich hatte das Gefühl, dass es noch länger ging und noch heißer wurde als in der Nacht zuvor. Bola machte stetig Aufgüsse, und ich war halb im Delirium, bekam aber trotzdem alles mit. Noch einmal kam der Punkt, an dem ich bereit war, zu sterben. Es war mir egal. Sollte ich doch sterben, jetzt, hier. Ich hatte keine Lust, erneut zu kämpfen.

Dass sich das Erlebnis der vorangegangenen Nacht noch steigern ließe, wäre mir nie in den Sinn gekommen. Anzunehmen, ich sei bereits am Endpunkt angekommen, war ein fataler Irrtum. Noch intensiver war es diesmal in der Hütte, jedes Schlückchen Wasser, das verteilt wurde, kam einer Offenbarung gleich. So gern hätte ich eine ganze Flasche hinuntergestürzt, doch wir wurden auf die Probe gestellt, an uns zu halten, und durften nur einen Schluck nehmen. Das hatte mit den schamanistischen Regeln zu tun. Ich quälte mich, sah mein Ende nahen. Was ich fühlte, war heftig. Ich stieß zu meinem ureigensten Grund vor. Welche Offenbarung, als ich wieder ins Freie kam! Diese ersten Atemzüge – einfach unglaublich. Ich habe kaum jemals etwas Beeindruckenderes erlebt. Wer derlei Grenzerfahrungen und lebenswichtige Erkenntnisse im schamanistischen Kontext nachempfinden möchte, dem empfehle ich, den Roman »Schattenfänger« von Hernán Huarache Mamani zu lesen.

Am Mittag des dritten Tages musste ich zurück nach Hause. Völlig gerädert machte ich mich auf den Heimweg. Ich sah fertig aus, weder geduscht noch gewaschen, dreckig, aber voller Eindrücke. Skurrilerweise grenzte das Waldhäuschen direkt an den Parkplatz eines Golfplatzes, wo ich nun unvermittelt lauter sauber gekleideten, versnobten Golfern gegenüberstand. Die dachten wahrscheinlich, ich sei ein verwirrter Waldschrat, aber mein Erscheinungsbild war mir gerade völlig egal. Genaugenommen hätte ich selbst einer dieser Golfschnösel sein können, denn ich spiele regelmäßig Golf und laufe in ebensolchen Klamotten herum. Wäre ich anstatt zum Rendezvous mit einem Schamanen zum Golfen gegangen und hätte mich in diesem Moment auf dem Parkplatz gesehen, wäre ich wahrscheinlich ziemlich entsetzt gewesen. Dass dieser schmuddelige Mensch gerade eine der beeindruckendsten Erfahrungen seines Lebens gemacht hat, übervoll an Emotionen, hätte ich sicherlich nicht vermutet. Wie so oft, kommt es auf den Blickwinkel an. Ich liebe es, beide Extreme bedienen zu können, Waldschrat und Golfsnob. Zwischen den parkenden Luxusklassewagen fühlte ich den Kontrast überdeutlich. Aber weder das eine noch das andere ist per se gut oder schlecht.

Ich stieg in meinen dicken Audi A8 und fuhr zurück nach Hankensbüttel. Es war Sonntagnachmittag und Muttertag. Kerstin hatte meine Eltern zu Kaffee und Kuchen eingeladen. Keiner wusste, wo ich in den letzten Tagen gewesen war. Ich rollte in die Einfahrt. Mein momentanes Erscheinungsbild passte so gar nicht zu meinem glänzenden Audi. Ich stieg aus und setzte mich quasi direkt zu meiner adrett angezogenen Familie an den Tisch, auf dem Kaffee und Erdbeerkuchen standen. Der Kontrast zu den vergangenen zwei Tagen hätte größer nicht sein können. Meinen Eltern konnte ich gar nicht erzählen, was ich gemacht hatte. Sie nickten nur. Wieder mal was Verrücktes, dachten sie wahrscheinlich, aber es scheint ihm gut getan zu haben. Ich war völlig euphorisch und teilte meine Begeisterung allen Anwesenden offen mit, wenn auch unter vielen Auslassungen.

Kurze Zeit später rief mich mein Kollege Jens an, dem ich meinen Schamanentrip zu verdanken hatte. Ich erzählte ihm, wie intensiv mein Wochenende gewesen war. »Bist du etwa dringeblieben?«, fragte er. »Ich bin nach einer Viertelstunde rausgegangen, das hält doch kein Mensch aus!« Gut, dass ich das nicht vorher gewusst habe, dachte ich, sonst hätte ich wahrscheinlich das Gleiche getan. Stattdessen hatte ich mich der Aufgabe gestellt. Die Herausforderung, die ich dabei meisterte,

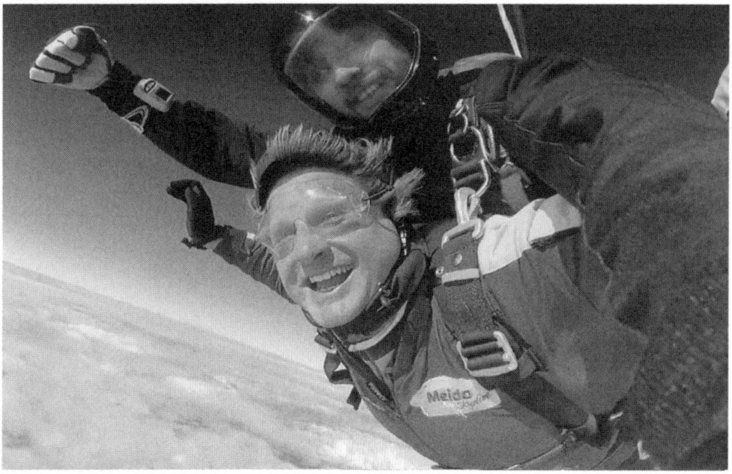

Was Überwindung kostet, kann sich doppelt und dreifach auszahlen – eine Erfahrung, die ich nicht nur mit Bola machte, sondern auch, als ich einen Fallschirmsprung wagte.

war, mir selbst zu zeigen, wie stark ich sein kann. Dass ich vieles überleben kann, was erst noch kommen wird.

Womöglich wird es Momente in der Zukunft geben, in denen ich das Ende kommen sehe, in denen ich denken werde, alles sei aussichtslos. Vielleicht werde ich mich in diesen Momenten daran erinnern, wie ich über mich hinauswuchs, wie schnell sich vermeintlich unüberwindliche Grenzen auflösen können.

Nicht nur der Geist vollbringt mitunter Unglaubliches. Auch unser Körper ist widerstandsfähiger und stärker, als wir glauben. Das ist die wichtige Lehre, die mir Bola, der Schamane, erteilt hat.

Teil 2

Weg & Ziel

Das Glück deines Lebens hängt von der Beschaffenheit deiner Gedanken ab.
MARC AUREL

Psychosomatik

Geist und Körper sind eng miteinander verflochtene Systeme. Die psychosomatische Medizin spiegelt das bereits begrifflich: »Psyche« und »Soma« sind die griechischen Worte für Seele und Körper. Auch die Schulmedizin hat psychosomatische Zusammenhänge in den letzten Jahrzehnten immer besser verstanden und erforscht, unter anderem in Verbindung mit Hautproblemen, Verdauungserkrankungen wie Morbus Crohn oder orthopädischen Problemen wie Rückenschmerzen.

Wie Körper und Seele bei der Entstehung von Krankheiten zusammenwirken, erforscht beispielsweise Professor Christian Schubert, Leiter des Labors für Psychoneuroimmunologie an der Klinik für Medizinische Psychologie der Medizinischen Universität Innsbruck. Die Psychoneuroimmunologie ist eine wenig bekannte Disziplin, wartet jedoch mit bahnbrechenden Erkenntnissen auf, was das enge Zusammenspiel von Psyche, Gehirn und Immunsystem angeht.

Schuberts Forschungen belegen, dass positive Gedanken und seelische Ausgeglichenheit Krankheiten verhindern und die Selbstheilungskräfte des Körpers aktivieren. Demgemäß fordert er die Abkehr von einer rein körperorientierten Medizin hin zu ganzheitlichen Betrachtungsweisen. Lesenswert zusammengefasst sind die Ergebnisse seiner Arbeit in dem Buch »Was uns krank macht, was uns heilt. Aufbruch in eine neue Medizin«.

In eine ganz ähnliche Richtung weist die Arbeit von Lissa Rankin, einer amerikanischen Ärztin und Bestsellerautorin, die in Büchern wie »Warum Gedanken stärker sind als Medizin« Beweise für unsere Selbstheilungskräfte und Strategien im Umgang mit ihnen darlegt.

Dies sind nur zwei Beispiele von vielen. Auch ich glaube, dass in unserem Körper komplexere als nur biochemische oder physiologische Wirkmechanismen greifen. Ebendies ist auch der Ansatz von Geistheilung. Sie versucht, die psychologischen Ursachen für Schmerz- oder Krankheitssymptome zu finden, somit die Defizite im Leben des Betroffenen.

Therapeuten wie Horst Krohne gehen davon aus, dass schon in der embryonalen Phase Weichen falsch gestellt werden können. Andere gehen noch weiter und beziehen Vorleben in Form von Karma mit ein. Das variiert. Grundsätzlich geht es darum, herauszufinden, was veränderungswürdig sein könnte, um dem Körper besser gerecht zu werden. Voraussetzung dafür ist, die persönliche Vergangenheit und Gegenwart zu verstehen. Klarheit über sich selbst zu gewinnen, ist eine der Aufgaben, die mit Geistheilung einhergehen.

Ich dachte viel über mein Leben nach. Um nachvollziehbar zu machen, wohin dies führte und warum, ist an dieser Stelle eine Rückblende angezeigt.

Im Grunde sind es doch die Verbindungen mit Menschen, die dem Leben seinen Wert geben.
WILHELM VON HUMBOLDT

Bullerbü

Ich wuchs sehr behütet in einer Großfamilie in Hankensbüttel auf, einem kleinen Ort an der Südspitze der Lüneburger Heide. In den Wirren am Ende des Zweiten Weltkrieges wurden meine Eltern aus verschiedenen Regionen hierher verschlagen. Meine Mutter entstammt einer Großfamilie im Baltikum und hat fünf Geschwister. Ihre Mutter, meine Großmutter, verstarb kurz nach der Geburt des sechsten Kindes, noch auf der Flucht aus dem Baltikum. Mein Großvater, wir nannten ihn Großpapi, musste die Kinder ohne sie großziehen. Er war Tierarzt. Seine Schwester Didi übernahm die Rolle einer Mutter. Nachdem sie in Hankensbüttel Fuß gefasst hatten, lebten beide bis zu ihrem Lebensende wie ein Ehepaar, und Didi war immer wie eine Oma für mich.

Mein Vater wurde in Halle an der Saale geboren. Nach dem Krieg verblieb sein Vater einige Jahre in russischer Kriegsgefangenschaft. Die drei Söhne wurden bei verschiedenen Verwandten untergebracht, weil meine Großmutter sie allein nicht hätte durchbringen können. Erst nachdem mein Großvater heimgekehrt war, verschlug es die Familie ebenfalls nach Hankensbüttel.

Väterlicherseits hat meine Familie eine lange medizinische Tradition. Anlässlich meiner Hochzeit recherchierte mein Vater in den Stammbäumen und konnte diese Linie bis ins sechzehnte Jahrhundert zurückverfolgen. Immer gab es in der Familie Dentisten, wie es damals hieß, Wundärzte, Feldärzte oder Barbiere. Berufe eben, die irgendwie mit Zähnen zu tun hatten.

Nachdem mein Opa Anfang der Fünfzigerjahre aus der russischen Kriegsgefangenschaft zurückgekommen war, wurde er Zahnarzt in Hankensbüttel. Es gab bereits einen Dorfzahnarzt, bei dem er zunächst mithalf und zu arbeiten anfing, und irgendwann eröffnete er in seinem Wohnhaus die erste eigenständige Zahnarztpraxis mit dem Namen Hanf in Hankensbüttel. Mein Vater wiederum machte sein Examen Mitte der Sechzigerjahre und baute nach Studium, Assistenzzeit und einigen Jahren Mitarbeit bei meinem Opa Mitte der Siebzigerjahre ein neues eigenes Praxisgebäude.

In der Familie meiner Mutter gibt es viele Lehrer und Künstler. Einer ihrer Brüder wurde Tierarzt, aber die anderen fünf Geschwister waren alle im pädagogischen und künstlerischen Bereich tätig. Das setzte sich in der nächsten Generation fort. Unter meinen Cousins und Cousinen gibt es Fernsehreporter, Schauspieler oder Entertainer. Für meine Brüder gilt das erst recht, einer ist Theaterdramaturg, der andere Musiker, meine Schwester ist Lehrerin. Das sind die drei prägenden Ausrichtungen in unserer Familie: Medizin, Pädagogik und künstlerische Arbeit.

Das Haus an der Hohen Luft 7, in dem meine Frau Kerstin und ich heute leben, hat der Vater meiner Mutter Anfang der Sechzigerjahre gebaut. Da waren seine sechs Kinder zum Teil schon erwachsen, die älteren drei Brüder waren bereits

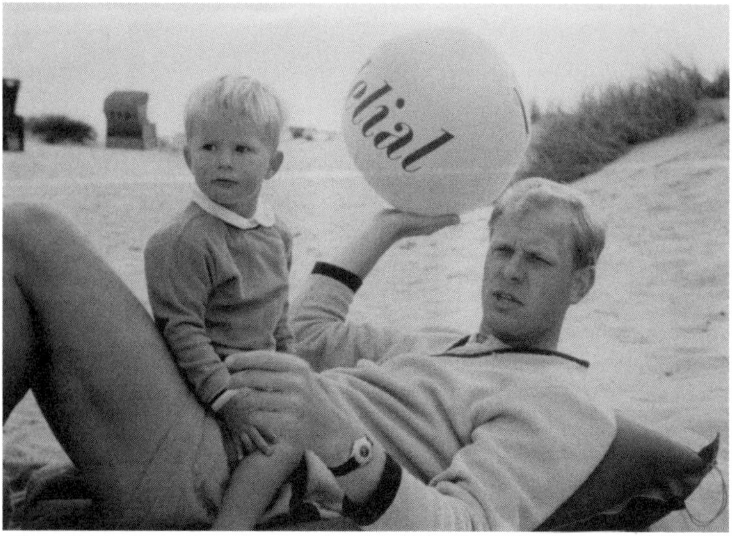

Sommerurlaub 1972: Auf dem Schoß meines Vaters am Nordseestrand auf Norderney

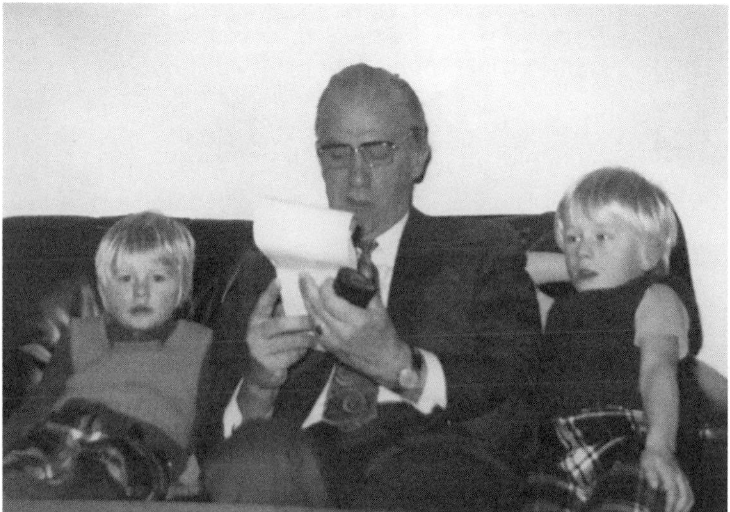

Mein Bruder Christopher (r.), Großpapi und ich 1973 in Großpapis Haus, in dem heute meine Frau Kerstin und ich wohnen

zum Studium ausgezogen, nur meine Mutter und ihre jüngeren Schwestern gingen noch zur Schule. Über Generationen hinweg war dieses Haus eine zentrale Anlaufstelle der Familie. Als mein Opa noch lebte, verbrachten wir Enkel dort viel Zeit. Ich hatte sieben Tanten und Onkel und dreizehn Cousinen und Cousins. In den Ferien kamen wir hier zusammen und fanden erstaunlicherweise alle irgendwie Platz.

Mit Kerstin später in dieses Haus einzuziehen, war durchaus eine emotionale Entscheidung. Als meine Frau und ich nach dem Studium in Heidelberg 1998 nach Hankensbüttel kamen, war das Haus seit ein paar Jahren vermietet, weil Großpapi und Didi inzwischen verstorben waren. Die Erbengemeinschaft der sechs Geschwister wollte es zum Verkauf ausschreiben. Dem kamen wir mit der Entscheidung zuvor, das Haus zu übernehmen. Wir bauten es relativ aufwendig um und gestalteten es offener. Es gibt nun nicht mehr so viele kleine Räume wie früher. Kerstin und ich bereuten unseren Schritt nie und fühlen uns seit weit über zwanzig Jahren wohl an diesem Ort. Viele Geschichten und Erinnerungen, ja, ein Heimatgefühl sind mit ihm verbunden.

Mein Großvater väterlicherseits starb, als ich sechs Jahre alt war. Ich kann mich noch gut an ihn erinnern, denn wir lebten zusammen mit ihm und meiner Oma in einem Haus am Amtsweg 16. Ein Jahr nach Opa verstarb auch meine Oma. Meine Eltern und wir Kinder blieben in dem Haus zurück. Die Praxis wurde bald ausgelagert, und wir verlebten dort eine schöne Kindheit. Immer in Familie, mit viel Bewegung und Sport.

Mein ältester Bruder Christopher kam 1966 zur Welt, ich 1969, mein Bruder Tobias 1972. Wir Jungs kamen also in re-

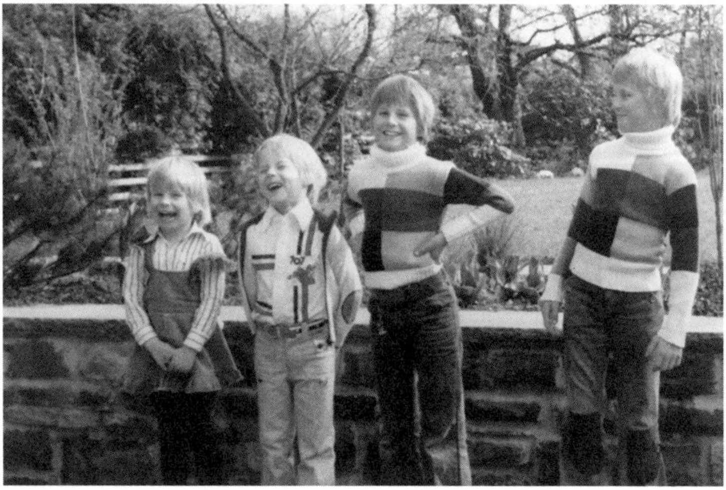

Meine Geschwister Julia, Tobias, Christopher und ich (2.v.r.) im Garten vor unserem Elternhaus zu Ostern 1978

gelmäßigen Abständen. Nachdem meine Eltern etwas unruhig wurden, weil doch noch ein Mädchen herausspringen sollte, ging es bei meiner Schwester dann schneller. Julia wurde 1973, weniger als zwölf Monate nach Tobi geboren.

Nach außen hin verlebte ich eine glückliche Kindheit in einer intakten Familie. Meine Eltern erarbeiteten sich einen gewissen Wohlstand. Ich bekam Input von vielen Seiten. Wir verbrachten wunderschöne Familienurlaube und gehörten damals schon zur gehobenen Mittelschicht. Statussymbole wie Luxusurlaube waren bei uns allerdings nie wichtig. Wir besaßen keinen Porsche, wie es dem Zahnarztimage der Zeit eventuell entsprochen hätte, sondern einen Kombi. Mit vier Kindern war immer alles zweckmäßig eingerichtet. Urlaub machten wir in Ferienhäusern mit möglichst vielen Betten, häufig noch mit zwei, drei Verwandten, Onkeln oder Tanten und deren Kindern. Zehn Kinder und sechs Erwachsene, so reisten wir in die Ferien. Mitunter machten wir tolle Skiurlaube, das war damals noch außergewöhnlich. Aber wir übernachteten nicht im Hotel, sondern in einem Chalet oder Ferienhaus. Jeder hatte einmal Küchendienst, es wurde gemeinsam gekocht und gefrühstückt.

Mit dreizehn, vierzehn Jahren begann ich, mich allmählich vom Elternhaus abzunabeln. Meine Eltern konnten bei vier Kindern nicht ständig überall präsent sein und trauten mir ohnehin viel zu. Ich war früh selbstständig. Als Dreizehnjähriger fuhr ich mit dem Zug allein nach Paris, das war keine Selbstverständlichkeit damals. Es gab dort eine entfernte Bekannte, die Schwester der Freundin einer Cousine meiner Mutter.

Ich hatte keine Ahnung, wo ich landen würde. Mit einem Schild in der Hand kam ich am Gare du Nord an und verbrachte zwei Wochen in einem Problemviertel, in irgendeinem Pariser Vorort. Ich konnte noch nicht richtig Französisch und kann mir kaum mehr vorstellen, wie ich die Tage dort verbracht habe. Aber es waren erste eigenständige Schritte. Mit fünfzehn fuhr ich nach England. Ich bestieg eine Fähre, es wurde gewinkt, der Philipp macht das schon. Das empfand ich nicht als belastend, eher als angenehm. Ich hatte für eine Weile meine Ruhe und stand weniger im Fokus der familiären Aufmerksamkeit.

Generell war unsere Familie weltoffen. Als Schüler verbrachte mein Bruder Christopher ein Jahr in den USA bei Verwandten in Kalifornien. Ich wollte dasselbe tun, aber private Austausche dieser Art wurden irgendwann weniger einfach. Plötzlich musste das über eine Organisation, den American Field Service, laufen. Dort bekam ich keinen Platz, weil ich mich zu

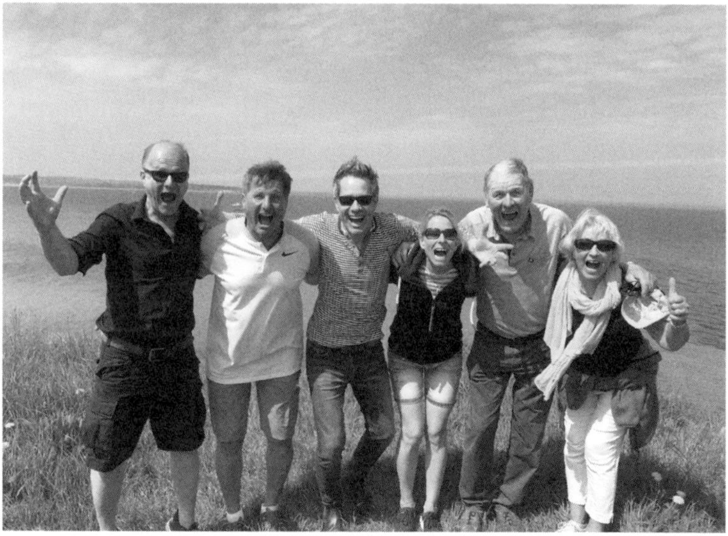

Meine Kernfamilie: Langweilig war es nie!

kurzfristig beworben hatte. Stattdessen wurden meine Eltern als Gastfamilie angefragt. So kam es, dass in unsere ohnehin große Familie ein Austauschschüler kam: Robby aus den USA. Er war in meinem Alter, und wir verbrachten ein prägendes Jahr miteinander. Neben Robby hatten wir für ein paar Monate einen finnischen Austauschschüler, dann Franzosen, die über einen Schulaustausch ein paar Wochen oder Monate kamen, und einmal eine Französischlehrerin, die während eines Schulpraktikums bei uns wohnte. Das war schön, und wir Kinder mochten den Trubel bei uns zu Hause. Es war immer etwas los. So lässt sie sich erzählen, die Bullerbü-Version unserer Kindheit und Jugend. Das wäre aber nur die halbe Wahrheit. Es gab auch ganz andere Momente, wahrscheinlich die folgenreicheren.

Es gibt nichts Schöneres, als geliebt zu werden,
geliebt um seiner selbst willen oder vielmehr trotz seiner selbst.
VICTOR HUGO

Wunde Punkte

Unser Familienleben war ziemlich christlich geprägt, vor allem durch meine Mutter. Sie war im Kirchenvorstand aktiv. Als Kinder und Jugendliche waren wir Kindergottesdiensthelfer. Wir brachten kleineren Kindern die Bibel nahe. Solche Helfer gab es für jede Altersstufe. Ich hatte mich um die Jüngsten zu kümmern, die Vier- bis Sechsjährigen. Wir trafen uns freitags mit Pastor Wendebourg und besprachen gemeinsam, was man den Kindern wie beibringen sollte. Oft organisierten wir Spiele oder malten. So vermittelten wir biblische Geschichten, meistens aus dem Neuen Testament. Mir machte der Umgang mit den Kindern Spaß. Davon abgesehen, war es für meine Mutter nicht gerade unwichtig, dass wir das machten. Es gehörte zu der heilen und intakten Familienwelt, die sie repräsentieren wollte.

Nach außen hin perfekt zu erscheinen, war meinen Eltern ziemlich wichtig. Bei musikalischen Vorspielen sollten gut geratene und talentierte Kinder auftreten. Auch ich habe mehrere Instrumente lernen müssen. Das war gar nicht mein Ding, aber in den Augen meiner Mutter gehörte es zu einer guten Erziehung einfach dazu. Ich begann mit Blockflöte. Später be-

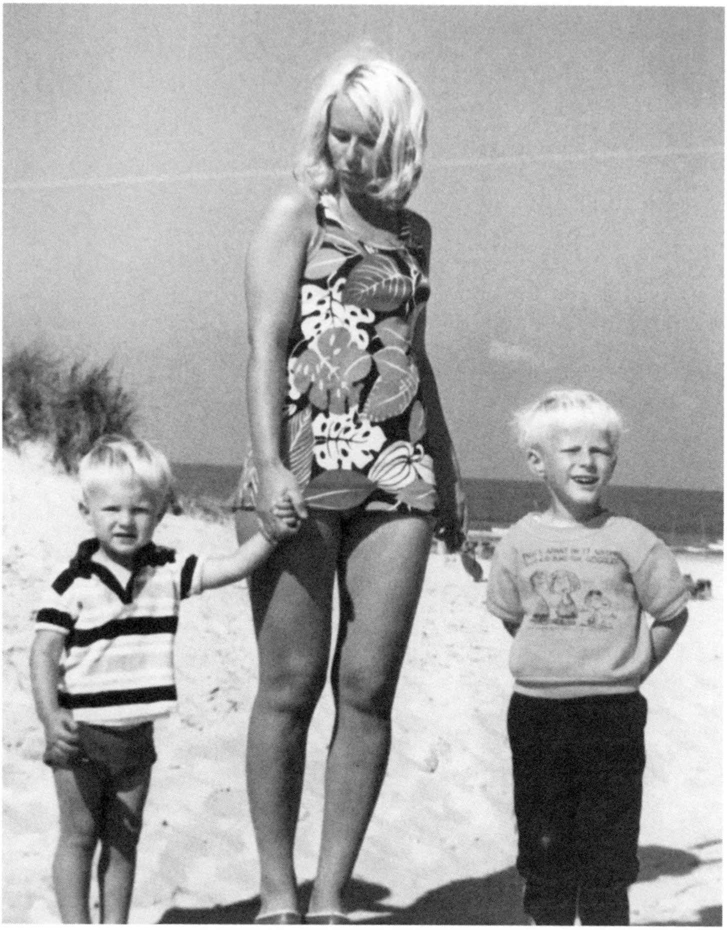

Meine Mutter mit Christopher (r.) und mir am Strand auf Norderney im Sommer 1971

kam ich Klavierunterricht. Für beides entwickelte ich keine große Leidenschaft, trotzdem musste ich es widerwillig noch zwei, drei Jahre mit klassischer Gitarre versuchen. Zuletzt kam ich zum Schlagzeug. Das endlich machte mir Spaß, vielleicht

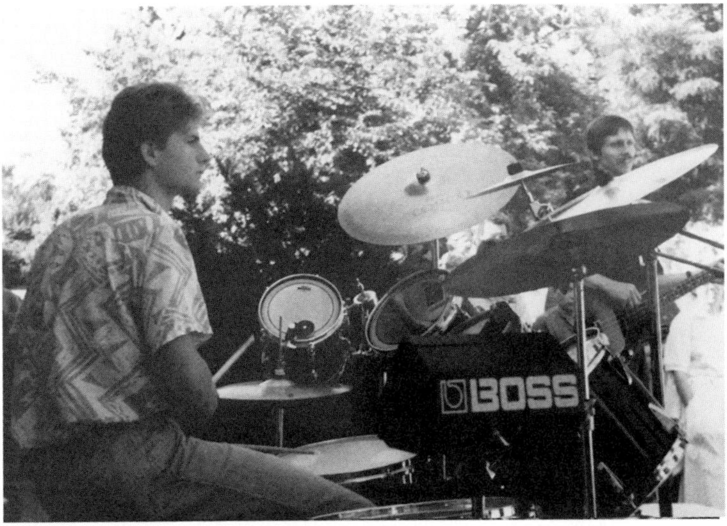

Wenn schon Musik, dann mit viel Körpereinsatz: Auftritt beim Schulfest am Gymnasium Hankensbüttel 1986. Die Gründung der Schulband ging auf meine Initiative zurück.

weil es einer sportlichen Betätigung am nächsten kam. Meine Schwester Julia hatte ähnliche Schwierigkeiten. Sie musste Geige lernen, und es zog regelmäßig Dramen nach sich, wenn sie zum Geigenunterricht gehen sollte. Meinem jüngeren Bruder Tobias fiel das leichter, Musik war seine Leidenschaft. Mein älterer Bruder Christopher war ebenso musikalisch, obwohl er kein Instrument erlernte.

In der Familie musizierten wir häufig zusammen, an Weihnachten oder Feiertagen. Mein Vater spielte Gitarre, und wir sangen ab und zu abends am Feuer, das waren richtig romantische Szenen. Nichtsdestotrotz mochte ich diese Gesangsabende nicht wirklich. Für die anderen, vor allem für meine Eltern, war es vielleicht schön, auch andere Kinder liebten das bestimmt. Mir aber war es ziemlich lästig.

Außerdem wurde auf unseren Familienzusammenkünften immer etwas gespielt, Tischtennis, Fußball, Tennis, Garten-Krocket oder Boccia. Stets schwang ein Wettkampfgedanke mit. Wir Kinder liebten diese Wettkämpfe durchaus. Sie entstanden wie zufällig, wurden nicht groß geplant. Es gab nicht nur sportliche Wettkämpfe, sondern auch kreative. Wir hatten immer Ideen, bastelten manchmal einfach irgendetwas. Ziel war es dann, das schönste Ergebnis zu erzielen. Jedes Mal gab es ein Ranking, es wurde immer irgendeine Siegerehrung inszeniert.

Die ständigen Wettkämpfe blieben ein wiederkehrendes Muster, und wenn man wie ich meist zu den Siegern gehörte, war das sicherlich gut erträglich. Aus pädagogischer Perspektive sehe ich das heute allerdings ambivalent. Nachdem wir alle älter geworden waren und das Geschehen reflektieren konnten, kamen überraschende Einschätzungen zutage. Einige in der Familie hatten wenig Spaß an den ewigen Leistungsvergleichen gefunden. Man wurde schnell in Schubladen gesteckt, aus denen man schwer wieder herauskam.

Ich war der Sportive, während andere eher bei kreativen Aufgaben punkteten. Diese Aktivitäten waren gut gemeint. Der älteren Generation war dabei sicherlich nicht bewusst, dass es für Kinder nicht zwangsläufig angenehm ist, ständig an anderen gemessen zu werden oder nicht genauso im Mittelpunkt zu stehen wie Geschwister, Cousins oder Cousinen. Es ist gut, wenn man etwas aus Freude, Liebe und Leidenschaft tut. Ambition kann sich aber auch aus zweifelhaften Motiven speisen. Wenn es ums Bessersein geht, darum, nur den Ansprüchen anderer gerecht zu werden, verwandeln sich Leidenschaft und Leichtigkeit in Druck. Wenn ich als Jugendlicher von irgendeinem Tennisturnier zurückkam und nur Zweiter geworden war, habe ich mich fragen lassen müssen, was denn mit mir los sei, ob irgendetwas nicht stimme. Auch wenn das teilweise im Scherz gemeint war, war der Druck, über dem Durchschnitt zu liegen, erfolgreich und anerkannt zu sein, durchweg präsent. Ein Druck, stets höchsten Ansprüchen zu genügen.

Es gibt Erlebnisse, die das Unterbewusstsein eines Kindes nachhaltig prägen und seine Zukunft in besonderer Weise mitbestimmen können. Ein solcher Moment in meinem Leben findet sich auf einer Marokkoreise, die ich zusammen mit meinen Eltern unternahm. Ich war vier oder fünf Jahre alt, und wir besuchten meinen Onkel Uwe, der als Tierarzt im Rahmen eines Entwicklungshilfeprojektes in Marokko arbeitete. In jenen Jahren war eine solche Reise ein spannendes Abenteuer, niemand fuhr damals einfach so nach Nordafrika. Meine Eltern nahmen meinen älteren Bruder und mich mit. Wir verbrachten zwei Wochen im Land und besuchten unter anderem die Kunden meines Onkels: Berber und Nomaden, die Esel, Kühe oder Kamele besaßen. Mein Onkel untersuchte und impfte die Tiere.

Eines Tages wurden wir in ein riesiges Zelt eingeladen. Alle saßen um einen großen Topf herum und aßen Kuskus mit den Händen. Wir Kinder fanden das aufregend. Es wurde spät, und wir wurden direkt im Zelt zum Schlafen hingelegt. Platz war genug. Die Erwachsenen saßen noch zusammen, und während wir Kinder dösten, lauschten wir mit einem Ohr, was so gesprochen wurde. Im Spaß wurde irgendwann darüber philosophiert, was wir blonden Jungs wohl wert wären, wie viele Kamele es für uns und für die anwesenden Frauen geben würde. Ich weiß noch genau, dass es auf einmal hieß: »Für den Philipp fünf Kamele.« »Vielleicht eher sechs«, sagten meine Eltern. Als ich das hörte, rannte ich quer durchs Zelt zu ihnen und schrie, dass ich nicht dableiben wolle. »Nein, natürlich nicht!«, hieß es sofort. Selbstverständlich war alles nur ein Jux der Erwachsenen gewesen, als Kind aber konnte ich das nicht einordnen. Mir brannte sich tief ein, dass ich irgendeinen Wert besitze, den jemand anderes bemisst.

Vielleicht wollte ich deswegen immer besser sein als meine Geschwister. Damit meine Eltern mich nicht abgeben. Denn abgeben, so dachte ich, würde man wohl zuerst das, was man am ehesten verschmerzen oder am wenigsten vermissen würde. Nichts davon hatten meine Eltern beabsichtigt. Aber in sensiblen Altersphasen zieht ein Kind seine eigenen Schlüsse. In meinem Unterbewusstsein setzte sich fest, dass ich Leistung bringen muss, um beliebt und erfolgreich zu sein und nicht etwa verkauft zu werden. Wie sehr mein weiteres Leben davon beeinflusst wurde, muss dahingestellt bleiben. Es könnte aber sein, dass sich hier eine Erklärung für Verhaltensmuster und Glaubenssätze findet, die später zum Tragen gekommen sind.

Durch seinen Beruf war mein Vater sehr eingespannt. Er musste immer arbeiten. Der Papa schuftet, um uns ein schönes Leben zu ermöglichen. Dass wir dafür dankbar sein müssen, wurde uns permanent vermittelt. Das prägte. Wir durften und sollten häufig kleine Reden und Ansprachen halten, vor einem Sonntagsessen etwa. Eines von uns Kindern brachte dann zum Beispiel einen Toast aus: »Vielen Dank, liebe Mami, dass du so toll gekocht hast und stundenlang in der Küche standest, damit es uns gutgeht. Vielen Dank, Papi, dass du die ganze Woche gearbeitet hast, damit wir uns dieses Essen leisten können.« So ging das ungefähr.

Ich wusste und spürte, wie sehr meinen Vater sein Beruf anstrengte. Wir bekamen mit, wie er litt. Wirklich. Wenn er Mittagspause machte, durften wir Kinder nicht die Treppe hochlaufen. Gleich fühlten wir uns wieder schuldig. »Euer Vater arbeitet so viel, jetzt muss er einmal eine halbe Stunde schlafen«, mahnte unsere Mutter. Das latente Schuldgefühl, das uns eingeimpft wurde, ist ein wunder Punkt in unserer Familie.

In unserer christlich geprägten Erziehung ging es oft um das Thema Nächstenliebe und Akzeptanz. Uns wurde das Gegenteil von Klassendünkel gepredigt, und als Kindergottesdiensthelfer gaben wir diese Moralvorstellungen selbst weiter. Im Alltag aber fand sich wenig von diesen Sonntagsreden. Ich spielte Fußball, und unter meinen Fußballerfreunden gab es nicht nur Intellektuelle, sondern einige waren eher einfach gestrickt. Mir machte das überhaupt nichts aus, manche der Jungs wuchsen mir sehr ans Herz. Es ist mir bis heute wichtig, nicht entlang sozialer Grenzen zu urteilen. Zu Hause aber spürte ich die geringere Wertschätzung ihnen gegenüber, merkte, wie sie unterschwellig abgewertet wurden. Zumindest habe ich es so empfunden, und das stieß mich ab. Ich begehrte bald auf gegen diese Scheinheiligkeit.

Durch meine häufigen Jobs auf dem Bau oder in Fabriken hatte ich viel Kontakt zu sogenannten einfachen Leuten. Ich hatte nie ein Problem damit, mit jedermann zu schnacken oder ein Bier zu trinken. Mit jedem konnte ich über wichtige Themen reden, es musste nicht immer die große Weltpolitik sein.

Das machte mir genauso Spaß, wie mich mit einem Herrn Professor Doktor Doktor auszutauschen. Niemand war für mich per se hochwertiger oder besser oder standesgemäßer. Ich hatte stets das Gefühl, dass das bei meinen Eltern damals etwas anders war, vor allem bei meiner Mutter. Mein Vater hielt sich überall ein bisschen heraus, er war eher die weise Eminenz im Hintergrund, die immer arbeitete.

Diese Arroganz störte mich. Innerlich hinterfragte ich diese Zustände. Was uns ständig gepredigt und aus der Bibel vorgelesen wurde, passte einfach nicht dazu, wie in unserer Familie tatsächlich mit anderen Menschen umgegangen wurde. Das war vielleicht mein größter innerfamiliärer Konflikt. Ich wollte diese Doppelmoral nicht akzeptieren. Aus einem Gegenimpuls heraus wandte ich mich bewusst oder unterbewusst häufig Menschen zu und verschrieb mich Aktivitäten, von denen ich annahm, sie würden meinen Eltern nicht gefallen. Meine Eskapaden waren Ausdruck des Wunsches, anders zu sein, ein Versuch der Rebellion. Von uns Geschwistern war ich derjenige, der am meisten austestete und die Grenzbereiche des Erlaubten auslotete. Um es auf den Punkt zu bringen: Ungefähr mit sechzehn oder siebzehn Jahren hatte ich mich zum schwarzen Schaf und Sorgenkind der Familie gemausert.

Jeder Mensch hat seinen wunden Punkt,
und das erst macht ihn menschlich.
OSCAR WILDE

Mädchen, Sport und Alkohol

Sport war meine große Leidenschaft. Das lag in der Familie. Mein Vater war hochgewachsen und hatte Leistungssport betrieben. Zu seiner Zeit war Feldhandball sehr populär. Während seines Studiums in Köln hatte er in der höchsten Liga gespielt und war sogar im Nationalmannschaftskader gewesen. Außerdem spielte er Tennis. Die Geschwister meiner Mutter trieben ebenfalls viel Sport, Fußball und andere Sportarten, zum Teil in Hankensbüttel.

Es gibt eine kuriose Konstellation innerhalb unserer Familie: Der ältere Bruder meines Vaters hat die Schwester meiner Mutter geheiratet. Ulli und Helvi wanderten Mitte der Sechzigerjahre in die USA aus, nach Kalifornien. Ulli gehörte der Kriegsgeneration an. Nach dem Zweiten Weltkrieg konnte er keine höhere Schulausbildung abschließen. Eine akademische Laufbahn kam so für ihn nicht infrage, stattdessen wurde er zum Weltenbummler.

Ullis drei Kinder waren auch immer sportbegeistert. Über die sozialen Medien haben wir noch immer regen Kontakt. Mein älterer Cousin Oliver war sein Leben lang erfolgreicher Leichtathletiktrainer an High-Schools und Colleges und schickte einige Olympioniken auf die Bahn. Meine Cousine Stefanie war kalifornische Jugendmeisterin im Dreisprung. Andy, der dritte im Bunde, war besonders erfolgreich in Mannschaftssportarten. Meine Brüder trieben ebenfalls viel Sport, tendierten beruflich aber schon zu Musik oder Geisteswissenschaften. Bei ihnen kristallisierten sich kreative Laufbahnen heraus. Meine Schwester kam mehr nach mir, sie spielte hochklassig Handball.

Ich selbst spielte schon als Zehnjähriger Tennis gegen Siebzehnjährige, sogar bei den Punktspielen. Damals gab es noch nicht so viele verschiedene Altersklassen wie heute. Die jungen Männer kamen sich meist veralbert vor, wenn sie gegen ein Kind antreten sollten, und machten sich lustig, weil ich kaum übers Netz gucken konnte. Wenn ich dann gewann, waren sie ernüchtert und ziemlich sauer. Mit sechzehn spielte ich Fußball

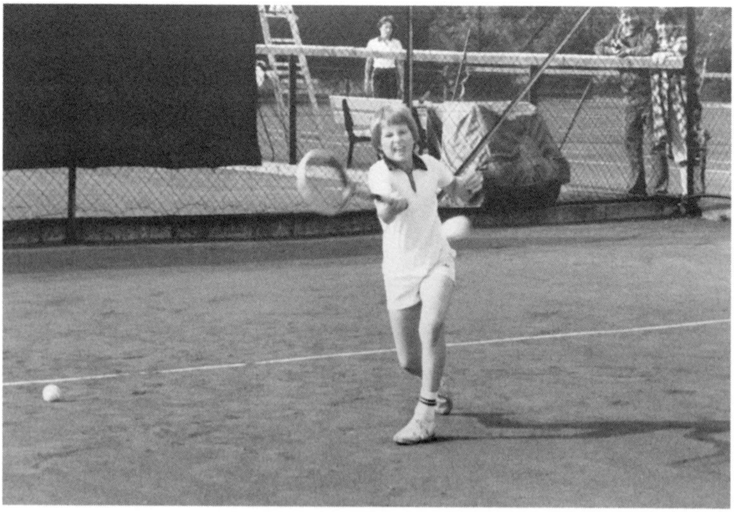

Im Tennis war ich sogar für Ältere schwer zu schlagen.

in der Erwachsenenliga und Tennis im Herrenbereich. Ich war gut genug, mich mit Älteren zu messen, und hatte deswegen bald ältere Kompagnons. Als wir mit der Tennismannschaft aufstiegen, floss zum ersten Mal so richtig der Alkohol. Regelrechte Alkoholexzesse leistete ich mir bald regelmäßig. Ich fand nichts dabei. Auch das brachte eine gewisse Anerkennung.

Eine Zeit lang spielte ich noch in Hankensbüttel im Fußballverein, obwohl ich schon in Heidelberg studierte. Der Verein bezahlte mir teilweise die Heimreisen für Training und Spiele. An Wochenenden oder in den Semesterferien war ich zu Hause. Oft jobbte ich, um Geld zu verdienen. Ich arbeitete auf dem Bau, als Dachdecker und Postzusteller. Das hatte ich schon als Schüler gemacht, etwa als Briefträger in der Kreisstadt Gifhorn. Unser Fußballtrainer war im betreffenden Personalrat, und so kam ich an den ein oder anderen Ferienjob. Außerdem arbeitete ich manchmal in der örtlichen Fabrik für Edelstahlrohre oder in der Chipsfabrik. Das waren die klassischen Jobs in unserer Gegend, um sich ein Taschengeld zu verdienen.

Nicht selten wurde abends ordentlich gebechert. Meinen Eltern, die nie viel Alkohol tranken, war das ein Gräuel. In meinen Augen hegten sie die Vorstellung, wer säuft, stürzt ab und kriegt nie wieder die Kurve. Alkoholismus ist selbstverständlich ein ernst zu nehmendes Problem. Ich kenne es aus familiären Zusammenhängen und aus dem Freundeskreis. Gerade bei Jugendlichen sollte man vorsichtig sein und nichts verharmlosen. Zu meiner Zeit aber wurde das lockerer gesehen als heute. Zu saufen, war auf dem Dorf eine Art Männlichkeitsritual. Nach der Konfirmation, mit vierzehn, durfte ein Junge gern zum ersten Mal richtig besoffen sein. Die Eltern fanden das gut. Bei uns in der Familie war das anders, allgemein aber gang und gäbe. Ganz zu schweigen von den Schützenfesten. Da wurde kräftig eingeschenkt, um aus Jungs richtige Männer zu machen. Es ist sicherlich nicht richtig, so mit Alkohol umzugehen. Ohne abzustürzen, über die Stränge schlagen zu können und trotzdem Karriere zu machen, ist ein Balanceakt. In Studentenverbindungen, wie ich sie später kennenlernen sollte, funktionierte er oft relativ gut. Es gibt immer diejenigen, die das nicht packen, aber es gehen aus diesen Milieus ebenso bekannte und erfolgreiche Persönlichkeiten hervor.

Bei meiner Mutter kamen Saufgelage allerdings gar nicht gut an. Sie passten nicht in das Bild der heilen Familie. Erst recht nicht, wenn ein vollgekotzter Sohn nachts von fremden Leuten an der Haustür abgeliefert wird. Diese Szene ereignete sich eines Tages nach einem Punktspiel im Tennis. Ich muss fünfzehn oder sechzehn gewesen sein, spielte aber bei den Herren mit. Das Spiel fand am Sonntagmorgen statt, und direkt im Anschluss fuhren wir gemeinsam auf das Schützenfest in Wahrenholz. Außer mir waren lauter gestandene Männer dabei, und ich bekam ein Bier nach dem anderen in die Hand gedrückt. Wo die herkamen, merkte ich nicht, es war, als fielen sie vom Himmel. Als Sechzehnjähriger hatte ich kaum Geld, wurde aber auch nie angehalten, irgendetwas zu bezahlen.

Von mittags um zwei bis abends um elf trank ich Bier. Schließlich quetschten wir uns zu siebt in ein Auto, voll wie die Haubitzen. Im Unterschied zur restlichen Mannschaft war ich das natürlich nicht gewohnt, und es kam, wie es kommen musste: Ich kotzte während der Heimfahrt die halbe Rückbank voll. Meine Eltern wussten unterdessen nicht, wo ich war. Handys gab es noch nicht. Ich war früh zum Sport gefahren und einfach nicht nach Hause zurückgekommen. Wie ein Zombie kam ich zu Hause an. Meine Eltern waren entsetzt. Meinen erwachsenen Teamkollegen war es furchtbar peinlich, zum Teil waren Lehrer von meinem Gymnasium dabei. Sie hatten ihre Aufsichtspflicht nicht ernst genommen. Ich war fast noch ein Kind.

So etwas tat meiner Mutter richtig weh. Viel Alkohol zu trinken, sogar öffentlich, das war für sie ein Grund für Empörung und Streit. Das ging so weit, dass ich irgendwann zu ihr sagte: »Der Mensch, den ich am meisten auf dieser Welt hasse, bist du.« Da war ich siebzehn. Wir haben uns echt gezofft. Ich hatte mitunter wirklich das Gefühl, dass wir uns hassten, weil ich mich so wenig verstanden fühlte. Das war die Pubertät.

Als ich in Heidelberg studierte, schlief ich oft gar nicht mehr bei meinen Eltern, wenn ich nach Hankensbüttel kam. Ich übernachtete bei Freunden. Mitunter war es mir am liebsten, dass meine Eltern gar nicht wussten, wann ich kam. Ich wollte Freunde treffen, und meine Eltern waren nicht der Anlass, nach Hause zu kommen. Sie spürten das, und es verletzte sie mit Sicherheit.

Dass sich die ersten Liebesgeschichten ergaben, passte meiner Mutter ebenso wenig. Meine erste große Liebe Maren war ein rotes Tuch für sie. Sie war ihr viel zu lasziv und natürlich überhaupt nichts für ihren Sohn. Sie boykottierte Maren mit allen Mitteln. Meine Freundin, mit der zusammen ich Abitur machte, wohnte fünfzehn Kilometer entfernt. Ich musste zusehen, wie ich zu ihr kam. Irgendwann besaß ich zwar einen Führerschein, allerdings kein eigenes Auto. Es war ein beliebtes Druckmittel, mir das Familienauto nicht zu geben, weil ich dies oder das angestellt hatte. Alles Sexuelle war für meine Mutter im Zusammenhang mit mir ein Riesenproblem. Sex vor der Ehe war für sie ein schwieriges Thema. Meine Eltern waren dahingehend sehr dogmatisch. Inzwischen sieht das anders aus, auch meine Eltern haben sich weiterentwickelt.

Ich hatte eine scharfe Freundin, die große Liebe – und gleichzeitig eine komplizierte Beziehung. Maren war in meinem Alter, und sie hatte parallel einen älteren Freund. Über Jahre ging das hin und her, mal mehr, mal weniger. Das war schmerzhaft für mich und hinterließ seine Spuren. Darin lag wohl ein Grund für manchen Alkoholexzess. Hatte ich die beiden zusammen gesehen, wollte ich mir einfach die Lichter ausschießen.

Meine Mutter war gegen diese Beziehung und unterlief sie, wo sie konnte. Wenn wir allein im Zimmer waren, kam sie ständig unter irgendeinem Vorwand herein und war völlig entsetzt, wenn wir mal nackt im Bett lagen. Sie muss gedacht haben, der leibhaftige Satan wäre in ihren Sohn gefahren. Nun kam es vor, dass ich Maren nachts mit nach Hause brachte. Ich war immerhin schon siebzehn, achtzehn Jahre alt. Wenn Maren dann morgens beim Frühstück auftauchte, war das ein regelrechter Spießrutenlauf für sie und für mich nicht weniger schlimm. Für einen Jugendlichen, der in vielem selbst noch unsicher ist, war es furchtbar, überhaupt keine elterliche Unterstützung zu bekommen. War es nicht eine der Leitlinien der Bibel, jeden Menschen so anzunehmen, wie er ist? Wieder wurde mir bewusst, wie scheinheilig es ist, jemandem trotzdem so ablehnend gegenüberzutreten.

Diese Ablehnung spielte sicherlich eine Rolle dabei, dass ich als junger Erwachsener und vor Kerstin nie feste Langzeitbeziehungen hatte, sondern immer komplizierte Geschichten. Das ging oft von mir aus, denn ich wollte mich nicht richtig binden. Entwickelte ein Mädchen derlei Ambitionen, blockte ich ab. Vieles war stattdessen sexuell motiviert, in dieser Hinsicht erlebte ich einiges. Vielleicht auch, weil ich emotional nicht zu viel investieren wollte. Zu Maren, meiner großen Liebe, hätte ich bedingungslos ja gesagt, sie aber wollte das nicht, außerdem ging sie irgendwann in die USA. Das enttäuschte mich sehr, und ich übertrug diese Erfahrung auf andere Bekanntschaften.

In dieser Phase hatte ich viel Sex, schon weil das meiner Mutter missfiel. Mein Beziehungsleben blieb oberflächlich. Eine gewisse Angst vor der Ablehnung zu Hause spielte ebenfalls hinein, denn hätte ich ein Mädchen mitgebracht, wäre das sofort Stoff für Diskussionen oder Stress gewesen. Deswegen wich ich für gewisse Treffen notgedrungen auf abenteuerliche Orte aus, im Auto oder im Wald, was dem Ganzen irgendwie einen illegalen Touch gab. Auch dadurch blieben Bekanntschaften tendenziell oberflächlich. Meist war zudem Alkohol im Spiel. Alles in allem keine romantische Entdeckung der eigenen Sexualität. Sie war vielmehr stets mit einem Schuldgefühl behaftet. Mit Sünde. Das trug eindeutig zum Konflikt mit meiner Mutter bei.

Mein Vater war da lockerer. Der sagte schon mal zu meiner Mutter: »Jetzt reicht's, der Junge ist doch alt genug.« Völlig unsicher versuchte er sogar, mir etwas über Verhütung und Kondome zu erzählen. Grundsätzlich aber konnte ich mit meinen Eltern nicht über intime Empfindungen sprechen. Wie das bei meinen Geschwistern ablief, bekam ich nicht genau mit, da ich relativ früh auszog. Meine beiden jüngeren Geschwister waren erst fünfzehn und sechszehn, als ich nach Heidelberg ging. Mein älterer Bruder Christopher konnte während seines Auslandsjahres in den USA einiges austesten und agierte sowieso dezenter als ich. Seine Freundin war akzeptiert in der Familie, kam aber auch aus dem Umfeld des Kirchenkreises. Ich dagegen trug zu Hause mit harten Bandagen Gefechte mit meiner Mutter aus. Als ich sechzehn, siebzehn, achtzehn Jahre alt und der Meinung war, ich müsste mir gar nichts mehr sagen lassen, waren die Konflikte besonders heftig.

Liebe ist der Entschluss, das Ganze eines Menschen zu bejahen, die Einzelheiten mögen sein, wie sie wollen.
OTTO FLAKE

Zuckerbrot und Peitsche

Man kann jemanden auch mit Liebe verprügeln, sagte man über meine Generation häufig. Bei uns gab es keine körperliche Gewalt, sondern eher psychische. Das konnte richtig fies sein, und ich kann dazu eine Geschichte erzählen: Ich war ungefähr zehn Jahre alt und spielte begeistert Fußball. Einmal im Monat gab es ein Hallenturnier in einer neu errichteten Turnhalle, mit großem Spielfeld und Platz für viele Zuschauer. Dort zu spielen, war für mich das Highlight des Monats. Als meine Eltern einmal nicht zu Hause waren, kokelte ich zusammen mit meinem kleineren Bruder. Wir drehten uns Papierzigaretten und zündeten sie an. Das war natürlich gefährlich, und wir wurden prompt erwischt. Es gab einen Riesenanschiss. Zur Strafe verboten mir meine Eltern, am nächsten Wochenende beim Hallenturnier mitzuspielen.

Mit Engelszungen versuchte ich, meine Mutter umzustimmen. Ich war der liebste Sohn, den man sich vorstellen konnte. Den mimte ich ausgesprochen gut. Ich tat alles für meine Mutter, war artig, half beim Tischdecken, trocknete ab. Irgendwie war ich fest davon überzeugt, dass sie mir, wenn ich mich doch so bemühte, meinen größten Wunsch nicht ausschlagen würde.

Wenn ich etwas unbedingt wollte, dann kniff ich in unbeobachteten Momenten die Augen zusammen und versuchte, ganz fest daran zu glauben, dass es in Erfüllung geht. Das klappte meist, und ich dachte damals wirklich, ich könne zaubern. So versuchte ich es auch dieses Mal.

Es blieben noch fünf Tage bis zum Hallenturnier. Ich war sicher, wäre ich jeden Tag ganz lieb und folgsam, würden meine Eltern weich werden, mir verzeihen und mich spielen lassen. Noch am Abend vor dem Turnier hatte ich Hoffnung, bis zur letzten Minute eigentlich. Doch es funktionierte nicht, ich stand an diesem Wochenende nicht auf dem Fußballfeld. Das schmerzte mich tief.

Im Nachhinein redeten meine Eltern und ich darüber, und sie sagen heute, dass sie damals wahrscheinlich einen Fehler begangen haben. Der Ausschluss vom Hallenfußballturnier war mit das Härteste, was sie mir jemals zugemutet haben. Sie dachten, sie müssten konsequent sein. Das war zu viel in meinen Augen. Es tat richtig weh. Die Kokelei führte zu einem Schlüsselmoment meines Lebens, der eine tiefe Wunde hinterließ. Ich sah meinen Fehler ein, bemühte mich redlich und dachte, Eltern lieben doch ihr Kind und verzeihen ihm. Ich verstand nicht, wie man in der Kirche immer über Verzeihung sprechen und dann so unversöhnlich sein kann. Das war eine große Enttäuschung. Ich spürte die Liebe nicht, die ich erwartet hätte. Dass meine Eltern unter der Entscheidung selbst litten, erfuhr ich erst im Nachhinein. Es wäre mir damals aber auch egal gewesen.

Obwohl Fußball eine große Leidenschaft und ich ziemlich erfolgreich war, kann ich mich nicht erinnern, dass meine Mutter jemals mit auf den Fußballplatz kam. Höchstens zum Tennis, wenn ein Endspiel anstand. Für mein Gefühl ging das auf eine unterschiedliche soziale und gesellschaftliche Bewertung zurück. Meine Eltern spielten selbst Tennis, häufig spielten wir gemeinsam. Clubmeister im Tennis zu werden, war eine lobenswerte Sache. Der Fußballplatz aber war zu prollig. Meiner Mutter waren andere Dinge wichtiger. An meinen Geschwistern hatte sie diesbezüglich deutlich mehr Freude. Bei ihnen stand die Geisteswissenschaft, das Künstlerische im Vordergrund. Selbstverständlich erschien sie bei ihren Klaviervorspielen oder Geigennachmittagen. Aus Solidarität mit auf den Fußballplatz zu kommen, selbst wenn es sie nicht interessierte, brachte sie nicht fertig. Mein Vater immerhin stand ab und zu am Spielfeldrand.

Statt meiner Eltern kutschierten mich ehrenamtliche Trainer und Betreuer zu Turnieren und Auswahlspielen. Sie verbrachten ihr Wochenende mit etwas, wofür meine Eltern kein Interesse hatten. Mir war das damals gar nicht bewusst. Aber natürlich hätte ich mir gewünscht, dass auch sie einmal dabei sind und mich anfeuern. Stattdessen bekam ich Sprüche zu hören, wenn ich mich nicht regelkonform verhielt oder wieder getrunken hatte.

Ich erinnere mich, wie ich an einem Sonntagmorgen um sieben nach Hause kam und ohne zu mucken um neun am Frühstückstisch saß, wie es die Familientradition wollte. Ich hatte eine nicht zu ignorierende Fahne, ohne Frage, aber immerhin bemühte ich mich, die Regeln einzuhalten. Ich wurde trotzdem abgewatscht. Das fand ich nicht fair. Seitens meiner Mutter erntete ich stets latente Kritik, Sticheleien, die äußerst anstrengend waren. Kam ich morgens um fünf von einer Party

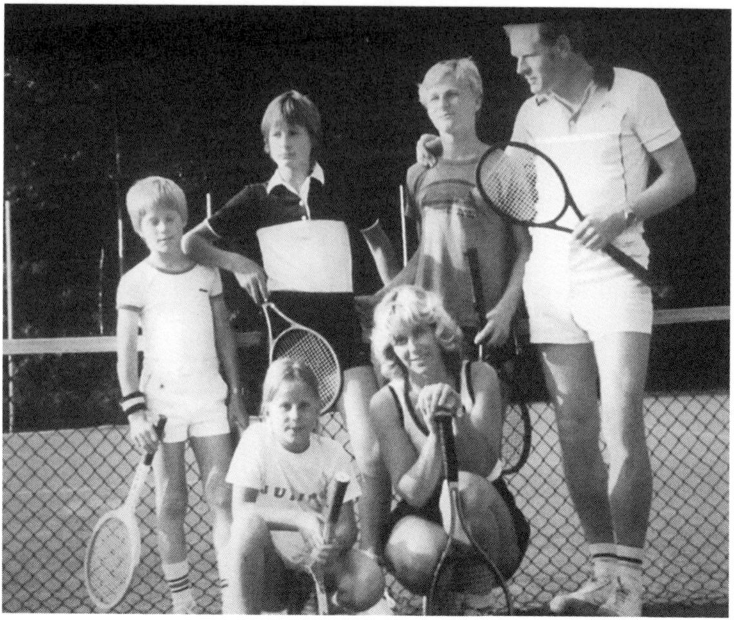

Team Familie: Meine Eltern, meine Geschwister und ich (2. v.l.) auf dem Tennisplatz in Hankensbüttel im Sommer 1982

nach Hause und musste früh zu einem Job, wurde ich nicht etwa gefragt, ob ich schon fit sei, sondern bekam Anspielungen zu hören und indirekte Kritik nach dem Motto »Du müsstest dich mal sehen«. Dabei hatte ich mit Alkohol nie ein ernsthaftes Problem. Zum Glück. Mein Leben lang konnte ich ohne Weiteres auf Alkohol verzichten. Das mag Menschen mit einer anderen Veranlagung, einem größeren Suchtpotenzial schwerfallen. Bei mir war das nicht so. Außer Zigaretten und Alkohol habe ich nie Drogen konsumiert, abgesehen von ein paar Joints im Studium. Das Thema schürte nichtsdestotrotz Konflikte mit dem Elternhaus.

Unsere Kindheit war dennoch sehr schön. Ich bin fest davon überzeugt, dass meine Eltern es gut gemeint haben und aus Überzeugung und Liebe taten, was sie für das Beste hielten. Mit wachsendem zeitlichen Abstand sehe ich heute trotzdem vieles klarer, differenzierter. Was mich damals am meisten störte, war die Doppelmoral und eine gewisse Arroganz meiner Eltern. Sie würden es bestimmt bestreiten, doch es gab einen Standesdünkel in unserer Familie, der uns hartnäckig vermittelt wurde. Um ihm zu entsprechen, war es ungemein wichtig, eine heile, wohl situierte und anständige Familie abzugeben. Dieser Grundsatz und die unterschwelligen Grenzen, über die Druck ausgeübt wurde, riefen latent Schuldgefühle hervor. Lange Zeit blieb mir dies eine unaufgearbeitete innere Bürde.

Welch eine himmlische Empfindung ist es,
seinem Herzen zu folgen.
JOHANN WOLFGANG VON GOETHE

Berufswahl

Es ist doch interessant, dass ausgerechnet ich als schwarzes Schaf der Familie den Weg meines Vaters einschlug. Ich kehrte als einziges Geschwisterkind nach Hankensbüttel zurück und wurde Zahnarzt. Kein einfacher Beruf. Es ist anstrengend, für jeden Patienten hundertprozentig da zu sein. Das war immer mein Ziel: jedem Patienten die bestmögliche Behandlung angedeihen zu lassen. Von mir selbst forderte ich stets Höchstleistungen. Vielleicht rührte das aus meiner Kindheit, denn zum Siegertreppchen hatte es für mich nie eine Alternative gegeben. Schon immer war ich der Sunnyboy mit dem Gewinner-Image. Diesem Image wollte ich natürlich entsprechen, wollte überall der Beste sein.

Andererseits hatte ich mich als Jugendlicher nie wirklich akzeptiert gefühlt. Unbewusst aber wollte ich meinen Eltern wohl gefallen. Vielleicht wurde ich deswegen Zahnarzt, entgegen der Prognose, die meine Familie damals aufgestellt hätte. Uneingeschränkte Herzenssache war meine Berufswahl nicht. Das wäre eher etwas mit Sport gewesen, mit Menschen. Hätte ich es darauf angelegt, wäre vielleicht sogar eine Profikarriere als Sportler drin gewesen. Doch das zogen meine Eltern gar nicht in Betracht. Während viele Jugendliche mit Potenzial zu gegebener Zeit zu höherklassigen Vereinen wechselten, spielte ich Fußball immer in unserem Dorf. Im Tennis ging ich mit siebzehn zu einem größeren Verein in die Kreisstadt. Erfolgreich, aber für den jeweils nächsten Schritt hätte man meine Karriere pushen müssen. Doch ich hätte nicht unbedingt als Profi mein Geld verdienen müssen, sondern wäre gern in die Jugendarbeit gegangen, hätte als Trainer oder im Management tätig sein können.

Ich wusste lange Zeit nicht genau, was ich machen sollte. Einerseits war Sport meine Leidenschaft, andererseits interessierte ich mich für Naturwissenschaften. Naturwissenschaften im Allgemeinen, Biologie im Besonderen und Medizin sowieso. Als das Abitur anstand, machte ich nebenher einen sogenannten Mediziner-Test: Wer Medizin studieren wollte, musste neben dem Abitur diesen Test absolvieren. Aus beiden Zeugnissen wurde ein Quotient errechnet, und der war neben den Bewerberzahlen entscheidend für die Studienplatzvergabe. Mit meinem Ergebnis konnte ich sofort einen Studienplatz bekommen. Ich weiß nicht genau, warum, aber ich dachte sofort, die Chance ergreifst du, du wirst Zahnarzt. Das war keineswegs von klein auf geplant oder vorhersehbar gewesen. In diese Richtung übten meine Eltern keinen Druck aus. Offensichtlich aber wollte ich das Familienerbe weitertragen. Wie mein Vater, der übrigens wie ich der Zweitgeborene in seiner Familie war.

Wenn ich heute die Hintergründe bedenke, ist ein gewisses Verantwortungsgefühl meiner Familie gegenüber sicherlich ein Kriterium für meine Berufswahl gewesen. Ich zweifelte später nie an meiner Entscheidung, und sie war aus heutiger Sicht gut

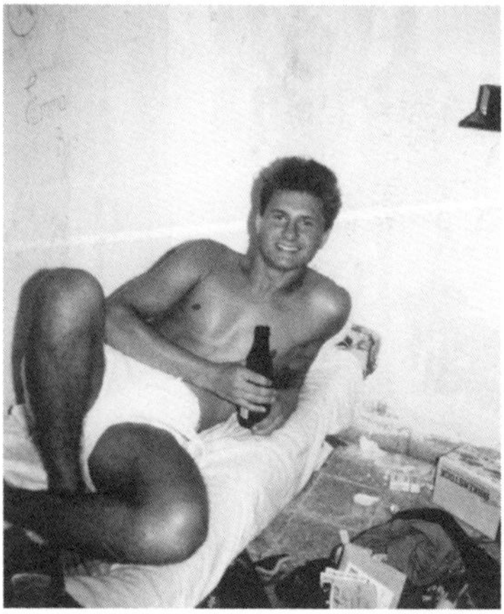 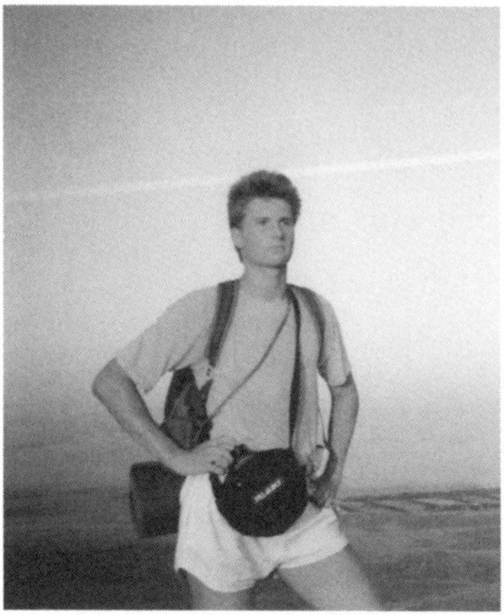

Zwischen Abitur und Studium ging ich im Sommer 1988 nach Israel und arbeitete zwei Monate in einem Kibbuz in der Negevwüste. Das Aufbauwerk der Jugend organisierte solche Programme, und meine Eltern hatten mir die Teilnahme zum Abitur geschenkt. Wie man sieht, genoss ich trotz Arbeitspflicht auch dort das Leben.

für mich. Vielleicht brannte mein Herz für die Zahnmedizin nicht genauso wie für den Sport, aber es kamen viele Faktoren zusammen, die den Beruf für mich geeignet erscheinen ließen. Weit über zwanzig Jahre habe ich ihn inzwischen zusammen mit meiner Frau erfolgreich, mit Freude, Engagement und wohl auch Talent ausgeübt. Mir war es wichtig, in meinem Beruf etwas Konkretes zu schaffen und mit Menschen in Kontakt zu sein. Zu abstrakt durfte es nicht werden. Bewegung wäre ein drittes Kriterium gewesen, mit der Zahnmedizin waren aber immerhin die ersten beiden erfüllt. Die fehlende Aktivität konnte ich in meiner Freizeit kompensieren und nachholen.

Der zwischenmenschliche Aspekt meiner Arbeit kristallisierte sich zunehmend als essenziell für mich heraus, die Arbeit mit Menschen war mir eine Herzensangelegenheit. Nach meiner ALS-Diagnose wurde mir noch einmal bewusst, wie wichtig es ist, sich auf andere einzustellen, zuzuhören und nicht nur zu funktionieren und zackig etwas abzuliefern. Oft genug ließ mir der Zahnarztberuf keinen Raum dafür. Wenn doch, waren es stets die schönsten Momente, wenn ich mit Patienten ins Gespräch kam. Mitunter hatten sie Ängste oder größere Bedenken. Dann kam Psychologie ins Spiel, wenn es darum ging, ihr Vertrauen zu gewinnen. In Vorgesprächen zu Zahnsanierungen zum Beispiel merkte ich immer wieder, dass viele unter ihren schlechten Zähnen litten. Sie waren in ihrem Selbstwertgefühl dermaßen beeinträchtigt, dass sie sich nicht mehr trauten, richtig zu lachen. Oder sie trugen aus Scham lange Bärte.

Konnte ich Abhilfe schaffen, befriedigte mich das sehr, selbst wenn die Behandlung längerer Vorbereitung bedurfte. Die Patienten waren anschließend glücklich. Manche schrieben mir Dankesbriefe, in denen sie Freude bekundeten, ihre Angst überwunden und mit der Zahnbehandlung ihr Leben positiv verändert zu haben. Ich erfuhr von neuen Partnern, einem neuen Beruf, davon, dass sie wieder lachen oder schlicht ihr Essen neu genießen konnten. Das waren die herausragenden Momente in meinem Beruf. Die Akkordarbeit oder das Besprechen finanzieller Details waren dagegen anstrengend. Gern hätte ich darauf verzichtet und einfach meine Fähigkeiten zur Verfügung gestellt, mit Leidenschaft auf gute Ergebnisse hingearbeitet.

Der beste Weg, einen Freund zu haben,
ist der, selbst einer zu sein.
RALPH WALDO EMERSON

Studium

Mit achtzehn hatte ich mein Abitur in der Tasche und schrieb mich für das Wintersemester 1988 an der Uni ein. Da es sich bei meinem Studienfach um Zahnmedizin handelte, musste ich nicht zur Bundeswehr, denn es gab die Option, sich beim Wehrdienst zurückstellen zu lassen und erst nach dem Studium als Stabsarzt dem Land zu dienen. Das erschien mir sinnvoll, auch wenn es nicht mehr dazu kam. Nach dem Mauerfall gab es offensichtlich keine Notwendigkeit mehr, mich meinen Staatsdienst ableisten zu lassen.

Direkt nach meinem neunzehnten Geburtstag zog ich zu Hause aus. »Ich studiere in Heidelberg«, gab ich bekannt. Heidelberg als Studienort wählte ich ohne speziellen Grund, abgesehen von der Intention, möglichst weit weg von zu Hause zu sein. Bei der Zentralen Vergabestelle für Studienplätze hatte ich eine Rangliste der Universitäten angeben müssen, Heidelberg war meine erste Wahl gewesen. Ich bekam den Zuschlag. Helikoptereltern von heute würden es wahrscheinlich anders halten, meine aber reagierten auf die Ankündigung vergleichsweise nüchtern: »Na gut, dann kümmere dich mal um alles Notwendige.« Ich kaufte mir ein Zugticket, fuhr allein nach Heidelberg und schrieb mich an der Uni ein. Ich übernachtete in der Jugendherberge und studierte die Aushänge am Schwarzen Brett. Dort entdeckte ich ein verlockendes Angebot für ein möbliertes Zimmer. In einem schönen Haus mit Garten, mit 120 Mark Monatsmiete obendrein das billigste. Da ziehst du ein, dachte ich.

Wie es das Schicksal wollte, geriet ich in eine Burschenschaft. Sie heißt Vineta Heidelberg, und das Haus gehörte ihr. Es lag, wie viele Studentenverbindungshäuser, ausgesprochen zentral in der schönen Altstadt. Es gab einen Billardtisch und andere Gemeinschaftseinrichtungen. Mit so etwas wie Burschenschaften hatte ich mich bis dato noch nicht beschäftigt. Irgendwo im Hinterkopf hatte ich abgelegt, dass mein Großpapi in einer Verbindung gewesen war und noch irgendeinen speziellen Zipfel oder ein Band besaß. In der Familie war das aber nie zelebriert oder thematisiert worden. Nun jedoch sollte ich in eine Studentenverbindung eintreten, über mein Quartier rutschte ich hinein.

Üblicherweise durfte man ungefähr ein halbes Jahr, ein Semester, in solchen Verbindungshäusern wohnen, bevor man gefragt wurde, ob man eintreten wolle. Das wurde bewusst so gehalten, damit Neuankömmlinge das Flair kennenlernen und per Türnachbarschaft erst einmal Kontakt zu anderen Studenten aufbauen konnten. Meine Verbindung zählte zu den Burschenschaften. Jene, die 1848 für die deutsche Einheit gekämpft, die in den ersten Nationalversammlungen gesessen hatten. Ursprünglich politische Verbindungen, waren sie gemeinhin konservativ ausgerichtet. Das alles war für mich aber kein Thema. Mir ging es um die Bekanntschaft mit netten Leuten, und es gab viele nette Leute in unserer Verbindung. Das

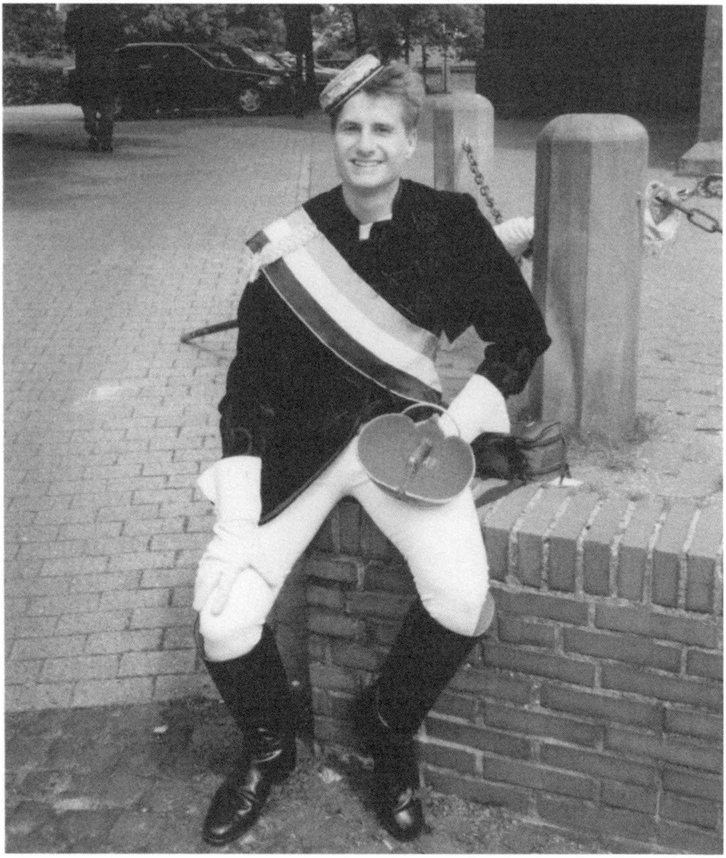

Schärpe, Tönnchen, Schläger: Im Chargenwichs (der Paradeuniform der Vineta) auf der Hochzeit meines Freundes Benny mit Christiane, 1994 in Ahaus/Wüllen

war Zufall, es kommt immer ganz darauf an, wer so einen Bund prägt. Ich lernte bei der Vineta Menschen kennen, die bis heute zu meinen besten Freunden gehören.

In Studentenverbindungen geht leider auch viel Schlimmes und Inakzeptables vor sich. Der Umgang mit Alkohol ist heikel. Es gibt aber auch Vorurteile. Wir waren für damalige Verhältnisse – und sind es immer noch – eine eher untypische Verbindung. In meiner aktiven Zeit ein bisschen freakig, eher links, viele Mitglieder mit langen Haaren. Wir machten Jimy-Hendrix-Abende, und es wurden Joints geraucht. So ziemlich das Gegenteil der typischen steifen Studenten mit Schlips und Anzug. Wir lösten uns sogar politisch vom Dachverband, weil viele Burschenschaften spürbar rechtslastig waren, teils richtige Nazis. Viele österreichische Verbindungen waren geradezu gruselig.

Aus genannten Gründen wurde unsere Verbindung von einigen konservativen Kooperationen in Heidelberg zuweilen belächelt. Wir waren die Ersten, die Ausländer oder Kriegsdienstverweigerer aufnahmen. Das war Ende der Achtzigerjahre ein heißes Thema. Die Satzungen verboten so etwas eigentlich. Wir revoltierten dagegen und waren der Meinung, dass es auch anders ginge. Das gefiel mir, auch wenn ich nie einen großen politischen Auftrag sah. Es gab in der Vineta verschiedene Ämter wie Sprecher, Schriftwart, Kassenwart oder Fuxmajor, die ersten drei hatte auch ich zeitweilig inne. Vorübergehend gab es bei uns die Konstellation, in der die Ämter zeitgleich von einem Juden, einem Moslem und einem Christen besetzt waren. Das war für eine deutsche Studentenverbindung einzigartig. Ich fand das toll.

Entscheidend an der Verbindung war für mich das Gemeinschaftsgefühl, die Anlaufstelle. Ich genoss es, mit Leuten aus anderen Fakultäten zusammenzukommen. Ich wollte nicht nur mit Medizinern oder Zahnmedizinern zusammenhocken und zum Fachidioten werden. In unserer Verbindung gab es überwiegend Geisteswissenschaftler und Juristen. Man kam mit

Kommilitonen aus verschiedenen Richtungen zusammen und diskutierte. Für ein Landei wie mich bedeutete das Bekanntschaften, Eindrücke, Gespräche und Themen, die meinen Horizont gehörig erweiterten.

Ich stand zu meiner Verbindung, selbst als ich mitbekam, dass solche Vereine teils kritisch gesehen werden. Mir war das zunächst nicht bewusst. Ich habe aber selbst erlebt, dass es unter den Korporierten echte Arschlöcher gab, einfach inakzeptabel. Aber ich konnte mich bestens damit anfreunden, dass wir eine besondere Verbindung waren, liberal, fortschrittlich, offen. Das ist bis heute so. Ich bin nach wie vor Mitglied der Burschenschaft Vineta Heidelberg, solch einen Bund schließt man fürs Leben. Dahinter steckt die soziale Idee, dass die »alten Herren«, die schon im Berufsleben stehen, etwas für die Jüngeren, die Studenten tun. Über Beiträge werden das Haus und andere Vergünstigungen gesponsert. Wir hatten beispielsweise eine eigene Köchin. Es gab einen Mittagstisch, ähnlich wie in der Mensa. Drei Mark musste man selbst zahlen, und drei Mark kamen aus der Verbindungskasse. Zu Beginn des Studiums fuhr ich noch zum Essen aufs Verbindungshaus. Später schaffte ich das nicht mehr, denn meine Fakultät befand sich im Neuenheimer Feld, rund acht Kilometer von der Altstadt entfernt, und so musste ich auf die öffentliche Mensa zurückgreifen. Auf dem Haus traf man sich mittags, aß eine halbe Stunde zusammen und ging dann wieder los. Wir waren immer zehn, fünfzehn Leute zum gemeinsamen Essen und bekamen selbstgemachte Hausmannskost serviert.

Als Schüler war ich viele Jahre gutes Mittelmaß gewesen. Als ich in die Oberstufe kam, entwickelte ich an vielen Fächern ernsthaftes Interesse und begriff, dass gute Noten nicht ganz unwichtig sein würden. In der Folge verbesserte sich mein Notendurchschnitt. Das ist typisch für mich: Wenn mich etwas interessiert und ich es bewusst tue, bekomme ich es leidlich gut hin. Ich kann mich gut einarbeiten. Trotzdem begann mein Studium holprig. Es war üblich, Studienplätze doppelt zu vergeben. Das geschah in dem Wissen, dass die Hälfte der Anwärter ohnehin wieder »herausgeprüft« würde, wenn zu Beginn des Studiums obligatorische Eignungsprüfungen und Kurse anstanden. Den ehrgeizigen, teils unfairen Kampf um die Studienplätze war ich nicht gewohnt und ging etwas naiv an die Sache heran. Ich kam zum Beispiel gleich eine Stunde zu spät, um mich für einen wichtigen praktischen Kurs zu Semesterbeginn einzuschreiben. Den Platz bekam ich nicht. Da war das erste Semester halb vertan.

Zum ersten Mal in meinem Leben erlitt ich dergestalt Niederlagen, hatte zum ersten Mal Zweifel. Ein paar administrative Dinge verpennte ich zugegebenermaßen, es gab allerdings auch Sabotageakte. So mussten wir regelmäßig bestimmte Laborarbeiten abgeben. Unter den Studenten wurden diese zahntechnischen Bastelarbeiten gern mal böswillig zerstört. War ein Gipsmodell »aus Versehen« zu Bruch gegangen, fiel man zwangsläufig durch. Ich war zuvor noch nie irgendwo durchgefallen. Das kannte ich gar nicht. Nie hatte für mich die Frage im Raum gestanden, ob ich etwas schaffen würde, sondern höchstens wie gut.

Die Studentenverbindung half mir über diese Zweifel hinweg. Hier fand ich Geborgenheit außerhalb des Kosmos' der Zahnmedizin. Der stotternde Studienbeginn ließ mir Zeit, in der Verbindung Spaß zu haben. Wir unternahmen gemeinsam tolle Reisen, und ich genoss erlebnisreiche Monate. In den ersten zwei Jahren in Heidelberg entstanden intensive Freundschaften. Meiner Mutter gefiel meine Mitgliedschaft in der Studentenverbindung freilich gar nicht. Sie vermutete nur sinnlose Alkoholexzesse, und ich kann nicht einmal leugnen, dass bei der Vineta auch viel getrunken wurde.

Nach einem Jahr zog man üblicherweise aus dem Haus der Verbindung wieder aus. Gleichzeitig wurde mein Studium deutlich zeitintensiver, sodass ich weniger in der Verbindung aktiv war. Nach dem Physikum, der großen Zwischenprüfung für Mediziner, begann das Studium, mir spürbar mehr Spaß zu machen. Ich kam in Kontakt mit echten Patienten, und es erschloss sich mir endlich, warum der Praxis all die Theorie vorangegangen war. Praktisch am Patienten zu arbeiten, Zwischenmenschlichkeit zu spüren, das war für mich immer das Wichtigste an meinem Beruf. Deswegen lief bald alles ziemlich gut.

Zu meinen Bundesbrüdern hatte ich nach Studienabschluss ungefähr zehn Jahre kaum Kontakt. Es war normal, dass jeder erst einmal seiner Karriere und seinem Beruf nachging und Familien gegründet wurden. Irgendwann aber wurden die Freundschaften von damals reaktiviert. Das freut mich, und ich mag die regelmäßigen Treffen. Die ehemaligen Kommilitonen sind heute über ganz Deutschland verteilt, und wir nutzen das jährliche Stiftungsfest und die anderen Veranstaltungen, um uns immer wieder einmal in unserer Studienstadt Heidelberg zu treffen. Genauso genieße ich den Austausch mit den jungen Leuten vor Ort. In der Vineta geht es inzwischen noch multikultureller zu als zu meiner Zeit.

Ich glaube, viele der alten Herren freut es, weiterhin diese Anlaufstelle zu haben und den Austausch zu pflegen. Es gibt einige, die noch im hohen Alter sehr aktiv in der Verbindung sind. Ich pflege meine Studienfreundschaften eher eigenständig und muss deshalb nicht ständig nach Heidelberg fahren. Zusammen mit Andy, Jürgen und Markus, drei guten Freunden aus der Verbindung, rief ich eine regelmäßige Golftour ins Leben, und wir kreierten die Vineten-Open. Seit vielen Jahren treffen wir uns dafür einmal jährlich irgendwo in Deutschland, gemeinsam mit weiteren Bundesbrüdern, auch wenn nicht alle besonders ambitioniert Golf spielen. Vielmehr geht es uns um die Geselligkeit und den Spaß, zwei Tage zusammenzusein und zu erzählen. Wir machen außerdem tolle Reisen. Jürgen hat eine schottische

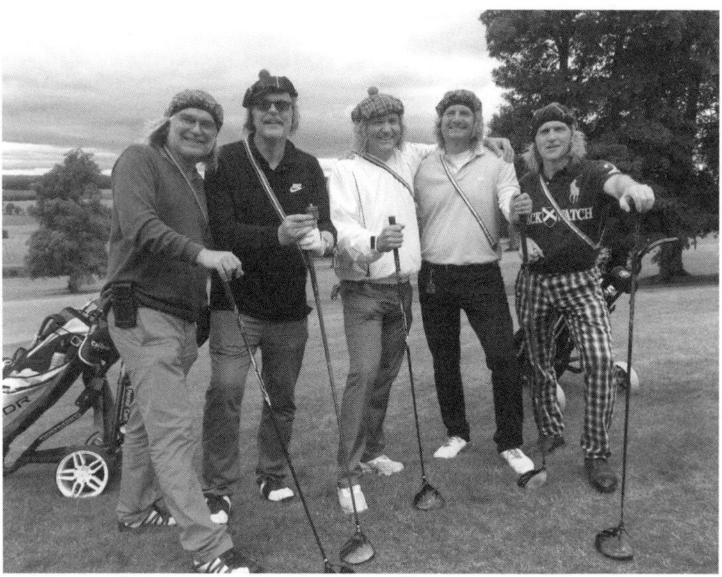

Vineten-Open in Schottland – von links: Marcus, Markus, Andy, ich und Jürgen. Spaß zu haben, stand für uns eindeutig im Vordergrund.

Frau, und das war uns Anlass, bereits zweimal nach Schottland zu fahren, dort zu golfen und Whisky zu trinken.

Golf zu spielen, hatte ich angefangen, weil meine Knie von Fußball und Tennis kaputt waren und ich keinen körperbetonten Kontaktsport mehr treiben konnte. Trotz seines zweifelhaften Images faszinierte und begeisterte mich der Golfsport ungemein. Eine Golfrunde ist wie eine Metapher auf das Leben: Man hat Ziele, Wünsche und Träume und steht ständig neuen Herausforderungen gegenüber bei immer wieder neuen äußeren Bedingungen. Einerseits wechseln Hochgefühl und Enttäuschung einander ständig ab, andererseits hat man die Möglichkeit und Verantwortung, alles selbst in die Hand zu nehmen.

Das Schöne an Golf ist, dass Spieler mit ganz unterschiedlichen Spielniveaus gemeinsam spielen und Spaß haben können, egal, ob man ambitioniert ist oder mehr das Gesellige schätzt. Das gibt es bei anderen Sportarten so nicht. Zudem bewegt man sich an der frischen Luft, oft an exponierten Orten und in wunderschöner Natur. Kein Wunder also, dass mich dieser Sport begeistert hat. Insbesondere über meinen Freund Stefan Quirmbach, der Golflehrer ist, eine eigene Golfschule in Nörten-Hardenberg betreibt und mit seiner Frau Katharina Golfreisen auf dem ganzen Planeten organisiert, habe ich viele grandiose Golfplätze kennengelernt, vor allem aber interessante Menschen getroffen und enge Freundschaften geschlossen.

Im Herzen eines Menschen ruht
der Anfang und das Ende aller Dinge.
LEO TOLSTOI

Rückkehr

In Heidelberg lernte ich Kerstin, meine spätere Frau, kennen. Sie studierte ebenfalls Zahnmedizin, wenn auch nicht im gleichen Semester wie ich. Ich absolvierte vor ihr mein Examen und trat meine ersten zwei Stellen als Assistenzarzt in Bruchsal und Mannheim an, beides in der Nähe von Heidelberg. Ein Jahr nach mir war Kerstin ebenfalls fertig und begann zu arbeiten. Wir wohnten gerade ein Jahr zusammen, als mein Vater uns fragte, ob wir seine Praxis übernehmen wollten. Er plante, bald aufzuhören, und musste eine Nachfolgeregelung treffen. Eigentlich hatte er einen Verkauf erwogen und bereits mehrere Inserate aufgegeben.

Mein Vater und ich hatten nie etwas ausgemacht, vielleicht hielt er es für ausgeschlossen, dass sein rebellischer Sohn nach Hankensbüttel ziehen und sich zur Übernahme der väterlichen Praxis herablassen würde. Inzwischen aber waren zehn Jahre vergangen, sieben Jahre Studium und drei im Beruf. Der Gedanke schien mir stimmig. Kerstin hatte natürlich Mitspracherecht. Wir überlegten. Kerstin stammt aus dem Altmühltal in Mittelfranken, aus Pappenheim, jenem Dorf, dem wir Wallensteins Redewendung »Ich kenne meine Pappenheimer«

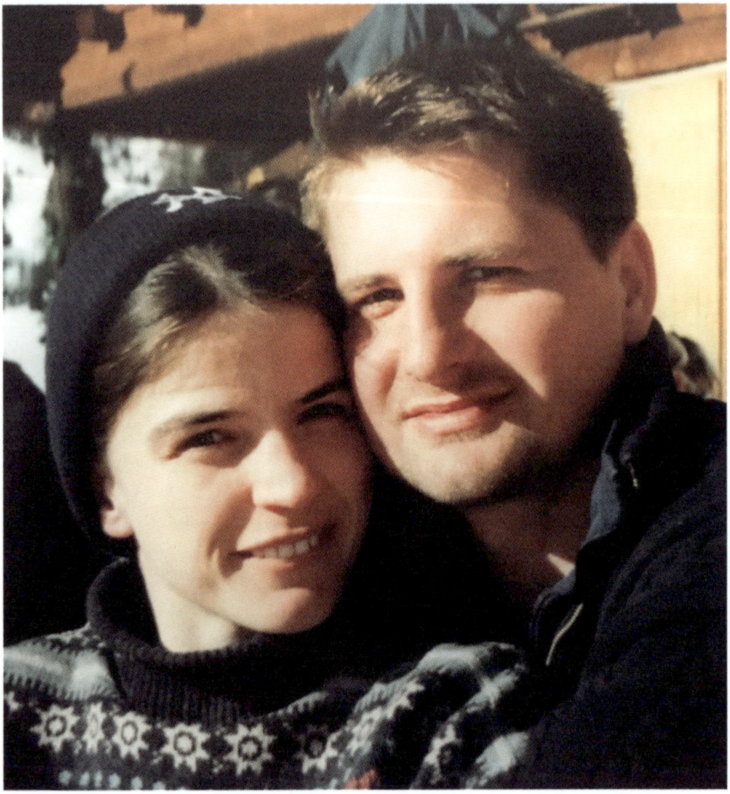

Mit Kerstin im ersten gemeinsamen Urlaub: Zusammen mit Studienfreunden – Zahnies – fuhren wir Ski und begingen den Jahreswechsel 1993/1994 auf einer Berghütte in Les Saisies/Frankreich.

verdanken. Kerstins Eltern und ihr Bruder Patrick samt Familie leben nach wie vor dort. Die ländliche Umgebung war uns beiden vertraut und angenehm. Wir beschlossen, unsere berufliche und private Zukunft gemeinsam in Hankensbüttel aufzubauen. Und wir beschlossen, zu heiraten. Das war Ende 1997.

Für meinen Vater war es wichtig, planen zu können, und für mich, in der Praxis einen klaren Schnitt zu machen. Ich wollte nicht, dass wir parallel arbeiten. In meiner Zeit als Assistenzarzt hatte ich erlebt, wie chaotisch es werden kann, wenn der Senior in einer Praxis als graue Eminenz weiterhin hineinregiert und alles besser weiß. Daher war unsere Position klar: »Wenn wir anfangen, dann hörst du auf.« Das fiel meinem Vater nicht schwer und war in seinem Interesse. Der Übergang lief reibungslos, das war gut.

Als Kerstin und ich nach Hankensbüttel kamen, war über viele familiäre Konflikte schon ein bisschen Gras gewachsen. Die Zeit der Distanz hatte gutgetan, und natürlich half meinen Eltern die Erkenntnis, dass ich es trotz meines wilden Lebensstils geschafft hatte, ein Examen zu machen und nicht unter Heidelbergs Brücken zu landen. Dadurch sahen sie mich in einem neuen Licht, vieles wurde entspannter.

Ich bildete die Vorhut in Hankensbüttel, während Kerstin noch in Heidelberg arbeitete. Wir hatten bereits begonnen, das Haus von Großpapi umzubauen. Ich wohnte derweil bei meinen Eltern, um die Bauarbeiten zu beaufsichtigen. Parallel fing ich an, mich halbtags in der Praxis meines Vaters einzuarbeiten. Das war ganz praktisch, um anschließend nahtlos übernehmen zu können.

Mitte Juli 1998 war das Haus bezugsfertig. Anfang August heirateten wir. Sogar eine stattliche Abordnung meiner Vineten aus Heidelberg »chargierte« auf unserer Hankensbütteler Dorfhochzeit. In festlicher Verbindungsuniform, dem Chargenwichs, stand sie in und vor der Kirche Spalier und erregte großes Aufsehen. Nach dem großen Fest unternahmen Kerstin und ich eine

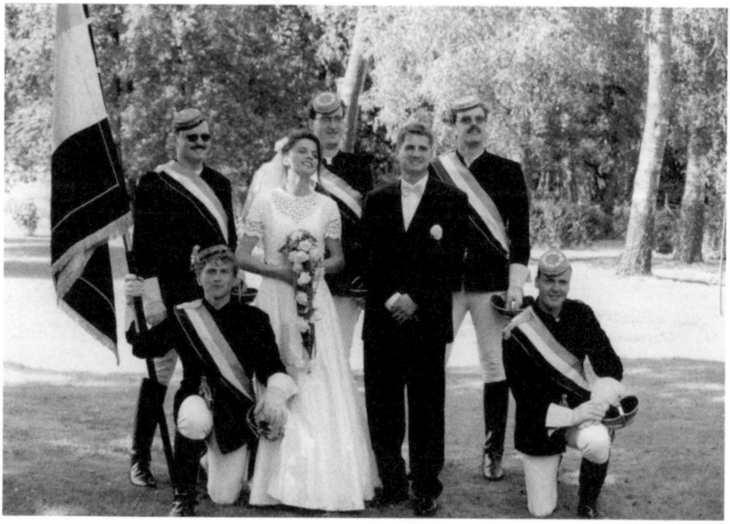

Als anlässlich unserer Hochzeit eine Abordnung der Vineten »chargierte«, erregte sie in der niedersächsischen Provinz einiges Aufsehen.

einwöchige Hochzeitsreise auf die griechische Insel Santorin. Als wir wiederkamen, ging mein Vater in Rente, und wir starteten mit der Praxis. Ich war gerade achtundzwanzig Jahre alt.

Als Kerstin und ich nach Hankensbüttel kamen, war es nicht zuletzt meiner Frau wichtig, uns ein wenig abzugrenzen. Wir machten meinen Eltern klar, dass sie gerngesehene Gäste sind, sich aber bitte ankündigen sollen. In meinem Elternhaus war das nämlich anders. Schon wegen der vielen Kinder gab es ein ständiges Kommen und Gehen. Hinten herein, vorne herein, und stets saßen Gäste im Haus. Das wollten Kerstin und ich anders gestalten. Es gelang uns, diese Distanz zu wahren, sodass genügend Privatsphäre blieb. Verglichen mit meinen Geschwistern, stimmen wir unser Leben tatsächlich am wenigs-

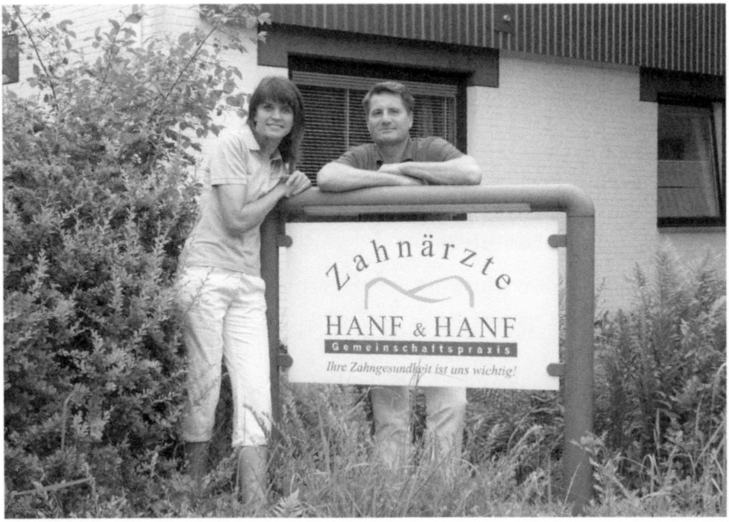

Hanf & Hanf: Kerstin und ich vor unserer Praxis im Mai 2016

ten mit meinen Eltern ab, obwohl wir die größte räumliche Nähe zu ihnen haben. Ob Finanzierungen, Versicherungen, Umbauten oder strategische Entscheidungen und Projekte – meine Geschwister nehmen viel eher den Rat unserer Eltern in Anspruch als ich. Vielleicht weil sie mehr von Geisteswissenschaften als von Business verstehen. Sie tauschen sich über vergleichsweise vertrauliche Details und Probleme aus, das haben Kerstin und ich anfangs nie getan. Ich traf meine Entscheidungen immer gern selbst, fürchtete wohl eine gewisse Besserwisserei in der Familie, vielleicht sogar eine Überheblichkeit mir und meinen Ideen gegenüber. Ich glaube, meinen Eltern hat unsere Distanziertheit nicht gefallen. Mittlerweile aber haben sie sie akzeptiert. Das trug dazu bei, dass wir uns wieder besser verstehen.

Kerstin und ich begannen unsere Karriere mit viel Ambition und Leidenschaft. Es war mir immer wichtig, bei der Arbeit Spaß zu haben und mit den Angestellten gut auszukommen. Wir investierten viel in Teambuilding und fachliche Weiterbildungen. Alles entwickelte sich sehr gut. Wir hatten Visionen, wollten einiges verändern, so wie sich die Zahnmedizin veränderte. Mein Vater war ein ausgezeichneter und gewissenhafter Zahnarzt. Trotzdem tat ein wenig frischer Wind der Praxis gut, und wir etablierten uns erfolgreich, sodass wir überregional Patienten dazugewannen. Sie kamen bewusst zu uns, weil ihnen unser Konzept gefiel. Wir versuchten, nachhaltig zu behandeln, nach den Möglichkeiten und Wünschen der Patienten.

In den ersten Jahren übernahm mein Vater manchmal die Urlaubsvertretung, hielt sich ansonsten aber wie abgesprochen aus dem Praxisbetrieb heraus. Er war ein wenig enttäuscht, glaube ich, dass wir ihn so selten um Rat fragten. Das hätte er sich bestimmt gewünscht. Aber zu mir passte es, mein Ding zu machen. Ich war immer sehr selbstständig, und genauso sollte es bleiben.

Meine Frau ist der wichtigste Mensch in meinem Leben. Wir sind dreißig Jahre zusammen und weit über zwanzig Jahre verheiratet. Wir machen vieles zusammen, lassen uns aber ebenso Freiräume für die jeweils eigenen Interessen, privat wie im Beruf, in dem wir mit Erfolg und Freude eine gemeinsame Praxis aufgebaut haben. Wir hatten früh große Verantwortung und waren voll ausgelastet. Die Frage nach Kindern stellten wir deswegen hintenan. Darüber wollten wir mit Mitte dreißig noch einmal sprechen.

Bis dahin wuchs unsere Leidenschaft für die gemeinsamen Abenteuerreisen, wir unternahmen ständig etwas. »Ehrlich gesagt, bin ich mit unserem Leben, wie es ist, sehr zufrieden«, sagte sie eines Tages zu mir. »Ich glaube, wir können ohne Kinder glücklich werden. Oder wie siehst du das?« Kerstin kann wunderbar mit Kindern umgehen, weshalb ihre Ansprache für mich ein wenig überraschend kam. Doch ich fand, dass das vor allem ihre Entscheidung sein und ich diese akzeptieren sollte. Dass wir keine Kinder haben, lag nicht daran, dass es nicht geklappt hat. Es war eine bewusste Entscheidung. Es gibt zwar Momente, in denen ich denke, dass es schön wäre, eigene Kinder zu haben. Aber wir sehen auch mit den Kindern unserer Geschwister eine neue Generation aufwachsen. Kerstin und ich sind sehr kinderlieb. Wir lieben unseren Neffen Lenni und die fünf Nichten Pauline, Marie, Alena, Lelia und Jasmina sehr.

Kerstins und meine über zwanzigjährige Phase beruflichen Schaffens war geprägt vom Aufbau der Praxis und dem Etablieren im Beruf einerseits und unserer Leidenschaft für ungewöhnliche Reisen andererseits. Das war der Luxus, den wir uns gönnten. Während unserer gemeinsamen Reisen mussten wir die Praxis häufig schließen. In einer Gemeinschaftspraxis mit Partner hätte man das anders lösen können, bei uns ging das kaum, außer wenn wir gerade einen Zahnarzt oder eine Zahnärztin beschäftigten. Es war uns trotzdem wichtig, mehrmals im Jahr gemeinsam Urlaub zu machen. Ich fand es ein wenig merkwürdig, wenn Patienten sagten: »Was, Sie waren schon wieder im Urlaub?« »Ja«, sagte ich dann, »Sie sollten sich freuen, denn ich sitze jetzt entspannt vor Ihnen, bin ausgeruht und

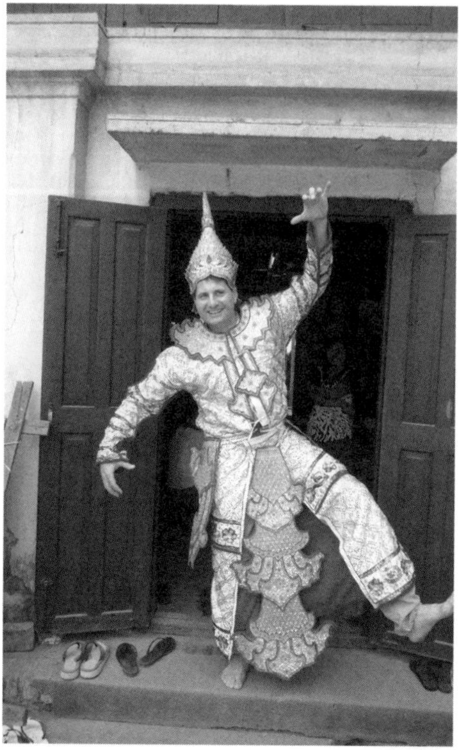

Luxus Aktivurlaub –
von o.l. nach u.r.:
Myanmar 2010 / Jemen
2007 / Kambodscha 2014

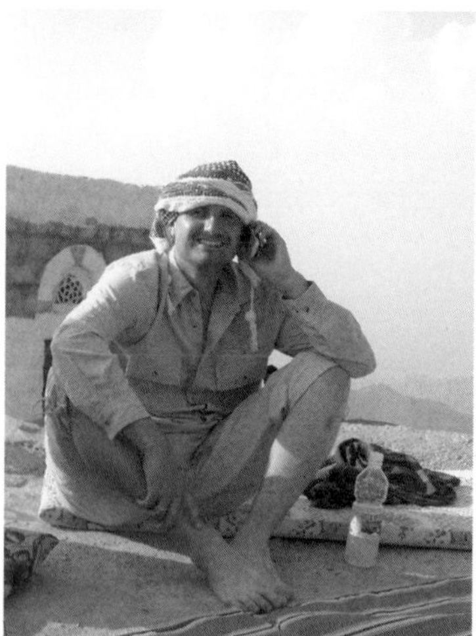

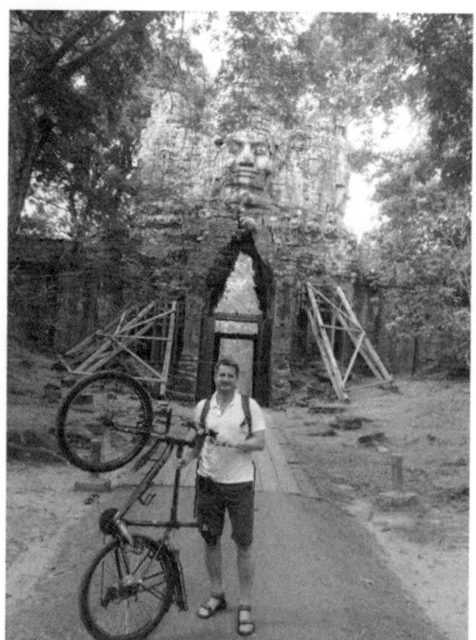

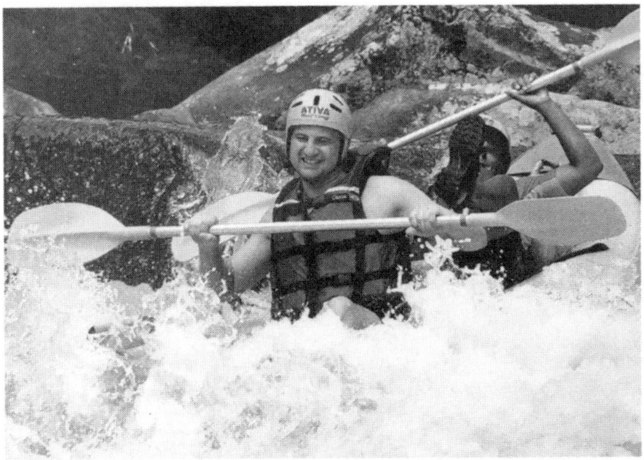

Luxus Aktivurlaub – von o.l. nach u.r.: Brasilien 2005 / Kanada 2008 / Sibirien 2009

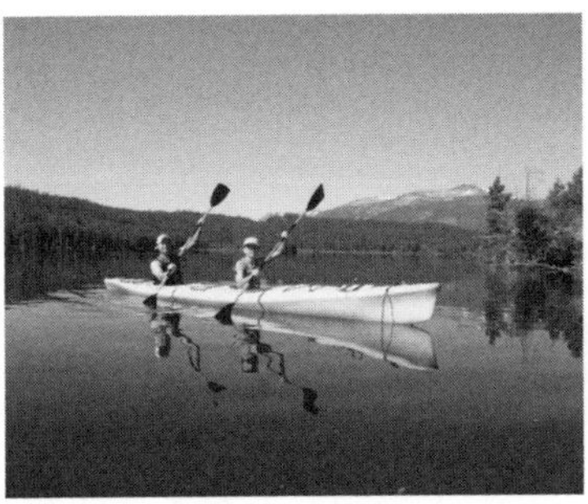

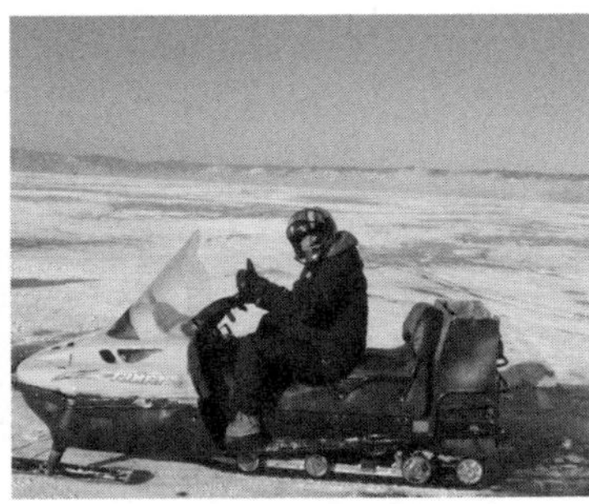

voller Tatendrang. Ich bin in den Urlaub gefahren, damit ich jetzt meine beste Leistung für Sie erbringen kann.« Das überzeugte.

Kerstin und ich konnten auf diesen Reisen wirklich auftanken. Meist waren es Aktivurlaube. Sehr aktiv. Bergsteigen, längere Wandertouren, im Zelt schlafen. Es war ein großes Privileg, so viel erleben zu dürfen. Nicht wenige enge Freundschaften entstanden auf diesen Touren. Auf einer exotischen Reise bei minus fünfunddreißig Grad Celsius zum Baikalsee in Sibirien zum Beispiel lernte ich meinen guten Freund Markus aus Bimbach und seine Frau Jenni kennen. Später wanderten wir gemeinsam auf La Réunion, und mittlerweile bin ich Patenonkel ihres ersten Sohnes Julius. Es war toll, dass das Leben solche Geschichten schrieb.

Kerstin und ich bereisten mehr als zehn afrikanische Länder, Süd- und Nordamerika, das eiskalte Sibirien oder Lappland, Japan, Neuseeland, Asien, den Jemen und Jordanien. Auch in solchen Ländern machten wir Treckingtouren. Wir lagen nicht in Hotels oder am Strand, sondern es musste immer spannend sein. Dadurch bekamen wir den Kopf frei. Wir konnten uns zur Abwechslung einmal mit ganz anderen Themen beschäftigen als denen, die wir in unserem gewohnten Umfeld immer so wichtig nahmen. Es war schön, in direkten Kontakt mit der jeweiligen Landeskultur zu kommen. Wir machten viele Fotos, und Kerstin erstellte anschließend eindrückliche Fotoalben. Sie sind wie Tagebücher. Ich bin mitunter noch nachträglich überwältigt, wenn ich sie durchblättere.

Für Kerstin war meine ALS-Diagnose ebenfalls ein massiver Einschnitt. Ganz unmittelbar fiel ich als behandelnder Arzt aus, und sie musste die Praxis allein wuppen. Das bedeutete noch einmal mehr Arbeit für sie. Ich bekam trotzdem alle Unterstützung von ihr, die ich brauchte. Sie akzeptierte meinen Umgang mit der neuen Situation von Anfang an. »Mach, was für dich jetzt wichtig ist«, sagte sie. Kerstin ist ein eher rationaler Mensch, vieles, was ich fortan tat, kam ihr befremdlich vor. Doch sie bemerkte, dass es mir guttat und ich davon profitierte. Sicherlich gibt es Dinge, die sie nicht verstehen oder nachvollziehen kann, aber nie würde sie mir Steine in den Weg legen oder mich von meinen Plänen abhalten. Dafür bin ich ihr sehr dankbar.

Das einzig Wichtige im Leben sind die Spuren der Liebe,
die wir hinterlassen, wenn wir gehen.
ALBERT SCHWEITZER

Entwicklungshilfe

In unserem Gesundheitssystem wird die Spanne zwischen dem, was theoretisch möglich, und dem, was praktisch finanzierbar ist, immer größer. Nie konnte ich zu einem Patienten einfach sagen: »Selbstverständlich bekommen Sie das Beste, was ich anbieten kann.« Für jede Zahnfüllung gibt es mehrere Optionen zu unterschiedlichen Preisen und zehn Seiten Papierkram, der zu unterschreiben ist. Ein Verwaltungsaufwand, der mich in den letzten zehn Jahren meiner Arbeit zunehmend belastet hat. Die Ur-Ethik des Medizinerdaseins, wenn man so will, erlebte ich bei Entwicklungshilfeprojekten. Da tat ich einfach mein Bestes, um Menschen zu helfen, wenn auch unter schwierigen Bedingungen. Oft konnte ich nur chirurgische Behandlungen durchführen, Zähne ziehen oder Schmerzen und Abszesse behandeln.

Zum ersten Auslandseinsatz von Kerstin und mir kam es durch eine persönliche Bekannte, Elisabeth Mwaka. Sie hatte in Hankensbüttel Abitur gemacht, anschließend eine Ausbildung zur Krankenschwester absolviert und dann ein Praktikum in Uganda angeschlossen. Das Land faszinierte sie, sie heiratete dort und blieb. Christlich motiviert, baute sie Hilfsprojekte vor

Ort auf und sammelte in Deutschland Gelder dafür ein. Es gibt einen Freundeskreis Butiru, benannt nach dem ugandischen Dorf, in dem Elisabeth wohnt und wirkt. Daraus ist in den letzten fünfunddreißig Jahren ein riesiges Projekt geworden, das Kerstin und ich regelmäßig finanziell unterstützt haben. In Butiru gibt oder gab es sogar einen nach uns benannten Hanf-Brunnen.

Wir erhielten zudem Spenden von unseren Patienten. Jedes Mal, wenn wir alte Goldkronen entfernten, fragten wir, ob sie sie spenden wollen. Durch unsere Kontakte konnten wir relativ günstig die notwendigen Goldscheidearbeiten beauftragen, damit möglichst viel von dem Geld in Uganda ankam. Für das Projekt, mit dem wir zuletzt zu tun hatten, sammelten wir von unseren Patienten siebzehntausend Euro ein. Auf der Grundlage des Projektberichts ließen wir Flyer drucken und legten sie in der Praxis aus. So konnten unsere Patienten nachverfolgen, was mit ihrem Geld Gutes getan wurde.

Elisabeth Mwaka hält außerdem Vorträge und sammelt auf diesem Wege Spenden ein. Irgendwann bot sie uns an: »Kommt doch mal selbst nach Uganda und guckt euch das Projekt an.« Wir fragten, ob wir ein paar zahnärztliche Instrumente einpacken sollten, und sie antwortete: »Das wäre wunderbar, denn einen Zahnarzt gibt es hier praktisch nicht.« Elisabeth baute selbst eine Krankenstation auf, daneben mehrere Schulen und ein Ausbildungszentrum für Frauen und Mädchen. Alles geschah auf ihre Initiative hin. 2018 erhielt sie dafür das Bundesverdienstkreuz. Sogar Günther Jauch ist ein Sponsor des Butiru-Projekts und hat Elisabeths Arbeit in seiner Quizsendung vorgestellt. Sie hat inzwischen viele Unterstützer und

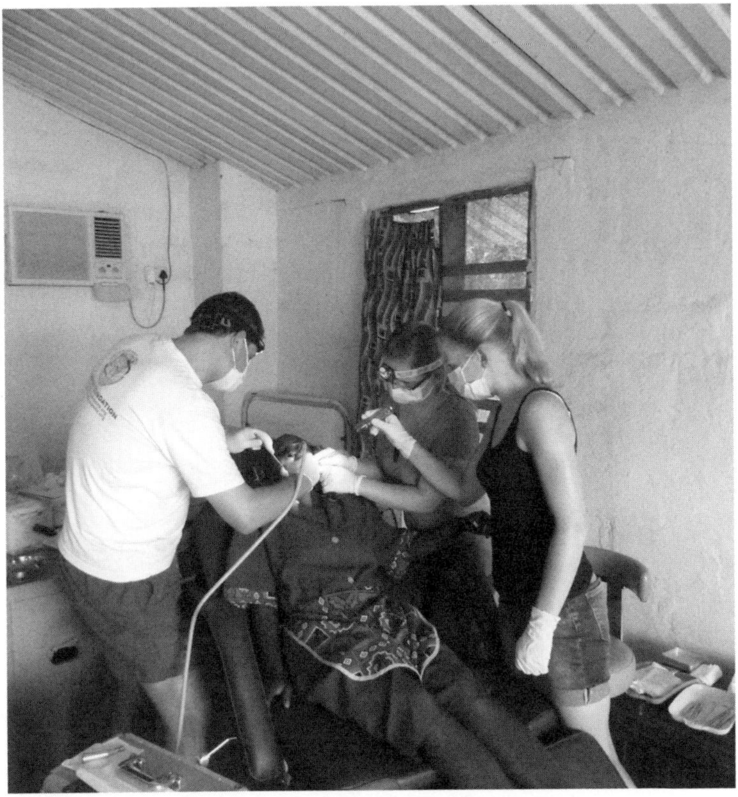

Auslandseinsatz in Sambia zum Jahreswechsel 2013/14. Eine Mitarbeiterin der Lodge, in der wir wohnten, ließ sich gleich vor Ort von unseren Zahnarzthelferinnen Gesa (v.) und Denise und mir behandeln. Die Patientenschlange vor dem Haus wurde währenddessen immer länger.

inzwischen ganz andere Summen zur Verfügung. Regelmäßig kommt Elisabeth nach Hankensbüttel, ihre Eltern wohnten in einem Nachbarort.

Kurzerhand fuhren Kerstin und ich nach Uganda. Vielleicht gingen wir ein bisschen zu blauäugig an die Sache heran, dachten, wir würden als europäische Ärzte selbstverständlich mit offenen Armen empfangen. Wir hatten unsere Zangen dabei und zwei mit Medikamenten vollgestopfte Taschen, alles Apothekenspenden, die wir vorher zu Hause eingesammelt hatten. Es war völlig naiv, anzunehmen, mit einer solchen Menge an Medikamenten, Antibiotika, Anästhetika und Spritzen käme man einfach so durch den Zoll. Zum Glück aber machte der zuständige Beamte wohl gerade Pause, und niemand behelligte uns am Flughafen. So begann unser Besuch bei Elisabeth und ihrer großen Familie. Mit einem Toyota Pick-up begaben wir uns auf abenteuerliche Touren. Mit drei, vier Helfern und unserem Equipment auf der Ladefläche fuhren wir auf lebensgefährlichen Straßen von Bergdorf zu Bergdorf. Manche Orte erreichte man nur mit einer zusätzlichen Stunde Fußweg. Dort standen zumeist ein, zwei Hütten und ein festes Haus, in dem der Ortsvorsteher wohnte. Das wurde ausgefegt, notdürftig saubergemacht, ein Stuhl hineingestellt – und fertig war die Zahnarztpraxis.

So arbeiteten Kerstin und ich. Die Leute vor Ort sahen zum ersten Mal in ihrem Leben einen Zahnarzt. An den Fenstern drückten sich Kinder die Nase platt. Irgendwann traute sich der erste Mutige herein. Wir hatten Betäubungsmittel dabei, aber auch die waren unbekannt. Man erzählte uns, dass, bevor ein Patient daran starb, ein Schmied entzündete und vereiterte Zähne lieber mit einer Fahrradspeiche herauspopelte.

Natürlich arbeiteten wir mit lokaler Betäubung. Man kann so spritzen, dass man selbst die Spritze nicht spürt. Unsere Patienten dachten, ihnen sei ein Wunder geschehen, weil sie nichts gemerkt hatten und nichts mehr weh tat. Das sprach sich blitzschnell herum. Aus anfangs drei, vier Personen, die vor der Hütte warteten, wurde eine Schlange von hundert Leuten. Zu zweit behandelten wir im Akkord. Das war harte Arbeit bei der Hitze und den schwierigen hygienischen Verhältnissen. Salopp gesagt, hatte jeder irgendeine Zahnleiche im Mund. Vor der Tür standen unsere Helfer mit Gaskochern und heißem Wasser, um Keime am Equipment abzutöten und die Instrumente so gut wie möglich zu sterilisieren. Wir waren hautnah dran am Leben. In der Mittagspause kamen Männer, offensichtlich Würdenträger, zusammen. Sie hatten ein Huhn geschlachtet und schenkten mir aus besonderer Wertschätzung die Innereien. Auch wenn sie gekocht waren, mochte ich sie nicht wirklich.

Die Schlange der Behandlungswilligen wurde immer länger, und irgendwann schwante Kerstin und mir, dass wir keinesfalls alle Menschen behandeln konnten. Bevor es dunkel wurde, mussten wir noch eine Stunde laufen und dann zurückfahren. So leid es uns tat, mussten wir irgendwann abbrechen, obwohl manche Leute sechs Stunden und mehr gewartet hatten. In dem Dorf zu übernachten, empfahl sich jedoch nicht und hätte gefährlich werden können. Als Weißer sollte man nachts nicht einmal allein Auto fahren. In Uganda gab es keine befestigten Straßen. Es regnete unablässig, und wir stürzten mit dem Pick-up um ein Haar in die Tiefe. Der Wagen kam auf dem matschigen roten Lehmboden ins Rutschen und hing mit zwei Rädern schon über einem Abhang, als der Fahrer schrie: »Out! Out!« Alle sprangen in Windeseile aus dem Auto und von der Ladefläche. Mit gemeinsamer Anstrengung zogen wir den Wagen wieder zurück auf den

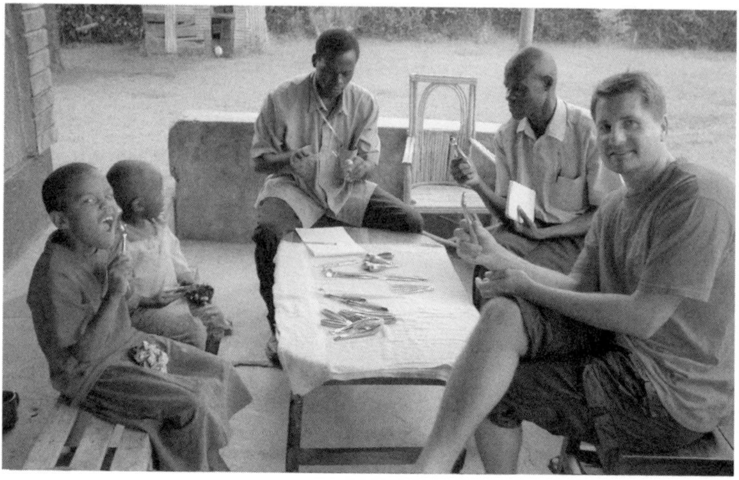

»Seminar« in Butiru (Uganda) 2007: Brother Moses und Pastor James lassen sich unsere mitgebrachten zahnmedizinischen Instrumente erklären. Zaungäste sind Elisabeths Kinder Joel und Joshua.

Weg und fuhren weiter, nachdem wir alle kräftig durchgeatmet hatten.

In diesem Stil verlief unser gesamter erster Auslandseinsatz. Kerstin und ich waren eine knappe Woche vor Ort. Wir versuchten, unseren Helfern die wichtigsten Handgriffe beizubringen, und ließen sie bei den Behandlungen zuschauen. So bekamen sie einen Schnellkurs im Zähneziehen – allemal besser als der Schmied, dachten wir. Wir setzten uns mit ihnen zusammen und erklärten alles noch einmal theoretisch. Im Nachhinein erfuhren wir allerdings, dass nichts aus der Idee geworden war und die Zangen und Instrumente, die wir dagelassen hatten, eher zum Autoreparieren benutzt wurden. Einen Versuch war es wert gewesen.

Unseren Aufenthalt verbanden Kerstin und ich mit einer Rundreise durch Uganda. Sie bescherte mir eines der beeindruckendsten Naturerlebnisse meines Lebens, als wir an einem Gorilla-Trekking teilnahmen. Das Gebirge, in dem die Gorillas leben, gehört zu Ruanda, zum Kongo und zu Uganda. Im Kongo herrschte Bürgerkrieg, da konnte man solch eine Tour nicht durchführen. Ruanda war ein ebenso schwieriges Terrain. Aber von Uganda aus war es möglich, auch wenn das Grenzgebiet unter anderem wegen Wilderern nicht ganz ungefährlich ist. Ein paar Wochen bevor wir dort waren, hatte es einen Zwischenfall mit einer italienischen Touristengruppe gegeben: Freischärler hatten mehrere Touristen und den begleitenden Ranger erschossen.

Ranger sind auf diesen Trekkingtouren grundsätzlich dabei, zusätzlich ein paar Scouts, die versuchen, die Gorillas aufzuspüren. Sechs Stunden schlugen wir uns bergauf, bergab mit der Machete durch den Dschungel. Und auf einmal tauchte wirklich eine Gruppe Gorillas vor uns auf. Wir setzten uns hin, bis sie uns entdeckten. Über das richtige Verhalten in einer solchen Situation waren wir vorab instruiert worden: Schnelle Bewegungen waren verboten, wir sollten uns möglichst klein machen und so tun, als ob wir etwas essen. Das wecke Vertrauen bei den Tieren, hieß es. Käme ein Gorilla auf uns zu, sollten wir sitzenbleiben und am besten gar nichts unternehmen.

Wir saßen da und warteten, bis sie tatsächlich auf uns zukamen. Ein echter freilebender Gorilla vor dir, ein imposanter Silberrücken, der dich sogar berührt, das war eine umwerfende Erfahrung. Unglaublich schön. Angst hatte ich nicht, weil erfahrene Ranger dabei waren. Mit ihnen waren Zeichen abgesprochen, auf die hin wir uns im Zweifelsfall sofort zurückziehen mussten. Maximal eine Stunde durften wir die Gorillas beobachten. Zum Schutz der Tiere ist das strikt geregelt. Maximal sind acht Personen pro Gruppe und nur eine Gruppe pro Tag zugelassen.

Der Rückweg durch den Dschungel zog sich vier Stunden hin. Es regnete so stark, dass wir von oben bis unten voller Schlamm und Matsch waren, als wir das Lager erreichten. Mehr als ein Betonzimmer mit einer unbequemen Pritsche darin hatten wir nicht, doch das war völlig nebensächlich. Als Kerstin und ich abends vor der Hütte saßen und nach diesem Tag in den Urwald schauten, war das einer der glücklichsten Momente meines Lebens. Ein so unmittelbares Naturerlebnis kann man gar nicht in Worte fassen. Weit entfernt von jeglichem Komfort, war ich so glücklich wie selten im Leben. Beeindruckt, demütig, dankbar.

Nach unserer Erfahrung in Uganda hatten Kerstin und ich Lust auf weitere, ähnliche Auslandseinsätze und informierten uns, wie das auf offiziellem Wege funktioniert. Völlig blauäugig wollten wir es nicht noch einmal angehen. Uns war klar, dass unser Einsatz nicht überall auf Gegenliebe traf, aus gutem Grund gibt es bestimmte Vorschriften. In Deutschland dürfte sich auch niemand aus Uganda auf den Marktplatz stellen und den Leuten die Zähne ziehen.

So kam es, dass zunächst meine Frau zweimal nach Nepal und wir gemeinsam einmal nach Sambia aufbrachen, zu organisierten Arbeitseinsätzen, die über eine entsprechende Organisation abgesichert waren. Einen Einsatz auf den Kapverdischen Inseln mussten wir wegen meiner ALS-Erkrankung leider absagen.

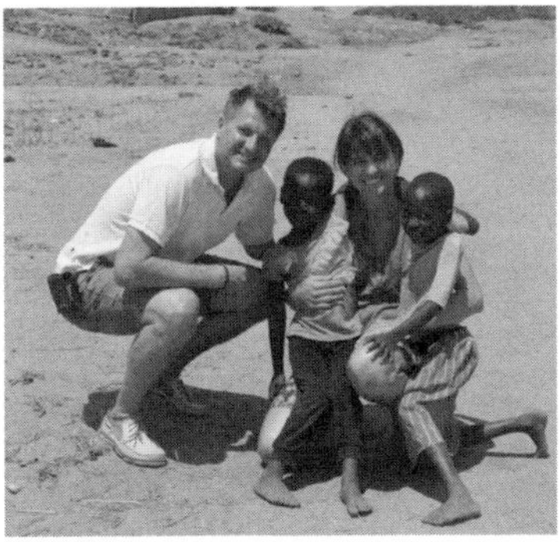

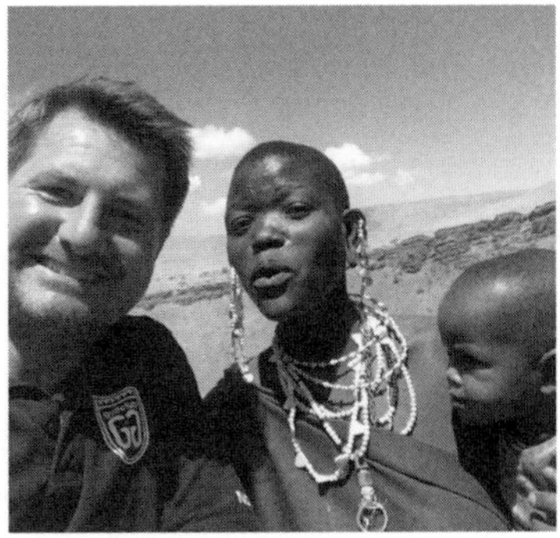

Spontane Bekanntschaften in Malawi 2016 (l.) und Tansania 2018

Nach Sambia nahmen wir Gesa und Denise, Zahnarzthelferinnen aus unserer Praxis, mit. Sie brachten den Schulkindern vor Ort ein paar Grundlagen von Hygiene und Prophylaxe bei, machten mit ihnen Zahnputzübungen und ähnliches. Außerdem assistierten sie uns bei den Behandlungen. Unser Aufenthalt in Sambia war auf zwei Wochen ausgelegt. Wieder erlebten wir in dieser Zeit abenteuerliche Dinge, auch tragische. Genau ein halbes Jahr nachdem wir dort gewesen waren, verunglückte eine Freiwilligengruppe vor Ort tödlich. Vier Personen aus Deutschland, Zahnärzte und Helferinnen, genau wie wir. Sie waren mit demselben Auto unterwegs, das wir benutzt hatten. Die Autofahrten in Afrika sind mitunter recht gefährlich. Die Straßenverhältnisse sind schwierig, die Zustände chaotisch, die technische Ausstattung der Autos und Lastkraftwagen ist mehr als bedenklich.

In Sambia waren wir in einer Art Lodge untergebracht, ganz einfache Hütten waren das. Von diesem Hauptquartier aus fuhren wir zu Einsätzen in verschiedene Kliniken oder kleine

Krankenstationen und behandelten dort die Leute. Unser Hotelmanager, wie er sich nannte, heiratete später eine Schweizerin. Dennis Ulayayi heißt er, neulich las ich einen Bericht über ihn in der Zeitung. Er lebt jetzt in der Schweiz und bläst dort in traditioneller Tracht Alphorn, was ziemlich skurril ist. Ab und zu haben wir noch Kontakt. Ihn nominierte ich unter anderem bei der Ice Bucket Challenge.

Auf unseren Touren und Reisen knüpften Kerstin und ich überall Kontakte und fanden Bekannte und Freunde auf der ganzen Welt. Über die sozialen Medien konnten wir mit ihnen in Kontakt bleiben und tauschten uns über Neuigkeiten aus. Über die Jahre entstand so ein weltweites Netzwerk.

Reife hat nichts mit deiner äußeren Lebenserfahrung zu tun, sondern hat etwas mit deiner Reise nach innen zu tun, mit Erfahrungen im Innern.

OSHO

Vom Opfer zum Schöpfer

Es hat seinen Grund, warum ich so weit ausholen musste in meiner Lebensgeschichte. Sie steht in direktem Zusammenhang mit dem Hier und Jetzt. Ein Zusammenhang, den Geistheiler immer wieder betonen.

Was wir im Elternhaus erfahren, prägt unser gesamtes späteres Leben. Wenn wir erwachsen sind, lassen sich unsere Gefühlswelt und die Art, wie wir mit bestimmten Ereignissen und Situationen umgehen, meist auf in der Kindheit gemachte Erfahrungen oder frühzeitig erworbene Verhaltensmuster zurückführen. Viele Abläufe und Rituale übernehmen wir unbewusst, andere bewusst, wieder andere verkehren wir absichtlich ins Gegenteil, weil wir ganz anders als unsere Eltern sein möchten. Häufig werden wir ihnen trotzdem ungemein ähnlich. Traumatische oder angstbesetzte Konstellationen in der Familie wie Alkoholismus, Missbrauch oder andere Formen von Gewalttätigkeit wiederholen sich oft über Generationen hinweg. Unsere Verhaltensmuster und die Grundlagen unseres Weltbildes sind etwas, das uns von außen aufgeprägt wird. Je nachdem, in welcher Gesellschaft wir aufwachsen, formen sich unsere Überzeugungen, religiösen Ansichten und Moral- und Wertvorstellungen.

Bis ins Teenageralter hinein haben wir wenig Optionen, diesen Prozess selbstbestimmt zu steuern. Die Bedingungen sind vorgegeben, wir haben keine Wahl. Mit dem Erwachsenwerden ändert sich das. Weder müssen wir vorgegebene Muster fortführen noch das, was sie einmal ausgelöst haben, auf ewig hinnehmen. Wir sind unserer Vergangenheit nicht hilflos ausgeliefert. Das war eine meiner verblüffendsten Entdeckungen der letzten Jahre. Sie trägt einen Namen: Robert Betz.

Robert Betz ist Persönlichkeitstrainer und Therapeut. Seine Methode ist unter dem Begriff Transformationstherapie bekannt. Sie fokussiert sich auf eben jene Dinge in unserer Vergangenheit, die uns krank machen, und versucht, diese Knoten aufzulösen. Die Idee ist, durch die Auflösung in der Vergangenheit geschaffener Blockaden oder Schieflagen die eigene Gegenwart und Zukunft selbstbestimmt zum Positiven zu verändern, sie von der Kindheit ausgehend zu transformieren. Dieser Ansatz hilft unter anderem dabei, die Verantwortung für sich und sein Leben zu übernehmen und nicht immer einen Schuldigen zu suchen. Raus aus der Opferhaltung – das ist ein wichtiger Slogan bei Betz. Denn es gibt immer Gründe und Erklärungen, warum wir so wurden, wie wir sind. Das ist manchmal tragisch, meistens nachvollziehbar, aber es sind immer nur wir selbst, die etwas ändern können. Dafür müssen wir aktiv unsere Vergangenheit bewältigen.

Es ist ein nicht zu unterschätzendes Detail, dass es in diesem Kontext nicht um Schuldzuweisungen geht, sondern um Lösungsansätze. Vergebung ist dabei eines der allerwichtigsten Mittel, jedenfalls wenn sie aufrichtig gemeint ist. Wenn man es schafft, jemand anderem zu vergeben, tut man den größten Gefallen sich selbst. Es geht nicht darum, andere zu entlasten. Das Ziel ist vielmehr, im eigenen Leben besser klarzukommen. Um alte Verletzungen zu lindern, kann es helfen, zu verzeihen.

Nehmen wir die Episode mit dem Hallenfußballspiel, an dem ich nicht teilnehmen durfte. Ich empfand damals tiefe Ungerechtigkeit, fast Hass, und fühlte mich zu wenig geliebt. Eine Zeit lang brav zu sein und den elterlichen Erwartungen zu entsprechen, dieser Mechanismus funktionierte dieses Mal nicht. Ich war tief enttäuscht. Noch heute würde ich sagen, dass meine Eltern nicht besonders geschickt agiert haben. Anstatt zu grollen, ist es für mich jedoch weit hilfreicher, ihnen zu verzeihen. Ich bin in der Lage, einzusehen, dass sie nicht aus Boshaftigkeit gehandelt haben, sondern aus Liebe. Sie wollten das Beste, auch wenn sie dieses Ziel auf für mich schmerzhafte Weise verfehlten. Ich muss nicht gutheißen, wie sie vorgegangen sind. Aber ich gebe ihnen nicht die Schuld dafür, dass ich heute so bin, wie ich bin.

Ich glaube an das Gute im Menschen. Daran, dass jeder alles genauso gut macht, wie er es vermag. Niemand macht mutwillig etwas falsch, tut in voller Absicht schlechte Dinge. Im jeweiligen Moment macht jeder alles so, wie er es für richtig hält. Diese Vorstellung finde ich tröstend. Sie macht es unnötig, sich Vorwürfe zu machen und all die »Fehler« zu bedauern, die man im Leben gemacht hat. Ich glaube, niemand macht Fehler im Leben, sondern nur Erfahrungen. Deshalb ist man der Mensch, der man ist. Wir begehen die sogenannten Fehler, weil wir sie im betreffenden Moment für das Richtige erachteten. Sie waren Folge einer ganzen Lebensgeschichte, das Ergebnis unzähliger Entscheidungen und Ereignisse. Gleiches gilt für all unsere Moralvorstellungen. Sie sind gemacht worden, und was wir in Mitteleuropa heute für richtig erachten, ist lediglich die Momentaufnahme einer lokal begrenzten Region.

Es gibt viele Abhandlungen und Bücher zum Thema Transformationstherapie. Auf den Seminaren werden die verschiedensten Teilaspekte hervorgehoben. In meinen Augen ist die jeweilige Überschrift über einem Modul allerdings gar nicht entscheidend. Im Grunde laufen sie immer wieder auf dieselben Konstanten hinaus. Eine der anschaulichsten Metaphern, mit denen die Transformationstherapie arbeitet, ist das Bild vom »inneren Kind«. Diese Vorstellung erscheint mir plausibel. Mit Robert Betz und seinem wunderbaren Therapeutenteam lernte ich mein inneres Kind kennen.

Zum ersten Mal stieß ich auf Betz, als ich auf dem Weg zu dem Geistheilerkongress in Österreich war. Ich hatte meinen Flug verpasst, und in den zwei Stunden, die ich auf den nächsten warten musste, las ich am Laptop meine E-Mails. Ich sah eine Nachricht von der Bandkollegin meines Bruders Tobi. Sanna und ihr Freund Tim, Saxofonist und mittlerweile Transformationstherapeut, unterbreiteten mir ein paar ungewöhnliche Ideen, nichts, womit ich mich auch nur im Entferntesten auskannte. Ihnen verdanke ich den Hinweis auf Robert Betz. Bemerkenswerter- und rührenderweise waren es stets gutgemeinte Empfehlungen anderer, die mich auf neue Pfade lenkten, und sie kamen nicht nur aus meinem engsten Freundeskreis. An Zufall glaube ich dabei nicht. Eher strahlt man etwas aus oder zieht etwas an.

In der geschenkten Zeit am Flughafen schaute ich mir Betz' umfangreiche Homepage an. Dort sind etliche Vorträge von ihm nachzulesen. Ich klickte willkürlich drauf los und hörte mir unter Kopfhörern einen seiner Vorträge an. Betz ist ein unterhaltsamer, witziger Herr, ungefähr Mitte sechzig, dem man gern zuhört. Ohne dass ich den Grund dafür hätte benennen können, berührte mich sein Vortrag tief. So tief, dass mir mitten am Flughafen die Tränen kamen. Ich schaute mir seine Seminarangebote an. Unter anderem wurde ein Urlaubsseminar auf der griechischen Insel Lesbos angeboten, das nicht Robert Betz persönlich, sondern Monika zusammen mit Eileen und Regina – alles von ihm ausgebildete Transformationstherapeutinnen – leitete. Eine Woche Lesbos im Herbst hörte sich gut an. Ich beschloss noch im selben Moment, dorthin zu fahren. Ob es nun ein Zeichen oder Fügung war, ergriff ich die Gelegenheit beim Schopfe.

Das Seminar fand im September 2017 statt. Es wurde eine außergewöhnlich schöne Erfahrung für mich. Wieder ahnte ich vorher nicht, was mich erwartete. Ich hatte bislang nichts von Betz gelesen und keinen blassen Schimmer, was Transformationstherapie sein sollte. Ich flog einfach hin.

Lesbos galt schon antiken Hochkulturen, später Griechen und Römern als Heilungsort. Es gibt heilende Thermalquellen und Gesteinsformationen, die spezielle Energiefelder ausstrahlen, generell ist die energetische Atmosphäre der Insel besonders. Heute lässt sich das messen, offensichtlich aber hatten Menschen schon Jahrtausende lang ein Gespür dafür. Des Öfteren begaben wir uns während des Seminars auf Wanderungen zu speziellen Kraftorten.

Wir waren eine Gruppe von rund zwanzig Leuten. Die Atmosphäre war wunderbar gelöst. Ich war mit wildfremden Menschen aus allen möglichen Alters- und Gesellschaftsschichten zusammen. Die Jüngste war Anfang zwanzig und die Älteste ungefähr achtzig. Von erfolgreichen Topmanagern, Medizinerinnen und Wissenschaftlern über Juristinnen, Sachbearbeiter, Mütter oder Väter bis hin zu Krankenschwestern oder Studenten war querbeet alles dabei. Die Seminare sind nicht gerade billig, manche müssen lange dafür sparen. Dafür ist alles ausgesucht schön. Bei den Seminarorten wird großer Wert auf das Ambiente und ein schönes Hotel gelegt. Gemeinsames Essen gehört zum festen Programm. Man verbringt Zeit gemeinsam

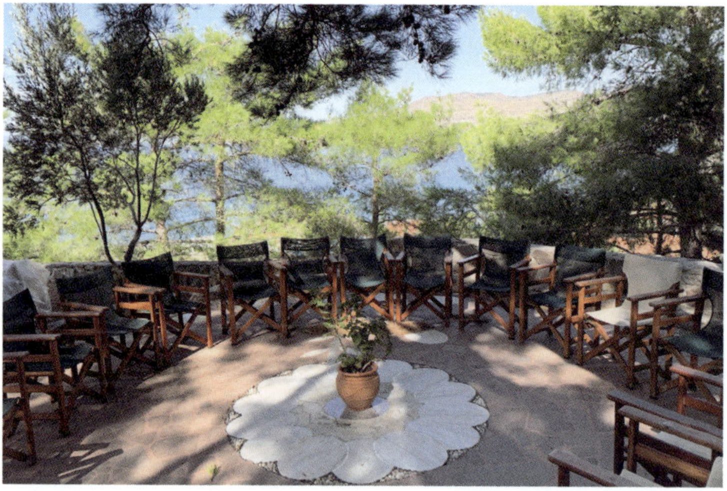

Will man zu sich selbst finden, hilft ein harmonisches Ambiente. Auf Seminaren nach Robert Betz wird darauf ein besonderes Augenmerk gelegt, wie hier 2017 auf Lesbos.

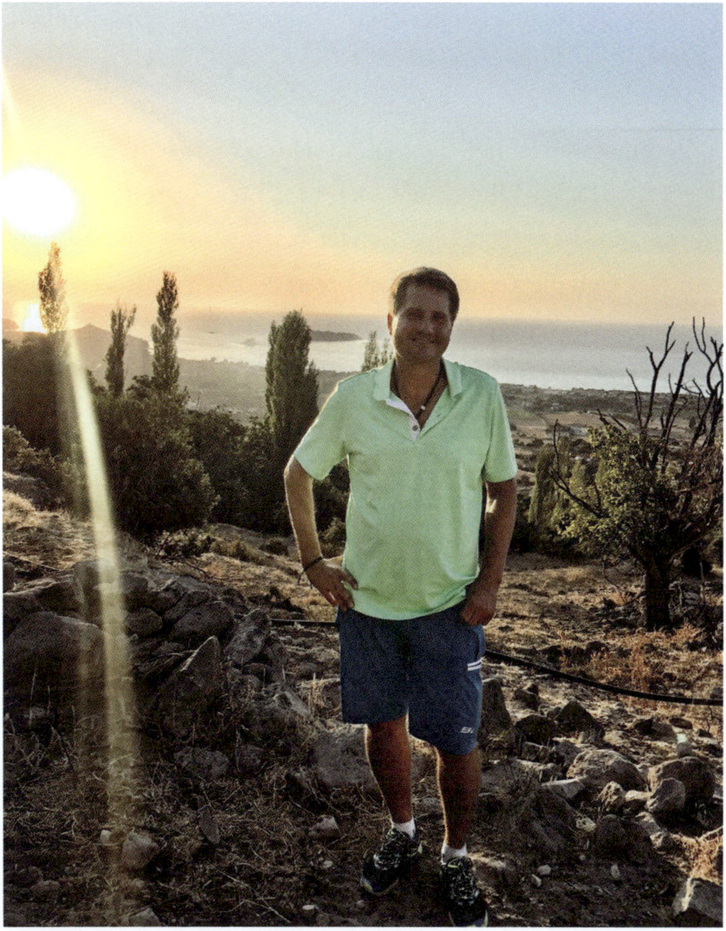

Deutlich spürte ich während meines Aufenthaltes, dass die Insel Lesbos ein ganz besonderer Kraftort ist.

und nutzt sie für persönliche Gespräche. Abends sind das regelrechte Feste in eigens ausgesuchten Tavernen oder Restaurants. Man sitzt auf exponierten Plätzen, genießt den Sonnenuntergang, und es wird reichlich aufgetischt.

Diese Fülle und Lebensfreude haben einen hohen Stellenwert in Betz' Philosophie, sie ist Teil des Seminars. Das fördert die Entspannung, man feiert das Leben. So lernt man sich untereinander schnell kennen. In schöner Umgebung und bei leckerem Essen fällt einem vieles leichter. Tiefe Emotionen zuzulassen beispielsweise. Es war faszinierend, zu beobachten, wie sich die Teilnehmer sukzessive öffneten. Ich erinnere mich an ein Seminar, auf dem jeder sein peinlichstes Erlebnis erzählen sollte. Erlebnisse jener Sorte, die man keinesfalls weitertratschen möchte. Sofort fing ich an, zu überlegen, was ich erzählen könnte, suchte nach Alternativen zu den wirklich peinlichen Episoden. Alternativen, die peinlich genug sein müssten, damit man sie mir im Rahmen dieser Aufgabe trotzdem abnahm. Ich merkte genau, dass andere ähnlich vorgingen. Es wurden zwar peinliche, aber letztlich witzige Storys erzählt. Alle lachten, und der jeweils Vortragende stand ganz gut da.

Irgendwann aber traute sich jemand weiter vor. Es gab nichts mehr zu lachen, und es wurde sehr still im Raum. Wir alle wurden aus unserer Komfortzone gerissen, keineswegs nur der Erzähler. Hängenblieb bei mir, wie befreiend es war, diese Hemmschwelle zu überwinden. Nachdem einer angefangen hatte, wagten auch andere mehr. Die, die vergleichsweise lustige Anekdoten zum Besten gegeben hatten, gaben plötzlich zu, noch weitaus Tiefschürfenderes auf Lager zu haben. Es kamen verdammt intime Dinge auf den Tisch, von Betrug und Seitensprüngen über Missbrauch und Gewalt bis zu Lebenslügen dem eigenen Kind gegenüber. Das war in dem Moment nicht schön, aber zumindest sprach man es einmal aus. Vielleicht fühlte man sich schlecht, zugleich jedoch aufgefangen, weil andere ähnliches auf dem Kerbholz hatten.

Aus Angst, schwach zu wirken, erlauben sich gerade Männer selten, Emotionen zu zeigen. Darum aber geht es auf diesen Seminaren, wie im Leben: Sein Gefühlsleben zu durchschauen, Emotionen zuzulassen und sie auszuleben. Einem fällt das schwerer als dem nächsten, aber es gelingt am Ende doch allen. Vor den anderen zu weinen, ist weder ungewöhnlich noch beschämend. Ich erfuhr auf Lesbos, warum jeder Einzelne da war, manche hatten ähnliche Anliegen wie ich, manche völlig andere. Ich erweiterte meine Sensibilität, mein Gespür für die anderen extrem. Die allgemeine Offenheit förderte meinerseits die Bereitschaft, mich zu öffnen und sogar Dinge kundzutun, die ich aus Scham üblicherweise für mich behalten hätte. Weil jeder Schwächen zugab, entstand eine Gemeinschaft, in der dies möglich war. Niemand musste den großen Zampano markieren oder den Gewinnertypen spielen. Wer das war oder nicht, spielte keine Rolle. Das ist eine Besonderheit dieser Seminare, von denen ich inzwischen einige miterlebt habe.

Auf einem Seminar in Wolfsburg machten wir ein Experiment, für das jeder einen wildfremden Menschen zum Abendessen einladen musste. Für diese Übung musste man seine Komfortzone verlassen und Unbekannte in der Fußgängerzone ansprechen à la: »Hallo, wie wäre es, hättest du Lust, heute Abend um zwanzig Uhr mit mir essen zu gehen?« Ohne weitere Erklärung. Dass ich an einem Seminar teilnahm und dies eine Übung war, durfte ich nicht verraten. Ziel war es, bis zum Ende des Tages ein oder zwei Zusagen zu bekommen.

Es war aufschlussreich, sich selbst bei den Anwerbungsversuchen zu beobachten. Ehrlich gesagt, war mir die Aktion ziemlich unangenehm. Sie kostete Überwindung, und immer wieder hörte ich die Antwort: »Tut mir leid, ich habe heute schon was vor.« Möglichst sollten Männer Frauen einladen und Frauen Männer, zwingend war das aber nicht. Vielleicht war das nur meine Annahme, weil ich das Gefühl hatte, einen Mann zu fragen, wäre noch prekärer. Trotzdem versuchte ich auch das, und schon hieß es: »Ich bin nicht schwul.« Ich hatte doch nur nach einem gemeinsamen Abendessen gefragt. Aber wenig überraschend lief im Kopf meines »Opfers« sofort ein bestimmter Film ab. Mir ging es genauso. Was wird er denken, wird er mich für schwul halten oder nicht, ist das gut oder schlecht? Dabei ist es völlig egal, ob jemand schwul ist. Mit den Frauen war es auch nicht einfacher. Mitunter kam ich lediglich bis zum »Hallo« und bekam schon mitgeteilt: »Ich habe einen Freund.« Was nicht meine Frage gewesen wäre. So oder so war es spannend, zu sehen, wie einzelne Personen reagieren.

Schließlich geriet ich in die Nähe des Fußballstadions, in dem gerade ein Spiel lief. Ich wollte schlau sein und überlegte, einen der Ordner einzuladen, die die Eingänge bewachten. Meine Wahl fiel auf einen dunkelhäutigen Mann mit offensichtlichem Migrationshintergrund. Ich konnte natürlich nicht wissen, ob er schon zwanzig Jahre in Deutschland lebte oder nicht. Für mich selbst aber wurde es einfacher, ihn anzusprechen, weil ich wusste, dass die Hemmschwelle für Kontaktaufnahmen dieser Art in Afrika viel niedriger ist. Die Menschen sind dort offener und vermuten nicht hinter jeder Aktion ein Kalkül oder eine erwartete Gegenleistung. Es fiel mir deswegen leichter, den Mann anzusprechen, und ich strahlte das wahrscheinlich aus. Tatsächlich bekam ich seine Zusage. Er müsse zwar noch arbeiten, würde dann aber gern kommen, sagte er. Ich war zufrieden.

Der Abend rückte heran – mein Gast allerdings kam nicht. Leider, dachte ich. Ich weiß nicht, ob das Spiel verlängert worden ist oder er Muffensausen bekommen hat. Vielleicht dachte er, man würde ihn fesseln und knebeln und unschöne Videos mit ihm drehen. Wer weiß?

Wir waren rund zwanzig Seminarteilnehmer, und der Erfolg war gemischt. Einige Gäste trafen immerhin ein. Natürlich wollten wir von denen wissen, warum sie gekommen waren. »Warum nicht? Ich hatte heute noch nichts vor und fand das irgendwie spannend«, verrieten manche. Sie waren einfach offen und wollten etwas ausprobieren. Andere waren im Vorhinein skeptisch gewesen, ihnen war die Einladung suspekt. Aber sie waren unter der Bedingung gekommen, jemanden mitbringen zu dürfen. Der gemeinsame Lohn war ein herzlicher Abend für alle. Es gab Pizza und Pasta, wir deckten den Tisch selbst mit Plastikgeschirr. Kein vornehmes, aber ein gemütliches italienisches Essen. Mit Sicherheit hätten die allermeisten ihre Ablehnung bereut, wenn sie gewusst hätten, was ihnen entgeht. Anerzogene Vorbehalte beschränken uns im Leben viel zu oft.

An zwei Seminaren auf Lesbos nahm ich teil, die Robert Betz nicht selbst leitete. Ich hörte aber auch Vorträge von ihm persönlich und war auf einer Transformationswoche in Timmendorf, wo er ebenfalls Seminare gab. Wenn Robert persönlich auftritt, versammeln sich schnell Hunderte Zuhörer. Er schmeißt Silvesterveranstaltungen. In der Szene ist er ziemlich bekannt. Ich empfinde ihn als sehr authentisch. Nicht wie andere Trainer, denen man kaum abnimmt, was sie erzählen.

Die Philosophie von Robert Betz ist ein umfangreicher Themenblock. Unter der großen Überschrift Transformationstherapie wird seine Herangehensweise zusammengefasst. Eine seiner Überlegungen ist es, dass der Körper uns liebevolle Hinweise gibt, wenn etwas im Argen liegt: Schau mal hier, mach mal ein bisschen Pause, kümmere dich mehr um mich und pflege mich ein bisschen mehr. Nicht immer geht es gleich um tragisch-komplizierte Krankengeschichten. Vergleichsweise milde Symptome wie Kopfschmerzen, Schlafstörungen, Ekzeme oder Haarausfall können ebenso Zeichen für innere Missstände sein. Oft genug hören wir nicht auf unseren Körper. Fast jeder kennt das. Gerade wenn man jünger ist, ignoriert man schnell einmal ein Zwicken hier oder einen Schmerz da. Man hält sich für unsterblich, unverletzbar und macht einfach weiter wie gehabt.

Im Gegensatz dazu geht es in der Transformationstherapie darum, bewusst zu fühlen und wahrzunehmen, was ist. Alles zuzulassen, ob Traurigkeit oder Schmerz oder noch weniger schöne Dinge wie Neid oder Hass. Dahinter steckt die Überzeugung, dass jemand, der nie Hass empfunden hat oder der Meinung ist, er dürfe nicht hassen, weil er dann ein böser Mensch wäre, auch nicht lieben kann. Diese Dialektik ist in uns Menschen verankert. Ich nenne es die Bipolarität des Lebens. Das eine geht nicht ohne das andere. Jeder von uns ist alles: gut und schlecht, ehrlich und unehrlich, gütig und egoistisch.

Selbstverständlich ist es jedermanns Wunsch, das innere Pendel in Richtung positiver Gefühlslagen zu bringen. Robert versucht das, ohne Negatives wegzudrücken. Wenn ich beispielsweise Wut in mir habe, ist es ratsam, sie nicht zu ignorieren. Etwas nicht wahrhaben zu wollen, eliminiert es nicht, es schlummert weiter in uns. Wer aber in die Tiefe geht, sich darüber Gedanken macht, warum diese Wut da ist, kann den Knoten lösen.

Die Transformationstherapie arbeitet, wie gesagt, viel mit dem inneren Kind, wie andere Therapeuten übrigens auch. Robert geht davon aus, dass jeder Mensch als unschuldiges Wesen voller Liebe und Vertrauen geboren wird. Erst die äußeren Umstände der ersten Lebensjahre prägen uns demnach zu einem Zeitpunkt, an dem keine Wahlmöglichkeit besteht. Als Säuglinge oder Kleinkinder sind wir abhängig, Umfeld und Familienkonstellation sind vorgegeben. Sie verändern das kindliche, unschuldige, lebensfrohe Naturell in irgendeiner Form. Der Ansatz der Transformationstherapie ist es, über die Innere-Kind-Arbeit die Knoten zu lösen, die in frühen Jahren entstanden sind. Als Erwachsener, der nun frei entscheiden kann, versetzt man sich zurück in prägende Situationen, um mit dem Wissen und der Entscheidungsfreiheit von heute etwas gezielt anders zu machen als damals. Als selbstbestimmender Mensch ändert man Gegenwart und Zukunft aus der Kindheit heraus zum Positiven, transformiert sie. Das ist, kurz gesagt, mit Transformation gemeint.

Auf Lesbos meditierte ich zum ersten Mal richtig, das hatte ich vorher nie getan. In diesen Meditationen imaginierte ich mich bildlich als Kind, als wie ich war, wie ich aussah, was ich fühlte. Bildlich gesprochen, nimmt man das innere Kind in den Arm. Man kann ihm Ängste oder Wut nehmen, Emotionen, die

die Ursache späterer Konflikte oder unvorteilhafter Entwicklungen geworden sind.

Sich auf die Reise zu meinem inneren Kind einzulassen, fiel mir nicht leicht. Ich musste ein bisschen herumprobieren. Es wurden Themen angesprochen, die mir lange schon auf der Zunge gelegen und auf den Nägeln gebrannt hatten. Sie wurden auf eine Weise thematisiert, die angenehm meiner Gefühlslage entsprach, ohne jemandem die Schuld für Unzufriedenheit oder Unglück in die Schuhe zu schieben. Selbst tief verankerte Wut oder Ängste, die manchmal irrational sind, ließen sich auflösen. So wie meine Angst als kleiner Junge im Marokkourlaub, meine Eltern könnten mich tatsächlich verkaufen wollen. Diese Situation in dem marokkanischen Berberzelt stand mir während einer Meditation auf Lesbos wieder ganz konkret vor Augen, obwohl ich jahrzehntelang nicht daran gedacht hatte.

Als Kind hatte ich mitunter das Gefühl, dass meine Geschwister mehr geliebt wurden. Das stimmte sicherlich nicht, erschien mir aber so. Darin sehe ich die Ursache für bestimmte Schutzmechanismen, ein unbewusstes Kompensieren. Wollte ich die Liebe meiner Eltern verdienen, war es meine Taktik, besonders erfolgreich und unauffällig zu sein und zu tun, was von mir erwartet wurde. Ein Kind entwickelt strategisch schlau bestimmte Muster, die seiner spezifischen Abhängigkeit Tribut zollen, schließlich kann sich niemand andere Eltern suchen. Mit hoher Wahrscheinlichkeit behält es solche Muster im späteren Leben bei, so wie ich.

Doch es kann zum Verhängnis werden, es allen recht machen, von jedem geliebt werden zu wollen und zu glauben, man sei nur liebenswert, indem man die Erwartungen anderer erfüllt. Solche Muster lassen sich im Zuge einer Transformation auflösen. Ich traf auf den kleinen Philipp und konnte sehen und verstehen, welche Lösungen er damals gefunden hat und wie gut sie funktioniert haben. Als Erwachsener konnte ich ihn, den kleinen Philipp, aber auch fragen, ob das denn wirklich immer so bleiben müsse. Ist es auf Dauer nicht anstrengend, immer das zu tun, was andere von dir erwarten? Oder eben genau das Gegenteil? Ist es denn wirklich wahr, dass du nur geliebt wirst, wenn du etwas darstellst, was andere gern hätten? Kann es nicht sein, dass du mehr auf dich selbst hören solltest? Das wird manchen vielleicht nicht gefallen, anderen dafür aber umso mehr. Das Wichtigste ist das Gefühl, sich selbst treu zu bleiben. Das Gefühl, etwas zu tun, was man immer schon gewollt hat.

Jede Art von Schmerz konnte bei der Meditation an die Oberfläche gelangen. Man horchte tief in sich hinein. Was tat einem weh, was wollte man loswerden? Niemand wurde in einem Tal zurückgelassen. Von ungeschmälerter Lebensfreude bis hin zu tiefer Trauer wurde alles miteinander verbunden. Mit den Techniken der Transformationstherapie erlernte ich, einen traurigen Zustand, ohne ihn zu ignorieren oder totzuschweigen, in einen positiven zu transformieren.

Ein Effekt der Transformationstherapie ist es, sich selbst besser und positiv anzunehmen, wodurch es auch anderen viel leichterfällt. Unbewusst hatte ich das schon gespürt. Aber auf Lesbos fing ich an, es bewusst wahrzunehmen: Welchen Einfluss man selbst auf seine Umwelt hat. Wie wichtig es ist, sich selbst zu lieben. Selbstliebe ist in meinen Augen ein zentrales Lebensthema. Wenn ich mich selbst nicht lieben kann, wie dann jemand anderen? Wenn ich mich selbst nicht liebe, wer sonst sollte mich dann lieben? Diese Fragen sind naheliegend, dennoch ist Selbstliebe nach wie vor ein schambehaftetes Phänomen, ein Tabu. Sie wird allzu oft mit Egoismus verwechselt.

Tatsächlich hatte ich noch nie großes Verständnis dafür, sogenannten Egoismus grundsätzlich als etwas Schlechtes, etwas Negatives zu betrachten. Heißt es nicht schon in der Bibel »Liebe deinen Nächsten wie dich selbst«? Tun Menschen nicht fast immer, was sie – zumindest im Moment – für richtig halten, und legen ein Verhalten an den Tag, das sie als vorteilhaft einschätzen? Das entspricht der Natur jedes Lebewesens. Niemand verschafft sich absichtlich Nachteile, doch dies allein als egoistisch abzuwerten, ist mir zu einfach. Solche Argumentationsmuster dienen oft dazu, sich von anderen positiv abzugrenzen und selbst zu erhöhen. Mich stört die Scheinheiligkeit, wenn andere verurteilt werden, nur um sich selbst besser zu fühlen, weil man auf der vermeintlich »guten« Seite steht. Die Impfdebatte während der Corona-Pandemie war ein Paradebeispiel dafür, wie schnell solche Urteile mitunter gefällt werden, die plötzlich sogar ein ganzes Land in solidarische und unsolidarische, egoistische und altruistische Bürger spalteten.

Gute Freunde von mir betonten permanent, dass man eine Verantwortung für die Gesellschaft hätte, und dass sich aus Solidarität auch diejenigen, die keiner Risikogruppe angehörten, impfen lassen müssten – alles andere wäre egoistisch. So uneingeschränkt wollte ich persönlich dabei nicht mitgehen. Die primäre Motivation einer Impfung ist in meinen Augen der Selbstschutz. Einmal mehr ließ das Signalwort »Egoismus« bei mir die Alarmglocken schrillen. War dieser Vorwurf wirklich so einfach zu erheben? Und ist es überhaupt egoistisch, das Richtige für sich zu tun? Selbst Mutter Teresa hat Gutes deswegen getan, weil sie darin einen Sinn sah und so ein erfüllteres Leben führen konnte. Sich ehrenamtlich zu engagieren, Geschenke zu verteilen oder Geld zu spenden, kann Spaß machen, gibt einem ein gutes Gefühl. So etwas tut man nicht zuletzt für sich selbst. Wenn es einem guten Zweck dient: umso besser. Häufig aber wird, ohne die Hintergründe zu kennen, etwas als selbstlos und automatisch gut bewertet, anderes dagegen als egoistisch und schlecht abgetan. Doch so einfach lassen sich die Grenzen meist nicht ziehen. Verbietet mir meine Religion das Impfen, bin ich nicht automatisch asozial. Lasse ich mich hingegen impfen, um möglichst bald wieder nach Mallorca fliegen zu können, bin ich noch lange kein Vorbild an Uneigennützigkeit.

Ich möchte keine voreiligen moralischen Urteile fällen und schon gar keine weitere Diskussion der Impfproblematik anheizen. Entscheidend ist für mich weniger, was, sondern vielmehr warum jemand etwas tut. Die beste Motivation ist es, seinem Herzen zu folgen. Tut man etwas aus Freude und Liebe, dann ist es gut. Um nicht immer gleich alles in richtig oder falsch, schwarz oder weiß zu unterteilen, hilft es, bewusst seinen Blickwinkel zu ändern, gewohntes Schubladendenken hinter sich zu lassen und Verständnis für andere Sichtweisen zu entwickeln.

Das kann man trainieren. Im Zuge meiner Lektüren und Seminare entdeckte ich eine interessante Technik namens »The Work«. Sie wurde von der Amerikanerin Byron Katie entwickelt, inzwischen wird sie in vielen Seminaren gelehrt. Kurz zusammengefasst geht es darum, anstatt eine in unseren Augen unvollkommene Welt zu missbilligen, zunächst unsere Sicht darauf zu hinterfragen. Wenn uns beispielsweise jemand mit achtzig Stundenkilometern in einer Spielstraße die Vorfahrt nimmt, wäre die spontane Reaktion vermutlich, ihn einen unverantwortlichen Idioten zu schimpfen. Man könnte aber auch, und so funktioniert The Work, auf diese Wut verzichten und bewusste Fragen stellen: Habe ich in meinem Leben denn immer alle Verkehrsregeln eingehalten? Schon relativiert sich vieles. Die Fragetechnik lässt sich nach einem bestimmten Prinzip fortsetzen, sodass sich die eigene Einschätzung einer Situation grundlegend verändert. Das passiert in mir selbst, in meinem Kopf, denn die Realität ist dieselbe geblieben. Vielleicht fuhr da jemand mit einem todkranken Kind auf dem Rücksitz, das um sein Leben kämpfte? Man generiert Verständnis für andere. Vielleicht haben wir es mit dem friedfertigsten Autofahrer aller Zeiten zu tun, der abgesehen von dieser Ausnahmesituation noch nie in seinem Leben zu schnell gefahren ist und dessen Geschichte uns außerordentlich berühren würde.

Das ist ein sehr simples Beispiel. The Work funktioniert deutlich komplexer, und es ist schwierig, die Technik in wenigen Sätzen zu erläutern. Man kann ganze Wochen auf Seminaren verbringen, in denen sie gelehrt wird. Im Ergebnis lernt man, seine Gefühlslage rund um bestimmte Konflikte im Leben in Eigentherapie zu ändern, den Blickwinkel zu wechseln. Das Prinzip lässt sich auf jegliche Situation und jedweden Umstand anwenden, auch solche, die wahrhaft schwer zu ertragen sind. Selbst wenn einem etwas wirklich Schlimmes zustößt, erlaubt es Byron Katies Technik, Glaubenssätze nicht nur zu hinterfragen, sondern tatsächlich seinen emotionalen Standpunkt zu verändern.

Damit schlagen wir den Bogen zurück zu Robert Betz, denn auch seine Methodik bedient sich bewusster Perspektivwechsel – auf diese Weise wird unter anderem der gemeinhin abschätzig beurteilten Selbstliebe alles Verwerfliche genommen. Es war befreiend, sie ins Positive zu wenden und zu besprechen, was Selbstliebe überhaupt bedeutet. Es ist wichtig, wie du zu dir selbst stehst. Das hat Einfluss auf die eigene Ausstrahlung und damit auf Mitmenschen und ihre Wahrnehmung von dir. Andere spüren, wie du dich im Spiegel anschaust. Ob du dort einen liebenswerten Menschen siehst oder einen Versager und Deppen, der außerdem viel hübscher sein sollte. Wer so in die Welt hinausgeht, kann gleich ein Schild mit der Aufschrift »Hau mir in die Fresse!« um den Hals tragen. Nichts anderes tut er sich selbst jeden Morgen an. Was kann er dann von einem Tag erwarten?

Es gibt viele Übungen, mit denen ich trainiert habe, mich selbst wertzuschätzen. Auch den eigenen Körper. Trotz seiner Mängel ist er ein Wunderwerk der Natur, das mir zu leben ermöglicht. Dass mein Herz jede einzelne Sekunde schlägt, ist nicht selbstverständlich. Mir das bewusst zu machen, ermöglichte neue Blickwinkel auf mich selbst. Ich lernte Dinge schätzen, die ich bislang nur hingenommen hatte.

Automatisch warfen diese Übungen Fragen auf: Was ist eigentlich wichtig? Wieso kümmert es mich, was andere denken? Wer legt Schönheitsideale fest? In unserer Kultur gilt es als schön, dünn und blond zu sein, die idealen Maße eines Frauenkörpers betragen neunzig-sechzig-neunzig, ohne ein Gramm Fett natürlich. In anderen Kulturen sieht das ganz anders aus. Dort gelten plötzlich Dicke mit rundlichen Gesichtern als schön. Es handelt sich bei Schönheitsidealen nicht um Naturgesetze. Viel wichtiger ist, ob ich mich selbst wohlfühle. Wenn ich mich in diesem Sinne freimache von Konventionen, zu Selbstliebe fähig, steigere ich mein Selbstbewusstsein und gewinne Lebensfreude. Es bringt wenig, sich permanent mit Äußerlichkeiten zu befassen.

Ich selbst entscheide, was andere mir antun. Wenn jemand mich einen Idioten nennt, habe ich zwei Möglichkeiten: Ich kann in Depression verfallen, in eine Lebenskrise, und mich fragen, warum ich so ein Trottel bin. Oder ich kann – selbst, wenn ich nicht weiß, wie der andere darauf kommt – die Meinung des anderen akzeptieren, mich für den Hinweis bedanken und frohgemut weiterziehen. Ein und dieselbe Situation lässt sich völlig konträr auflösen, und ich entscheide, welchen Weg ich bevorzuge. Das ist nicht immer leicht, aber es ist möglich.

Robert Betz spricht in diesem Zusammenhang von der »Schöpferhaltung«, im Gegensatz zur »Opferhaltung«. Nach Betz lässt sich jeder Gemütszustand aktiv in Richtung Lebensfreude auflösen. Das ist, kurz gesagt, die Kernbotschaft der Transformationstherapie. Und Lebensfreude bedeutet nicht zuletzt Gesundheit, zumindest ist sie eine wichtige Komponente. Im Grundgedanken der Transformation steckt also ein Fingerzeig, eine Definition von Heilung.

Teil 3

Tod & Heilung

Als ich mich selbst zu lieben begann,
habe ich verstanden, dass ich immer und bei jeder Gelegenheit
zur richtigen Zeit am richtigen Ort bin
und dass alles, was geschieht, richtig ist –
von da an konnte ich gelassen sein.
CHARLIE CHAPLIN

Der Tod, das Ziel

Der römische Konsul Cicero sagt über das Sterben: »Tod ist Ziel der Natur, nicht Strafe.« Dem ein oder anderen mag das Kopfschmerzen bereiten, aber aus Sicht der Biologie, der Lebenswissenschaft, ist es folgerichtig. Neues Leben entsteht, weil altes zu Ende geht. Die gesamte Evolution funktioniert so. Tod und Weiterentwicklung sind untrennbar miteinander verbunden. Allein dieser Gedanke nimmt etwas von der Schwere und Endgültigkeit, die das Thema Tod gemeinhin mit sich bringt. Warum wird der Tod überhaupt häufig mit Scheitern in Verbindung gebracht? Eine gute Frage angesichts der Tatsache, dass wir alle sterben werden. Im Altersheim beim Kaffeekränzchen den Satz »Der Tod ist das Ziel der Natur oder des Lebens« in die Runde zu werfen, wäre skurril. Aber kann es wirklich schaden, mit etwas mehr Humor auf das Unvermeidliche zu blicken? Natürlich hat jeder einen Überlebenstrieb. Manchmal aber sollte man sich selbst nicht zu wichtig nehmen. Man sollte zwar keine Gleichgültigkeit, aber Gelassenheit gegenüber unabänderlichen Dingen im Leben entwickeln. Die Natur ist ein Kommen und Gehen, jedes Lebewesen stirbt irgendwann.

Mir ist wichtig, dass der Versuch, meiner Krankheit zu begegnen, mein Ausprobieren und Kennenlernen neuer oder alternativer Therapiemethoden kein Wettkampf wird. Kein Rennen gegen den Tod. Anders, als es schulmedizinische Voraussagen suggerieren, gibt es hinsichtlich einer Heilung vielerlei Ansätze und unkonventionelle Ideen, spiritueller und medizinischer Art. Es gibt mutmachende Bücher. Es ist aufbauend, sie zu lesen. Und es wäre schön, wenn mir etwas darin Beschriebenes widerfährt. Aber ich möchte nicht in Gefahr geraten, mich unter Druck zu setzen. Nach dem Motto: Wer nicht gesund wird, hat die Ratgeber nicht richtig gelesen oder nicht richtig befolgt und trägt selbst die Schuld.

In meinen Augen geht es im Leben ohnehin nicht um Schuld, die man auf sich geladen hat, sondern um die Aufgaben, die man hat. Der eine erledigt sie früher, der andere später. Dass die Lebenslänge das entscheidende Kriterium ist, bezweifele ich. Nach meiner Lesart könnte jeder, der seine Lebensaufgabe erfüllt hat, das irdische Dasein verlassen. Wenn man zusätzlich an Reinkarnation und das Weiterleben der Seele nach dem Tod glaubt, macht es das noch ein bisschen leichter. Vielleicht wartet im nächsten Leben schon eine andere Aufgabe.

Wer heute nur immer das tut, was er gestern getan hat,
der bleibt auch morgen das, was er heute schon ist.
LEONARDO DA VINCI

João de Deus

Die beste Schulfreundin meiner jüngeren Schwester Julia erhielt 2017 aus heiterem Himmel eine Magenkrebsdiagnose. Eva war erst Anfang vierzig, hatte ein kleines Kind und lebte in Berlin. Ein lebensfroher, lieber Mensch, ich habe sie immer gemocht. Dass wir fast zeitgleich so schwerwiegende Diagnosen erhielten, war ein Anlass, wieder in Kontakt miteinander zu treten. Wir schrieben uns, Eva besuchte mich in Hankensbüttel und fragte mich bei der Gelegenheit, ob ich schon einmal etwas von João de Deus gehört hätte, einem Heiler in Brasilien. »Nein«, sagte ich, »aber der Schamane aus Ecuador hat mir eigentlich gereicht.« Ich war wenig motiviert für ein weiteres Abenteuer dieser Art, und mir stand der Sinn nicht nach einer Brasilienreise, auf der wieder Gott-weiß-was auf mich zukommen würde.

Eva war mehrfach empfohlen worden, eine Audienz bei João de Deus in Erwägung zu ziehen. Unter anderem hatten ihre Freunde und Therapeuten in Berlin sie auf den Mann aufmerksam gemacht und ihr dazu geraten. Einige von ihnen waren schon bei ihm gewesen. Es ging Eva nach mehreren Chemotherapien und Operationen nicht gut. Im Unterschied dazu fühlte ich mich noch gar nicht krank. Ich beschäftigte mich nicht weiter mit dem Thema, stattdessen stand mein Seminar auf Lesbos an. Wie der Zufall jedoch spielt, erzählte mir eine Seminarteilnehmerin dort aufs Neue begeistert von João de Deus. Dass er sie und ihr Kind geheilt habe. Was für Wundertaten er vollbrächte, sogar für Personen, die gar nicht persönlich vor Ort erscheinen. Ein Foto reichte angeblich. Ich speicherte das ab. Nichtsdestotrotz belegte João de Deus nicht mehr als eine Ecke in meinem Hinterkopf.

Bis ich erneut auf den Heiler gestoßen wurde. Kerstin und ich flogen im Frühjahr 2018 nach Indonesien, hatten wieder eine unserer Abenteuerreisen gebucht. Mit unserem Guide und Freund Budschi reisten wir unter anderem zu dem Urvolk der Mentawai, die als Halbnomaden in den Küsten- und Regenwaldregionen Westsumatras leben. Erst fuhren wir für ein paar Stunden auf einem Schnellboot, dann etliche Stunden auf einem kleinen Motorboot und gingen schließlich noch einmal fünf Stunden zu Fuß. Es gibt dort keine moderne Zivilisation, die Mentawai leben wie vor tausend Jahren.

Auf einem Teil unserer Indonesienreise begleitete uns Vera, eine junge Österreicherin. Während wir in Höhlen oder auf Bergen übernachteten, kamen wir ins Plaudern. Sie war Anfang zwanzig, eine sportliche junge Frau, und sie hatte bereits starke Arthrose in den Händen gehabt. Als die Erkrankung aufgetreten war, konnte Vera kaum noch etwas tun, schon gar nicht klettern oder ähnliches. Alles, was die Schulmedizin ihr empfahl, waren Operationen, bei denen die Hände schlechtestenfalls versteift werden sollten, um das Fortschreiten der Krankheit und das Ausufern der Symptome aufzuhalten. Veras

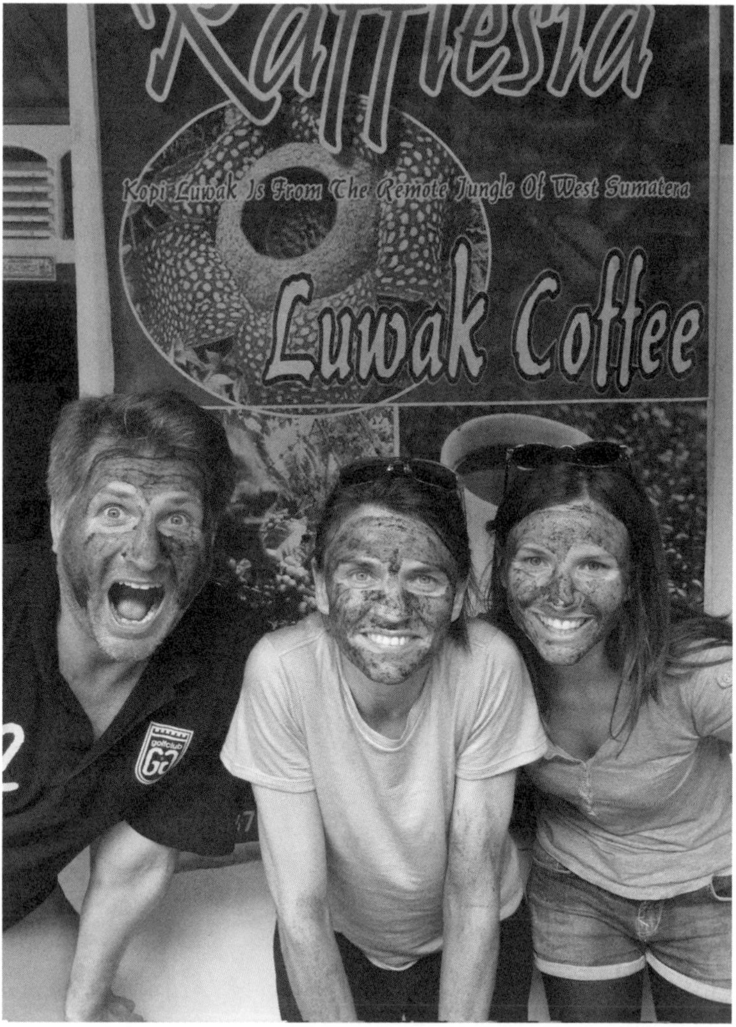

Unsere Reisebegleiterin Vera (r.), Kerstin und ich 2018 auf Sumatra. Wir verkosteten dort den vermeintlich besten, auf jeden Fall aber teuersten Kaffee der Welt. Die Kaffeebohnen des Luwak Coffee werden von Wildkatzen gefressen und in deren Darm vorfermentiert. Nach dem Ausscheiden müssen die Exkremente gesucht und die Bohnen einzeln per Hand eingesammelt werden. Selbst der Kaffeesatz wird weiterverwendet, zum Beispiel als Kosmetik fürs Gesicht.

Mutter aber hatte von João de Deus gehört und schlug vor, ihn zu konsultieren. Vera selbst glaubte nicht, dass das etwas bringen würde, aber um nichts unversucht zu lassen und ihrer Mutter eine Freude zu bereiten, fuhr sie trotzdem nach Brasilien. Einen Versuch sei es wert, dachte sich Vera, bevor sie mit Anfang zwanzig mit versteiften Händen würde leben müssen.

Auf einem abgelegenen indonesischen Eiland hörte ich also schon wieder von João de Deus und davon, was bei ihm in Brasilien passierte. Vor allem aber, dass sein Wirken in Veras Fall bereits einige Jahre her war – und sie kletterte nach wie vor in den Bergen herum und ist bis heute Reiseleiterin. Nach ihrem Besuch bei João de Deus waren ihre Handprobleme so gut wie verschwunden. Die mechanische Versteifung, die die Schulmedizin Vera empfohlen hatte, hätte diese Chance auf Heilung zunichte gemacht.

Das kann doch kein Zufall sein, dachte ich, wie mich der Mann verfolgt. Ich gehe das Thema jetzt an, beschloss ich und nahm mir vor, im Frühsommer 2018 nach Brasilien zu reisen. Ich rief Eva in Berlin an, denn ich wollte mit ihr zusammen fahren, wie sie es ursprünglich vorgeschlagen hatte. Sie wäre sehr gern mitgekommen, traute sich die Reise wegen ihres schlechten Gesundheitszustandes aber nicht mehr zu. Das stärkte mich eher in meinem Entschluss. Ich musste eben allein fahren, packte ein Foto von Eva ein und begann mit der Planung.

Zwei Wochen hielt ich mich in Abadiânia auf, dem Ort, an dem João de Deus lebte und wirkte. Eva war stets in meinen Gedanken. Ich ließ Bücher für sie widmen, rief sie sogar aus Abadiânia an. Allerdings war sie schon so schwach, dass sie nicht mehr sprechen konnte, eine Freundin half ihr bei der

Kommunikation. Leider starb Eva, während ich in Brasilien weilte. Sie war ein Engel, ein besonderer Mensch, der mich auf gewisse Art immer noch begleitet. Ich fühle mich nach wie vor mit ihr verbunden.

In der spirituellen Welt oder bei dem Thema der Besetzungen spielen Engel immer eine Rolle. Es gibt das alte Bild des Schutzengels. Ich hatte zunächst große Schwierigkeiten, mir so etwas vorzustellen. Inzwischen mag ich den Gedanken, dass irgendjemand auf dich aufpasst, zu dem eine besondere persönliche Verbundenheit existiert. Ich habe das Gefühl, dass Eva eine solche Rolle in meinem Leben eingenommen hat. Eine ähnliche Vorstellung kommt bei der Arbeit von João de Deus zum Tragen: die Idee von Wesenheiten, die, in welcher Sphäre oder Dimension auch immer, existieren und Einfluss auf unser Leben haben.

Ich hatte in Abadiânia eine Ansprechpartnerin, Marijke, die mich in die Welt von João de Deus einführte und mir alles erklärte, was ich wissen musste. Aus vielerlei Gründen war es praktisch, vor Ort jemanden zu haben, der die Abläufe in meiner Muttersprache erläuterte. Es passierte vieles, das ganz und gar nicht alltäglich war. Etwas Betreuung und Einordnung konnten demnach nicht schaden. Somit hatte ich im Vorfeld das Paket mit Marijke gebucht, und sie kümmerte sich nun um alles. Sie hatte die Vermittlung eines Apartments übernommen, dafür gibt es richtiggehende Agenturen. Sonst betreute sie Gruppen von fünf oder sechs Leuten, nun war ich zufälligerweise gerade ihr einziger Kunde und fühlte mich dadurch exklusiv betreut. Zwischen uns entwickelte sich eine Freundschaft. Marijke lebte in Abadiânia zusammen mit ihrer Mutter und ihrer kleinen

Tochter, die aus der Beziehung mit einem Mitarbeiter von João de Deus hervorgegangen war.

Der heilige Kern des brasilianischen Anwesens war die »Casa«. Sie war den Ritualen und Behandlungen vorbehalten, und es fanden dort Meditationen statt. Außerhalb der Casa lag Abadiânia, ein Ort, der mit João de Deus und seinem Wirken boomte. Es gab viele Pensionen, Hotels, Bars und Restaurants, viele in schlichten Hütten. Für Patienten und Reisende aus aller Welt wurden viele Unterkünfte gebraucht. Die allgemeine Empfehlung lautete, mindestens zwei Wochen vor Ort zu bleiben. Die Behandlung selbst nahm eine Woche in Anspruch, und es dauerte zusätzlich Zeit, bis bestimmte Prozesse in Gang kamen.

Über mehrere Jahrzehnte schon zog das Heilzentrum scharenweise Menschen an. Es war ein riesengroßes Konstrukt, in dessen Unübersichtlichkeit es mehr als angenehm war, Marijke als Ansprechpartnerin zu haben. Sie hatte mir ein wirklich tolles Apartment gesucht – kein unwesentliches Detail, denn das Drumherum war für die Behandlung von großer Bedeutung. Im Nachhinein erst wurde mir bewusst, wie entscheidend dieser Punkt war und warum sich viele Besucher aus der westlichen Welt oder unserem Kulturkreis in Abadiânia so außergewöhnlich fühlten: Weil der gesamte Alltagsrhythmus, das Tempo stark heruntergefahren wurde. Etwas, was wir Deutschen praktisch nicht kennen. Hierzulande geht man zwischen Job und Einkauf noch schnell zum Arzt oder zur Post. In Abadiânia hingegen ging es darum, möglichst nichts zu tun und tagelang alles auf sich wirken zu lassen.

So war auch die Behandlung konzipiert. Es gab feste Abläufe. Die Leute standen in langen Schlangen, durchschritten verschiedene Räumlichkeiten, in denen jeweils neue Leute saßen. Das an sich war schon ein Erlebnis und nannte sich »Current«, der Strom. Die vielen Menschen, die teilweise über Stunden im Current saßen und sich konzentrierten, stellten ihre Energie für die Behandlungen zur Verfügung. An den Wänden hingen viele Bilder in der Art orthodoxer Ikonen-Darstellungen, zudem christliche Motive Marias und anderer Heiliger. Weihrauchgeruch lag in der Luft. Zwischen den offenen Hallen waren Bäume gepflanzt und Beete angelegt. Es gab Regeln bis hin zu der, dass jeder an einem bestimmten Punkt ebenfalls Teil des Current werden sollte. Man wurde selbst zum Energiegeber, auch als Patient. Je nach Fall saß man dichter oder weniger nah am spirituellen Zentrum der Casa.

Die Behandlungen als solche kosteten nichts, wer wollte, spendete etwas. Es gab allerdings Produkte rund um den Aufenthalt, die man käuflich erwerben konnte, gesegnetes Wasser aus einer lokalen Quelle etwa. Das spielte eine Rolle, weil es wichtig war, jeden Tag drei, vier Liter zu trinken. Oder Kräutermixturen, die individuell verschrieben und in einer Art Apotheke verkauft wurden. Es gab Massagebalsam, Kosmetik und medizinische Produkte, mit denen Einnahmen generiert wurden, die dem gesamten Projekt zugutekamen. Ich konnte Anwendungen wie Massagen buchen. Verpflichtend war das nicht, sondern nur die Kür für Interessierte. Beliebt war eine eigens entwickelte Lichttherapie, eine Chakren-Beleuchtung. Chakren sind Energiezentren des Körpers, und jedem Chakra ist eine Farbe zugeordnet. Wie im Solarium lag ich auf einer Liege und hatte über mir die sieben Chakren-Farben. Ungefähr zwanzig Minuten verbrachte ich unter dieser Farbbestrahlung. Das war neu für mich, inzwischen aber wird das selbst in Europa praktiziert.

Ich war angehalten, in Abadiânia auf Alkohol zu verzichten und mich auf die wesentlichen Dinge zu besinnen. Die geregelten Abläufe waren bewährt. Überall sah man weißgekleidete Gruppen mit ihren Betreuern. Marijke und ich waren nur zu zweit und liefen immer wie ein Pärchen umher. Sie lebte schon lange dort und kannte fast jeden, der ehrenamtlich mithalf. Marijke leitete Meditationen, an denen viele Leute teilnahmen. Auf einer schönen Terrasse wurden hierfür Gebete oder Texte gelesen, zwei oder drei Stunden pro Nachmittag, parallel zu anderen Aktivitäten. Die Casa hatte vier Tage pro Woche geöffnet, von Donnerstag bis Sonntag. Die anderen Tage waren der Regeneration und Ruhe vorbehalten, sowohl der Patienten als auch aller Helfer, die an Öffnungstagen mitunter von morgens um fünf bis abends um zehn vor Ort waren.

Wer wann was absolvierte, wurde über Farbkarten geregelt. Das war gut organisiert, je nachdem, ob man zum ersten Mal kam, schon zur Behandlung ging oder zur Nachsorge. Für die erste Audienz bei João de Deus, die der Vorstellung des eigenen Problems galt, gab es eine gelbe, blaue oder grüne Karte. Am frühen Morgen ging es los, und irgendwann hieß es: »Everyone with a blue card should now line up, please.«

Während ich im Schneckentempo vorrückte, nahm ich die Atmosphäre um mich herum auf. Sprechen durfte ich in dieser Zeit nicht. Ich passierte die vielen Meditierenden, die mit geschlossenen Augen auf harten Holzbänken saßen. Beine und Hände durften nicht überkreuzt sein, damit die Energie ungebremst fließen konnte. Zudem sollte es nicht zu gemütlich

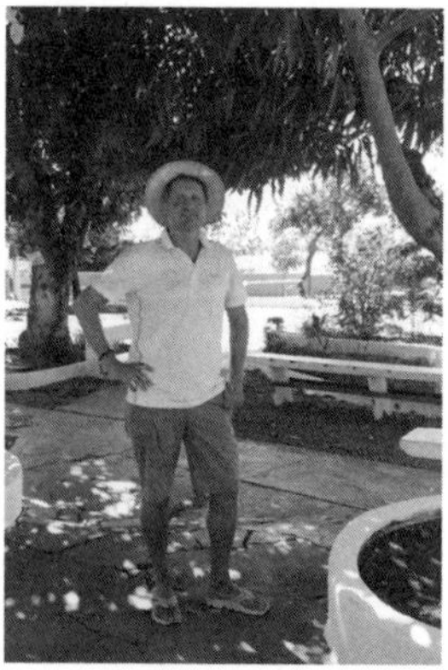
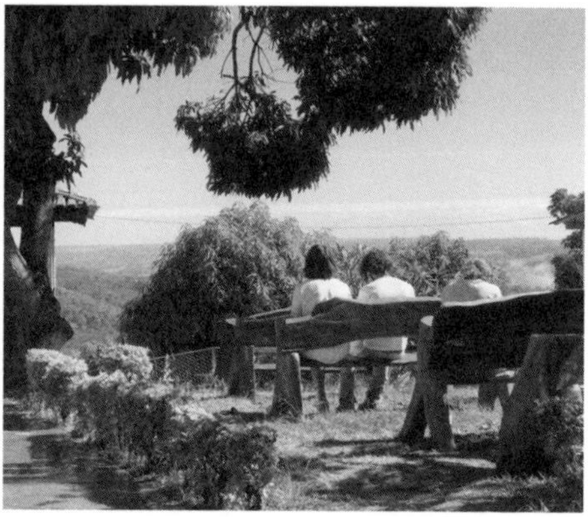

Im Garten der Casa in Abadiânia, 2018 noch Zentrum des Wirkens von João de Deus. Inzwischen ist die Casa aufgelöst. Es gab Vorwürfe und Verfahren gegen João de Deus.

werden, damit niemand einschlief oder gar schnarchte. Überall gab es Betreuer, die aushalfen, wenn jemand zu schwach wurde oder nur auf die Toilette musste. Sie sprachen Gebete und sangen mitunter ein Lied. Alles trug zu einer spirituell aufgeladenen Atmosphäre bei.

Langsam trottete ich durch die lichtdurchfluteten Vorräume, in denen Leute meditierten. Je näher ich dem Zentrum um João de Deus kam, desto energetischer wurde die Atmosphäre. Im vorletzten Raum saßen andere Medien, ebenfalls ehrenamtliche Helfer, die eine besondere energetische Intensität ausstrahlten und Heilungsprozesse unterstützen konnten. Am Schluss stand ich vor João de Deus, der auf einem großen Stuhl wie auf einem Thron saß. Der gesamte Raum war prachtvoll mit großen Bergkristallen, Bildern und Blumen geschmückt, ein bisschen wie in einer orthodoxen Kirche. Der Mann selbst war unscheinbar, keinesfalls spektakulär gekleidet. Je näher man ihm kam, umso energetischer wurde es.

Mir passierten dort Dinge, die schwer zu beschreiben sind. Vieles hing davon ab, wie sehr man sich darauf einließ, und nicht zuletzt davon, wie viel Übung man darin hatte. Es gab Routinen, die man ein paar Mal gemacht haben musste. Einsteigern fielen sie oft schwerer, ähnlich wie beim Meditieren, bei Hypnosen oder Behandlungen, die einem neu und ungewohnt erscheinen. Es ist immer hilfreich, wenn man ein Prozedere schon kennt, desto eher kann man sich fallenlassen und etwas wahrnehmen. Es war wichtig, erwartungsfrei zu sein und nicht verkrampft darauf zu warten, dass irgendetwas passiert. Dinge kamen von allein.

Was ich auf meinem Weg zu João de Deus sah, war, ehrlich gesagt, noch reichlich befremdlich für mich. Meine Fähigkeit, mich auf die schrägsten Sachen einzulassen, half mir, nicht übermäßig viel zu denken und einfach weiterzugehen. Mein erster Kontakt mit dem Heiler war sehr kurz, vielleicht dreißig Sekunden. Marijke sagte kurz etwas zu ihm und übersetzte mir seine Antwort. Am nächsten Tag sollte ich wiederkommen zu einer spirituellen Intervention, keinem körperlichen Eingriff.

Manchmal sagte João de Deus nicht mehr als einen Satz, häufig sah er seine Patienten nicht einmal an. Während dieser Sitzungen war er in Trance, agierte also als ein Medium, durch das ein anderes Wesen sprach und handelte. Er nahm eine andere Identität an und wusste vorher selbst nie, wer oder was in ihn fahren würde. Das war eigenwillig. Leute, die João de Deus gut kannten, konnten die verschiedenen Trancezustände unterscheiden, je nachdem, wie er schaute oder redete. Er nahm die Identitäten von bekannten Ärzten des letzten Jahrhunderts an oder von Heiligen bis zu Johannes dem Täufer. Es gab wohl zehn bis fünfzehn Identitäten, manche mehr, manche weniger häufig. Entscheidend war das nicht, skurril allemal. Zumindest wenn man, wie ich, wenig kulturelle Vorprägung in dieser Richtung besaß. Für die Brasilianer war all das weniger ungewöhnlich. Identitätswechsel oder die Existenz von Medien sind fest in ihrem Glauben verwurzelt. Nicht zuletzt die Schamanen der indigenen Völker versetzen sich und andere für Heilungsrituale in Trancezustände. So viel wusste ich nach der ecuadorianischen Schwitzhütte ja schon.

Auch körperliche Operationen nahm João de Deus vor. Er praktizierte das vor Hunderten von Leuten in einer Art Hörsaal in der Casa. Als Zuschauer in der ersten Reihe bekam ich das gleich bei meiner ersten Audienz mit. Er tat verrückte Dinge, schnitt Haut auf oder kratzte mit einem scharfen Messer auf der äußeren Augenhaut des geöffneten Auges eines Besuchers herum. Er fragte, ob Mediziner im Raum seien, und bat sie ausdrücklich, nach vorn zu treten. João de Deus wurde häufig Trickserei unterstellt. Blutballons oder ähnliches brauchte er allerdings nicht. Er steckte den Leuten lange Metallteile in die Nase, drehte sie herum, und ohne, dass es so richtig erklärbar wäre, holte er etwas aus den Menschen heraus. So verliefen die sichtbaren Operationen, die nur selten stattfanden, die aber nicht unbedingt mehr oder weniger Wirkung zeigten als seine spirituellen Interventionen.

João de Deus selbst sagte, dass es für manche Leute schlicht hilfreich sei, irgendetwas zu sehen und vor Augen zu haben, dass physisch etwas passiert ist. Zu ihm kamen viele Krebspatienten, auf die es befreiend wirken konnte, wenn stellvertretend für den Tumor irgend etwas aus ihrem Körper geholt wurde. Ein bisschen Vorführeffekt für alle anderen war sicherlich auch dabei. Das Phänomen an sich war jedenfalls unfassbar. Über viele Jahre versuchten skeptische Mediziner erfolglos, João de Deus der Scharlatanerie zu überführen. Ich aber sah mit eigenen Augen, dass es nach diesen fast gruseligen Eingriffen keine Komplikationen gab, sich nichts entzündete. Er nähte tiefe Schnitte grob mit einer dicken Nadel zu, und es heilte. Ich beobachtete das bei Leuten, die ich während meines Aufenthalts immer wieder traf.

Die überwiegende Mehrheit wurde wie ich am Tag nach der Vorstellung zur Intervention geladen. Früher nannte sich das Operation, wegen der medizinischen Konnotation des Begriffs hatte es jedoch Beschwerden gegeben, sodass es nun »spirituelle Intervention« hieß. Wieder musste ich im Schritttempo zum Heiler vorrücken, wieder in Begleitung von Marijke, die übersetzte. Die zweite Audienz lief beinahe automatisiert ab. João de Deus saß in Trance auf seinem Stuhl und erklärte Marijke, was ich zu tun hätte. Das war relativ unspektakulär. Anschließend saß ich in einem Nebenraum, sollte die Augen schließen, abwarten und mich auf das konzentrieren, was mir wichtig war. Ich hatte neun konkrete Punkte formuliert und aufgeschrieben: wieder Kraft in den Händen zu haben, Kraft im Rücken, Kraft in den Knien. Ich weiß nicht, wie lange ich dort saß. Irgendwann kam João de Deus herein und sprach ein paar Worte. Für mich hörte es sich wie eine Art Segnung an. Das war die Intervention.

Für die folgenden Tage bekam ich etwas ähnliches wie einen Behandlungsplan. In drei Tagen sollte ich zu einem bestimmten Wasserfall gehen und eine rituelle Waschung vornehmen. Ich sollte Kräutertabletten nehmen, die mir verschrieben wurden, sollte viel trinken und in sechs oder sieben Tagen wiederkommen. Andere Patienten mussten drei Wochen warten oder wurden zu Lichttherapien angehalten. Das war individuell verschieden, ohne sensationell große Unterschiede.

Nach der Intervention war es wichtig, viel Flüssigkeit zu sich zu nehmen und am besten vierundzwanzig Stunden zu schlafen. Es war erst morgens um neun. Ich legte mich ins Bett. Versorgt wurde ich von Marijke, sie achtete darauf, dass genug Wasser bereitstand. Ich sollte genau beobachten, was mit mir passierte, ob es ungewohnte Empfindungen, Kopfschmerzen oder dergleichen gab. Davon abgesehen war ich aufgerufen, gar nichts zu tun. Das war ungewöhnlich schön. Ich hatte eine traumhafte Aussicht, eine Glasfront neben meinem Bett und ganz viel Natur dahinter. Ich legte mich hin und schlief bestimmt zweiundzwanzig Stunden.

Eine ganze Woche lang war jede körperliche Anstrengung untersagt, nur das Allernotwendigste sollte man tun und dabei bewusst beobachten, was für körperliche Reaktionen und Empfindungen sich einstellten. So viel Zeit ausschließlich für sich zu haben, sie sich zu nehmen, ist für den gemeinen Westeuropäer ein seltener Luxus. Wann haben Menschen, die im Berufs- oder Familienleben stehen, schon jemals die Gelegenheit, tagelang dazuliegen und sich ausschließlich um sich selbst zu kümmern? In den ersten Tagen ging ich nicht einmal zum Essen hinaus, alles, was ich brauchte, brachte mir Marijke. Ich

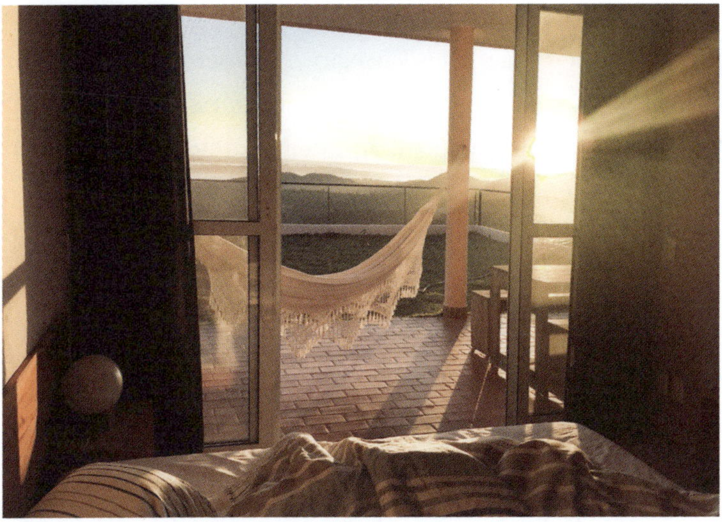

Die Aussicht aus meinem Zimmer in Abadiânia

aß dann kurz, trank viel – trinken, trinken, trinken war die Devise – und schlief wieder.

Ausnahmen machte ich nur für die Erledigung meiner Aufgaben. Für den Ausflug zum Wasserfall holte mich Marijke ab und fuhr mich. Der Ort war ein Stück entfernt, wir mussten einen wild-romantischen Pfad hinunterlaufen, bis wir am Wasserfall ankamen. Ich wusch mich. Vorher und nachher sprach Marijke Gebete. Viel war nicht los, es waren nur wenige andere Menschen dort. Nach der Prozedur aß ich die heilende Suppe, die es in Abadiânia gab und bei deren Zubereitung sich morgens jeder beteiligen konnte, der Lust hatte, Gemüse zu schnippeln. Eine Gemüsesuppe, die heilende Wirkung haben soll, weil viel Energie und Liebe drinsteckt. Jeder kann sie sich kostenlos holen.

Nach Ablauf der Woche stand die Abschlussuntersuchung an. Ich erhielt eine neue Farbkarte. Bei der dritten Audienz sagte mir João de Deus kurz, wie ich mich mittelfristig verhalten solle. Manchen empfahl er, in einem oder in zwei Jahren wiederzukommen, anderen, noch eine Weile in Abadiânia zu bleiben. Jeder bekam eine Richtlinie und individuelle Verhaltenstipps für die Zukunft. Ich sollte noch sechs Wochen lang die Kräutertabletten nehmen, keinen Alkohol trinken, keine scharfen Gewürze wie Chili oder Pfeffer essen und sexuell enthaltsam bleiben. Außerdem sagte João de Deus, bei mir sei so weit alles okay, er sei zuversichtlich. Wie schon zuvor fand kein langwieriges Gespräch statt, alles passierte sehr schnell. Er lächelte mich liebenswürdig an und hielt meine Hand. Häufig war sein Blick aber ganz woanders, ich merkte, dass er in Trance war.

Es gab Besucher, die mit einem ganzen Korb voller Fotos zu João de Deus kamen, Fotos von Menschen, in deren Auftrag sie ihn aufsuchten, weil sie selbst nicht dazu fähig waren. Es gab eine eigene Stelle, wo man die Bilder der Kranken abgeben konnte, die João de Deus bearbeiten sollte. Sogar diese Form der Fernheilung sollte funktionieren, deswegen hatte ich ein Foto von Eva und weiteren Freunden dabei. Vor Ort konnte ich trotz allem mehr aufnehmen.

Nach drei, vier Tagen Ruhephase sagte Marijke zu mir: »Jetzt wäre es gut, wenn du mit in den Current gehst.« In den Current zu gehen, war freiwillig, Marijke aber empfahl es mir wegen der zusätzlich heilenden Wirkung. Der Current basierte auf der Annahme, dass es viele Wesenheiten gibt. In der Bibel würden sie vielleicht als himmlische Heerscharen oder Engel firmieren, in Abadiânia wurden sie zum Teil als konkrete historische Personen imaginiert, Heilige oder berühmte Mediziner zum Beispiel. Nach dieser Vorstellung arbeiteten die Wesenheiten einige Wochen am einmal angestoßenen Heilungsprozess mit. Das war der Grund, weswegen ich zu Hause im Nachgang sechs Wochen lang bestimmte Regeln einhalten sollte, doch erst recht vor Ort und insbesondere im Current, der viele innere Prozesse auslösen sollte.

Im Current zu sitzen, war beides: Einerseits unterstützte man die anderen Hilfesuchenden, andererseits durfte und sollte in diesen hochkonzentrierten energetischen Phasen jeder für sich selbst beten oder bitten, wie auch immer man das definieren möchte. Man wurde angehalten, Hilfe zu erbitten, seine Hoffnungen und Bedenken zu konkretisieren, Wünsche zu formulieren und am besten sogar aufzuschreiben. Neun Wünsche durfte man zusammenstellen, die regelmäßig zu wiederholen waren.

Am ersten Tag blieb ich im ersten von mehreren aufeinanderfolgenden Räumen. Bis zu diesem Tag hatte ich nicht geglaubt, dass ich drei Stunden an einer Stelle sitzen konnte, ohne dass mir etwas wehtat oder ich einschlief. Es funktionierte jedoch erstaunlich gut. Ich saß mit geschlossenen Augen da und konzentrierte mich abwechselnd auf alles Mögliche oder auf gar nichts. Ich ließ die Gedanken, Ideen und Empfindungen kommen. Mal zwickte es im Knie, dann grummelte es im Bauch. Vielleicht interpretierte ich in diesem Kontext jede Regung mit mehr Fantasie als üblich, das will ich nicht ausschließen. Jedenfalls sah ich in vielem kleine Zeichen, als ich da hockte, und war überwältigt.

Der Current war eine Erfahrung, auf die ich nicht gefasst gewesen war, fremdartig und bemerkenswert. Ich kam in einen schwer zu beschreibenden Modus. Es war nicht vorhersehbar, wie lange man im Current sitzen würde. Das hing unter anderem davon ab, wie viele Patienten an diesem Tag nachkommen würden. Eine Stunde war es mindestens, es konnten aber auch acht werden. Bei meiner letzten Session saß ich sechs Stunden auf der Stelle. Ich meditierte und war selbst erstaunt, dass ich spielend so lange aushielt. Normalerweise würde mir bei so etwas schnell der Rücken zwicken oder das Bein wehtun. Ein bisschen Wasser hatte ich dabei, mehr nicht. Ich schlief nicht ein, auch wenn ich nicht genau weiß, was ich all die Zeit tat. Unendlich viele Dinge gingen mir durch den Kopf. Von »Was mache ich hier eigentlich?« über »Was ist das für ein Kasperletheater?« bis hin zu »Vielleicht ist das eine reelle Chance, meine Krankheit loszuwerden, sogar gesund zu werden.«

Alle Welt in der Casa in Abadiânia trug weiße Kleidung. Ärmere Brasilianer, die manchmal nur ihre zerfetzte Hose und ein T-Shirt am Leib hatten, wurden jedoch nicht verbannt. Aber die Mehrheit hielt sich an die Regel, und das trug zu einer gewissen Festlichkeit, einer besonderen Stimmung bei. In großen Gartenanlagen mit wunderbaren Blickachsen gab es viele Bänkchen, auf denen man sich niederlassen konnte. Einzelne Gruppen meditierten oder es wurde gesungen. Die Atmosphäre war heilig, wenn man es so ausdrücken will, vielleicht sogar sektenhaft.

Es trafen ganz unterschiedliche Leute aufeinander, und ich kam mit etlichen ins Gespräch. Ganz normale Leute meistens, die sich aufgrund von Erkrankungen einen Heilungsschub und Hoffnung holen wollten. Ich sprach mit einigen, die schon länger und immer wieder nach Abadiânia kamen. Manche liebten vielleicht einfach die friedvolle Atmosphäre, in der jedermann achtsam mit den anderen umging. Niemand war gestresst, niemand musste dringend irgendwohin. Man achtete auf sich und war freundlich, alles war ruhig. Mit Marijke traf ich mich regelmäßig in einem Restaurant zum Essen. Sie erzählte mir vom Leben in Abadiânia. Danach ging ich ins Bett, guckte aus dem Fenster oder las ein bisschen. Viel ablenken sollte ich mich nicht. Meine Hauptaufgabe war es, zu schlafen.

Marijke konnte viel erzählen, und dass sie durchgehend für Fragen und Gespräche zur Verfügung stand, ermöglichte mir einen Blick hinter die Kulissen. In die Zeit meines Aufenthalts fiel der vierundsiebzigste Geburtstag von João de Deus, wobei sein genaues Geburtsjahr nicht zweifelsfrei bekannt ist. Auf einem großen Platz wurden tagelang Zelte und Bühnen aufgebaut. Tausende Menschen kamen, um den Heiler zu feiern. Für viele ärmere Brasilianer waren Speisen und Getränke gratis. Stundenlang ergingen sich Prominente in Lobreden, ständig landeten Hubschrauber, aus denen Minister und Funktionäre stiegen. Vielen Prominenten weltweit soll João de Deus geholfen haben. Zeitweise war er sogar außerhalb von Brasilien auf Tournee. Er schien im Zenit seines Ruhms zu stehen, trotz lautstarker Kritiker, darunter die katholische Kirche, die ihm schon alles Mögliche vorgeworfen hatten. João de Deus war sogar im Gefängnis gewesen, und dennoch machte er immer weiter. Er fühlte sich berufen zu dem, was er tat. Natürlich hätte er sich auch mit viel Geld in den Ruhestand verabschieden können, was den Verdacht, er sei ein Quacksalber oder Heuchler, vielleicht erst recht befeuert hätte. Stattdessen absolvierte er weiterhin sein anstrengendes Pensum, jeden Tag, über viele Stunden.

Für die offiziellen Geburtstagsfeierlichkeiten gab es eine Art VIP-Zelt. Dort war elegant eingedeckt. Marijke war eingeladen, und ich ging als ihr Partner durch. So geriet ich an diesem Abend in den elitären engsten Kreis um João de Deus. Ich hatte keinen Bedarf, vom angebotenen Wein zu trinken, und blieb nicht lange in dem Trubel, da ich kein Portugiesisch verstand und Ruhe für mich sowieso im Vordergrund stand. Trotzdem war es fast unheimlich, dem berühmten Heiler so nah zu sein und ihn als normalen Menschen, nicht als Medium zu erleben. Er selbst beteuerte sein Leben lang, »nur« als Medium zu fungieren und sich an nichts erinnern zu können, was während

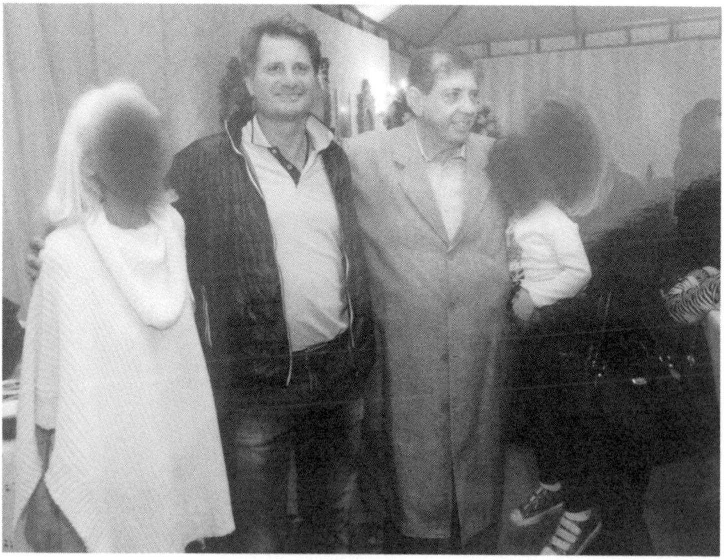

Geburtstagsfeierlichkeit im VIP-Zelt: Marijke mit ihrer Tochter, João de Deus, ich und Marijkes Mutter (v.r.).

seiner Sitzungen passierte. Wenn er danach zu sich kam, konnte er nicht erzählen oder erklären, was er gerade für Empfehlungen abgegeben oder wem er die Bauchdecke geöffnet hatte. Es gibt Berichte, die das beschreiben, von Leuten, die viel mit ihm zusammen waren und das Geheimnis ein Stück weit zu fassen versuchten.

Zurück in Hankensbüttel, war ich noch wochenlang beseelt von der Erfahrung in Abadiânia. Ich trank keinen Alkohol und ernährte mich bewusst. Ich hatte Andenken mitgebracht, Fotos von Wesenheiten oder Persönlichkeiten, deren Identität João de Deus regelmäßig annahm. Diesen höheren Mächten wurde in Abadiânia eine wichtige Funktion im Heilungsprozess zugemessen, und ich kann sie jederzeit anrufen, zu ihnen beten und um Hilfe bitten. Es wurde mir empfohlen, das zu tun. Ob ich sie als Engel, Schutzengel oder Wesenheiten ansehen möchte, ist zweitrangig.

Es lässt sich schwer sagen, wie viel von meiner Brasilienerfahrung ich weiterhin praktiziert habe. Hier und da hängen Fotos, ich denke immer wieder an diese Zeit zurück und habe seitdem in vielen Momenten gespürt, dass sich etwas in mir gewandelt hat. Es spielte sicherlich eine Rolle, dass ich mich einlassen konnte, dass ich an etwas glauben konnte oder wollte. In Abadiânia wurde viel durch die Blume gesprochen. Konkrete Versprechungen wurden wenige gemacht, anders als bei einem klassischen Arzt, von dem man eher klarere Aussagen erwarten würde. Vieles wurde offengelassen, dafür mit Optimismus betrachtet und positiv kalibriert: »Das ist jetzt mehr oder weniger geheilt, und wenn nicht, kommst du wieder.« Diese Option bleibt schließlich immer.

Was ich in Abadiânia erlebte, lässt sich schwer in Worte fassen. Eher noch in Bilder, deswegen empfehle ich Interessierten den preisgekrönten Dokumentarfilm »Healing. Wunder, Mysterien und John of God« von Harald Wiesleitner und David Unterberg aus dem Jahr 2008. Er fängt die Atmosphäre, wie ich sie in Abadiânia empfunden habe, sehr gut ein. Es überraschte mich überhaupt nicht, dass es viele Menschen gab, die regelmäßig dorthin fuhren oder sich wie Marijke von diesem Ort angezogen fühlten, auch wenn sie gar kein konkretes gesundheitliches Problem hatten.

Zweifelsohne ist es eine außergewöhnliche Erfahrung, die ich dort gemacht habe. Ich will sie so zusammenfassen: Die Reise tat mir gut. Ich fühlte mich wohl. Ich fühlte mich aufgehoben. Es war entspannend. Ich verbrachte sehr achtsame Tage mit mir selbst, in Ruhe und Harmonie.

Es gibt keine Grenzen. Weder für Gedanken noch für Gefühle. Es ist die Angst, die immer Grenzen setzt.

INGMAR BERGMAN

Heilung

Es gibt Berichte von Menschen – solchen zum Beispiel, die bei João de Deus vorstellig wurden –, deren Krankheiten oder Behinderungen auf einmal verschwanden. Menschen, die plötzlich Bewegungen ausführen konnten, die vorher unmöglich gewesen waren, oder die von einer Krebserkrankung oder sogar Aids geheilt wurden. Was genau die Auslöser für solche Phänomene sein können, weiß ich nicht.

Mitunter mag so etwas in Extremsituationen vorkommen, beispielsweise wenn jemand, der im Rollstuhl sitzt, sein Baby aus einem brennenden Haus retten muss. Menschen können Kräfte entwickeln, von denen sie selbst nie etwas geahnt haben. Hinterher wissen sie oft selbst nicht, wie ihnen das möglich gewesen ist. Es gibt die Geschichte einer Frau, die ein Auto hochgehoben hat, weil ihr Kind darunter eingeklemmt war. Das Ereignis ist dokumentiert, es gab Zeugen. Hätte man dieser Frau im Fitnessstudio eine Siebenhundert-Kilo-Hantel in die Hände legen können? Bestimmt nicht. Aber in der Ausnahmesituation konnte sie dieses Gewicht heben. Es ist bemerkenswert, wozu der menschliche Körper in der Lage ist, wenn die notwendige Energie entsprechend gebündelt werden kann. Wir trauen unserem Körper vieles nicht mehr zu und versuchen vieles erst gar nicht, weil althergebrachte Annahmen und Prognosen es unsinnig erscheinen lassen.

Schulmedizinisch wird oft in engen Grenzen gedacht oder nach einem Schema F geurteilt. Da heißt es dann: »Ihr Tumor ist so und so groß, also haben Sie noch so und so viele Monate zu leben, und sterben werden Sie ganz sicher.« Es gibt aber Beispiele, die diese Zwangsläufigkeit widerlegen. Tumore, die verschwunden sind, klinisch überprüft und gemessen. Es gibt Dinge zwischen Himmel und Erde, die wir nicht erklären können und die trotzdem passieren. Physische Phänomene, die nach allgemeinem Dafürhalten unmöglich sind, so wie bei unserer Reiseleiterin Vera. Bei ihr habe ich so etwas leibhaftig erlebt. Vieles verstehen wir noch nicht, müssen es vielleicht auch gar nicht verstehen, und doch birgt es Hoffnung. Diese Hoffnung sollte präsent bleiben, selbst wenn eine Situation auf den ersten Blick ausweglos erscheint.

Ich selbst habe Erfahrungen gemacht, die mit allgemein anerkannten wissenschaftlichen Paradigmen schwer in Einklang zu bringen sind. Schon deswegen bin ich überzeugt, dass es für uns alle besser wäre, eingebildete Grenzen zu überwinden. In jeglicher Hinsicht. Es geht mir dabei nicht nur um körperliche Leistungsfähigkeit. Ich denke erneut an die Shaolin-Mönche, die nie die Fähigkeit verloren haben, ihre Energie radikal zu fokussieren. So sehr, dass sie physisch und physiologisch Grenzen überschreiten, die für uns eigentlich das Ende der vorstellbaren Welt bedeuten. Sie zerschmettern Stahlstangen auf dem eigenen Kopf und werfen Nadeln durch Glasscheiben. Das kann doch eigentlich gar nicht möglich sein! Offensichtlich doch, wenn es gelingt, genügend Energie auf diese Nadel zu projizieren. Weil alles zu guter Letzt Energie ist, Schwingung.

Wir kehren zurück zur Quantenphysik. In diesem Theoriegebäude stellt sich immer nur die Frage, wo die meiste Energie ist, das höhere Energieniveau. Schon kann eines das andere durchdringen oder verdrängen. Alles ist einfache Physik. Je höher das Energieniveau, desto mehr ist möglich, ob wir es uns nun vorstellen können oder nicht. Die Forschung hat bereits erkannt, dass Schwarze Löcher nichts weiter sind als hochkomprimierte Energie, dass die Energie eines ganzen Sonnensystems sich auf Erbsengröße zusammenziehen kann. Solche naturwissenschaftlichen Modelle sprengen unsere Vorstellungskraft, aber spricht das gegen die Modelle? Ich denke eher, dass schier unglaubliche Möglichkeiten aufscheinen, Hoffnung unter anderem für die Medizin. Ich bin sicher, dass uns in den nächsten zwanzig bis fünfzig Jahren Erkenntnisprozesse bevorstehen, die die althergebrachten Naturwissenschaften herausfordern werden.

Ich glaube an unvorhergesehene Möglichkeiten, sogar an sogenannte Wunderheilung, wenn man die betreffenden Phänomene denn so nennen will. In diesen Wundern erkenne ich vor allem Formen der Heilung, die schulmedizinisch unwahrscheinlich sind, nicht erklärbar, die nichtsdestotrotz immer wieder vorkommen. Wenn ich mir meine Hände anschaue, die dies nicht mehr können oder jenes nicht mehr wollen – wer will mit absoluter Sicherheit sagen, dass das der Weisheit letzter Schluss ist? Ich merke selbstverständlich, was nicht mehr geht. Aber ich schließe die Möglichkeit nicht aus, dass sich das noch einmal ändern kann. Diese Vorstellung ist hilfreich und tröstlich. Vor allem bestätigen reale Fälle, dass meine Hoffnung nicht vollkommen unberechtigt ist. Sie mag klein sein, aus irgendeinem Grund glaube ich dennoch, dass mir so etwas passieren wird. Ich wundere mich manchmal, dass es noch nicht dazu gekommen ist. Dass es mir nicht schon wieder besser geht, sondern bislang zwar langsam, aber dennoch nur in eine Richtung lief. Ich bin gespannt, wie lange das so bleibt. Nach wie vor bin ich überzeugt, dass sich dieser Prozess umkehren lässt.

Aber selbst wenn nicht, muss das einer Heilung nicht widersprechen. Das klingt paradox, fasst jedoch eine fundamentale Einsicht zusammen, die ich in jüngster Zeit gewonnen habe. Wir sind immerzu auf die körperliche Gesundung fixiert. Sie ist jedoch nur ein Teilaspekt von Heilung. Es geht um viel mehr. Um eine Gesamtheilung, eine Heilung des Geistes, der Seele. Dies war eines der wichtigsten Aha-Erlebnisse, die ich in letzter Zeit hatte: Ich könnte geheilt werden und sterben. Ich könnte geheilt sterben.

Ich will das erläutern. Vieles im Leben erscheint uns unwahrscheinlich beständig. Wenn man das große Ganze betrachtet, das Universum und die Menschheits- und Erdgeschichte, schrumpft das meiste auf einen Wimpernschlag zusammen. Ein einzelnes Menschenleben sowieso. Die Zeitdauer jedes einzelnen auf Erden relativiert sich damit erheblich. Zehn Jahre kommen einem lang vor, als Kind noch einmal länger. Am Ende jedoch geht es nicht um eine Anzahl von Jahren, sondern darum, sich einer Aufgabe zu stellen: mit sich und seinem Leben ins Reine zu kommen, während man auf der Erde weilt. Wer das schafft, hat sein Lebensziel erreicht. Das heißt nicht, dass ein Leben dann zwangsläufig vorbei ist. Es heißt aber, ohne Angst oder Ansprüche in die Zukunft blicken zu können. Ich brauche dann keine Zeit mehr. Das meine ich damit, geheilt sterben zu können. Es erstaunt mich, dass das vorrangige Ziel vieler Menschen zu sein scheint, möglichst alt zu werden. Sollte man nicht eher möglichst glücklich werden? Möglichst in Frieden mit sich und der Welt leben? Widersinnigerweise scheinen das in unserer Gesellschaft untergeordnete Lebenszwecke zu sein.

Ich selbst würde mich noch nicht als geheilt bezeichnen. Aber ich strebe die eben beschriebene Art der Heilung an. Keineswegs möchte ich den Superhelden markieren, der vorbildlich und stark mit einer Krankheit umgeht und allen anderen gute Ratschläge erteilt. Momentan trifft auf mich eher das Goethe-Zitat von den zwei Seelen in einer Brust zu. Mitunter bin ich Inspiration und Halt für andere. Genauso aber kenne ich die Momente des Schmerzes, der Verzweiflung und der Angst. Das gehört dazu, schließlich lebe ich gern. In dem Buch »Such dir einen schönen Stern am Himmel« fand ich dazu die denkbar eindrücklichsten Zeilen, Gedanken von Nina Zacher, ebenfalls an ALS erkrankt, in genau solch einem Moment:

»Heute ist es traurig und kalt.

Aber nicht nur beim Blick aus meinem Schlafzimmerfenster, sondern mehr noch, tief in meinem Herzen und meiner Seele. Heute kann ich nicht stark und tapfer sein.

Heute bin ich – wie so lange schon, und dennoch nicht für jedermann sichtbar – verwundbar und klein. Ich, einst selbständig und unabhängig, nun hilflos und von Schmerzen geplagt, steif, wie erfroren, allein im eisigen Wind, unfähig, selbständig aufzustehen.

Wofür auch? Warum?

Ein tiefer, dunkler Schleier färbt heute alles noch trüber als sonst. Ich bleibe heute einfach liegen, wofür auch aufstehen, warum noch tapfer sein?«

Angst und Heilung, wie ich sie meine, stehen im Widerspruch zueinander, schließen sich letztlich aus. Es freut mich daher, zu bemerken, dass meine Angst abnimmt. Das ist ein gutes Zeichen, auf dem richtigen Weg zu sein und mich meinem Ziel anzunähern. Ich sage mir, dass mein Leben bisher gut und erfüllt gewesen ist und dass ich ohne Trauer eine andere Stufe betreten, eine andere Phase beginnen lassen könnte. Was tatsächlich auf mich zukommt, wie es wirklich sein wird, weiß ich nicht. Zumindest hätte ich mir vor ein paar Jahren nicht einmal vorstellen können, darüber zu reden oder gar zu schreiben, wie ich es heute tue.

Es gibt Momente, in denen ich mich frage, was zum Teufel ich da eigentlich treibe. Macht das alles Sinn oder mache ich mir am Ende etwas vor? Bei Yoga-Übungen namens »der Affe präsentiert den Pfirsich«, mit einem Schamanen in einer Schwitzhütte oder meditierend in einem Current in Brasilien? Mir stehen etliche Situationen vor Augen, in denen ich gedacht habe: Ein Glück, dass mich jetzt keiner sieht. Ich selbst hätte mich vor nicht allzu langer Zeit so nicht sehen können: in skurrilen Körperhaltungen, unter Farbbestrahlung, schwitzend und schnaufend.

Ich befinde mich in einem Prozess, dessen Ende offen ist. Rückblickend bin ich froh, dass ich so weit über den Tellerrand geschaut habe. Es hat mir nicht geschadet, und manches – das meiste sogar! – hat mir gutgetan. Das ein oder andere Erlebnis würde ich vielleicht nicht weiterempfehlen. Insgesamt aber habe ich spirituell ertragreiche Jahre hinter mir. Häufiger schon meinte Kerstin zu mir: »Das gibt's doch gar nicht, mit wem du überall in Kontakt stehst.« Mehr als »Das ergibt sich immer so« konnte ich dann nie antworten.

Intensive Begegnungen gehen nie von nur einer Seite aus. Häufig geriet ich mit Menschen in tiefschürfende Gespräche, mit denen das keineswegs vorgesehen war. Neulich beispielsweise saß ein Anlageberater an meinem Tisch, und wir landeten bei Themen, die mit Business und dem Anlass seines Besuches rein gar nichts mehr zu tun hatten. Das waren Momente des ehrlichen Austauschs. So etwas passiert mir neuerdings immer wieder. Meine persönliche Geschichte macht es leichter, einen Einstieg in unbequeme Themen zu finden. Das ist ein Grund, warum ich nicht ausschließlich Schlechtes an meiner Erkrankung finden kann. Wie alles im Leben hat sie ihre Funktion. In meinem Fall hat sie viele Türen geöffnet, weit mehr, als sich geschlossen haben. Deswegen empfinde ich meine Entwicklung unter den gegebenen Umständen als gut. Meine Krankheit irritiert mich nicht mehr so stark. Obwohl ich daran glaube, gesund werden zu können, machen mich die Alternativen nicht mehr total verrückt. Das Gefühl, auf dem richtigen Weg zu sein, überwiegt.

Abschied und Tod sind nur andere Worte für
Neuanfang und Leben. Alles, was du zurücklässt,
findest du in anderer Form immer wieder.
TIBETANISCHES TOTENBUCH

Wenn jemand stirbt

Vor Jahren reisten Kerstin und ich zum Stamm der Kara oder auch Karo in Südäthiopien. Die Region war touristisch kaum erschlossen. Dort lebten Völker wie die Kara in kleinen Königreichen, liefen nackt durch den Dschungel und hatten bis kurz zuvor keine Währung gehabt, nie mit Geld gehandelt. Die Kara lebten in Lehmhütten, und wir bekamen mit, dass in diesen Hütten mitunter die Toten ebenfalls im Raum saßen. Auf Stühlen, einbalsamiert, damit sie nicht komisch rochen. Für Kerstin und mich war das natürlich eine restlos ungewohnte Situation. Uns wurde erklärt, dass Verstorbene traditionsgemäß noch eine Weile mit in der Runde bleiben und erst nach einer festgelegten Zeit bestattet würden.

In Indien oder Nepal dienen Flüsse wie der Ganges der Reise ins Jenseits. Dort werden die Toten direkt am Ufer auf Scheiterhaufen verbrannt, danach treibt die Asche auf dem Wasser der Ewigkeit entgegen. Kerstin erlebte in der nepalesischen Hauptstadt Kathmandu, wie eine alte Frau auf einem solchen Scheiterhaufen festgemacht wurde, die derweil noch mit ihren Angehörigen sprach. Sie lag in den letzten Zügen, und allen Be-

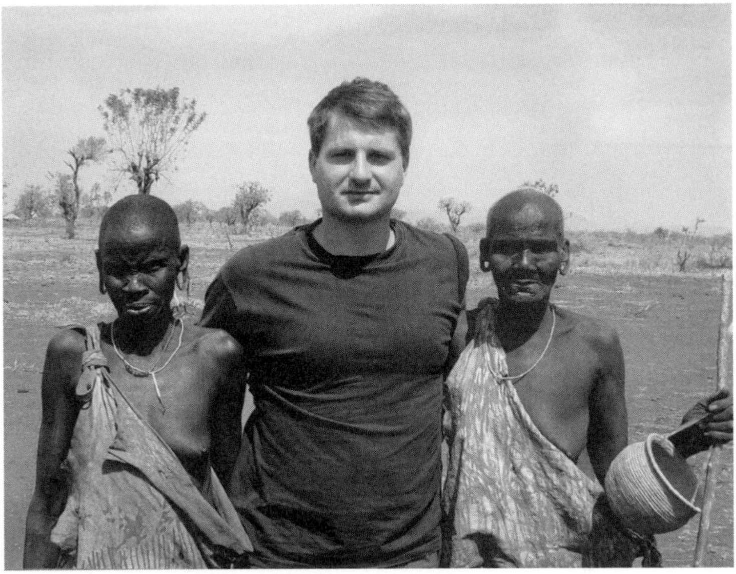

Jahreswechsel 2005/06 bei den Kara in Südäthiopien

teiligten inklusive ihr selbst schien klar zu sein, dass sie gleich sterben würde. Die Angehörigen sangen spirituelle Lieder, schmückten die alte Frau mit Blumen und gaben ihr Wasser aus dem Fluss. Als sie aufgehört hatte, zu atmen, wurde sie umgehend angezündet und auf ihre letzte Reise geschickt.

Allein diese zwei Beispiele zeigen, dass es keine festen Regeln gibt, wie der Tod einzuordnen, wie mit ihm umzugehen ist. In jeder Kultur ist das anders. Kerstin und ich hatten Glück, dass wir auf unseren Reisen häufig damit konfrontiert wurden, wie andere Gesellschaften dem Thema gegenüberstehen. Es gibt viele verschiedene Arten, wie auf der Welt der Tod zelebriert wird. Feste und fröhliche Feiern sind durchaus keine Seltenheit. Wenn Gospelchöre fröhliche und gleichzeitig leicht melancholisch angehauchte Jazzlieder singen, ist ein gehöriges Maß Freude Teil des Abschieds. »When the Saints go marching in« ist ein positives Lied, weil gute Dinge mit dem Tod assoziiert werden, vor allem für denjenigen, der fortan in womöglich schöneren Welten weilt. Ohnehin wird meist gar nicht derjenige betrauert, der geht, sondern diejenigen, die dableiben. Betrauert wird die Tatsache, dass man selbst den Toten nicht mehr zur Verfügung hat, keinen Spaß mehr mit ihm haben oder schöne Gespräche führen kann. Das ist eher Selbstmitleid als ein Trauern um die verstorbene Person. Es quält vielmehr der Gedanke, dass der andere fehlt. Der Verlust ist traurig, nicht der Tod als solches.

Die meisten Vorstellungen über das Leben nach dem Tod sind sehr positive. Danach wartet auf uns das Paradies, das Nirvana oder eine Reinkarnation. Umso erstaunlicher ist es, dass der Tod häufig so unglaublich angstbesetzt ist. Ich erlebe das in meiner eigenen Familie. Vielen fällt es schwer, bei diesem Thema entspannt zu bleiben. Mich hat schon als Jugendlicher und junger Mann gewundert, dass der Tod in unserer abendländischen Gesellschaft ein solches Tabuthema ist. Gerade im christlichen Glauben wird viel über das harte irdische Dasein erzählt und gesungen. Der positive Gegensatz ist die Erlösung, der Einlass ins Himmelreich, ins Paradies, wo sich alles in Glückseligkeit auflöst. Wieso wollte sich in meinem Umfeld niemand über diese höchst erbauliche Perspektive freuen?

Lange trauerten die Menschen, wenn jemand starb. Der Prozess war grundsätzlich mit sehr viel Leid verbunden. Sobald jemand über Krankheit oder Tod sprach, sanken die Körper in sich zusammen, Gesichtszüge entglitten, Stimmlagen veränderten sich. Selbst dann, wenn es sich um den Tod eines Neunzigjährigen handelte, verbreitete sich allseits Bedrückung. Mantraartig hieß es dann, dass es für denjenigen wohl besser sei, nicht mehr zu leiden. Trotzdem waren alle zutiefst traurig. Selbst hochbetagte Menschen scheinen sich schwer mit dem Gedanken an ihre Endlichkeit abfinden zu können. Achtzigjährige beäugen ängstlich jeden neuen Leberfleck, weil er ein Melanom sein könnte.

Ein hohes Alter an sich würdigen wir in unserer Gesellschaft geradezu als persönliche Leistung. Wird jemand neunzig oder gar fünfundneunzig, hat er alles richtig gemacht. Ob diese Person verbittert und vereinsamt gewesen ist, wird in diese Bilanz nicht mit eingerechnet. Für mich ist das Alter kein Kriterium für ein gutes, ein sinnhaftes Leben. Ich habe mit Anfang fünfzig ein sehr erfülltes Leben gehabt: ausgefallene Reisen und einzigartige Erfahrungen, nicht zuletzt meine unerwartete Diagnose und alles, was danach kam. Ich lebe sehr gern und will nicht unbedingt vorzeitig abtreten. Sollte es aber mal so weit sein, sehe ich in dieser Tatsache kein grundsätzliches Drama.

Häufig berichten Menschen davon, wie sie im Geiste ihre eigene Beerdigung beobachten oder davon träumen. Ich weiß nicht, was das tiefenpsychologisch zu bedeuten hat, offensichtlich aber ist das Thema für viele Menschen wichtig. Ich selbst habe mir oft meine Beerdigung vorgestellt. Es war keine schlimme Vorstellung für mich, hat die Tragik eher gemindert. Insbesondere überlegte ich, welche Lieder gespielt werden sollen, die mich selbst bewegt haben, die für einen wichtigen Menschen stehen oder eine bestimmte Lebensphase repräsentieren. Viele tun das und legen schon zu Lebzeiten eine Playlist fest. Auch

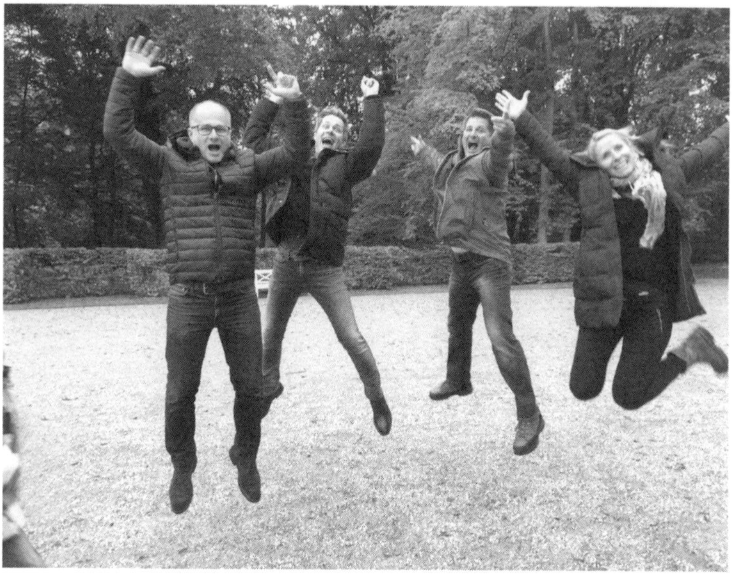

Lieber jung Spaß haben, als griesgrämig alt werden: Im Kreise meiner Geschwister.

für meine Beerdigung gibt es tatsächlich eine relativ konkrete Playlist. Sie ändert sich hin und wieder ein bisschen. Anfangs dominierten melancholische Lieder, irgendwann aber fand ich das albern. Es gibt doch sehr viele positive Lieder, dachte ich mir. Ist das nicht angemessener?

Glücklich allein ist die Seele, die liebt.
JOHANN WOLFGANG VON GOETHE

Der rote Faden

Müsste ich in einem Satz die Frage beantworten, was heute anders ist als vor meiner ALS-Diagnose und dem, was damit einherkam, würde ich sagen: Fast alles.

Es gibt keinen klaren Zeitpunkt, keinen eindeutigen Wendepunkt, an dem für mich alles anders wurde. Eher war es ein kumulativer Prozess, die Menge neuer Erfahrungen, die mich veränderten. Ich fand vieles spannend und habe anfangs wenig darüber nachgedacht, was ich aussortieren, was annehmen sollte. Mit dem Wissen von heute würde ich manches vielleicht anders bewerten als im jeweiligen Moment. Ich ließ die Dinge auf mich wirken, ließ mich auf alles ein. Alles war neu, und ich nahm es schlicht und einfach erst einmal zur Kenntnis.

Irgendwie fügte sich alles von selbst zusammen. In verschiedenen Kontexten entdeckte ich wieder und wieder denselben roten Faden, den ich aufnehmen konnte. Theorien und Therapien bestätigten oder ergänzten sich auf unterschiedlichen Ebenen gegenseitig. Neue Perspektiven brachten Gedankengebäude anderer nicht zum Einsturz, sondern vervollständigten sie vielmehr. Mir fiel auf, dass trotz unterschiedlicher Konzepte und Herangehensweisen der Begriff der Liebe zentral blieb. Liebe ist ein großer Begriff, der vieles beinhalten kann. In meinen Augen ist die Selbstliebe und damit eine Grundliebe zum Leben und zu seinen Mitmenschen die wichtigste Voraussetzung, um eigenen Frieden zu finden und damit Glück.

In dem so bewegenden wie ehrlichen Buch »Gott, du kannst ein Arsch sein. Stefanies letzte 296 Tage« von Frank Pape wird folgende Indianerweisheit zitiert: »Es gibt vier Stufen der Liebe. Die erste Stufe ist die Liebe zu unseren Mitmenschen. Die zweite Stufe der Liebe ist die Liebe zu einem bestimmten Menschen. Die dritte zu einem bestimmten Menschen mit der Intensität, ihn besitzen oder immer behalten zu wollen. Die vierte Stufe ist, einen Menschen so unendlich lieben zu können, dass wir nur noch wollen, dass es ihm gut geht und er glücklich ist, ganz egal, welche Rolle wir dabei spielen!«

Diese bedingungslose Liebe kommt ohne Ansprüche aus. Sie bedeutet, keine Erwartungen zu haben und jemanden unabhängig davon zu lieben, was er mir zurückgibt. In unserer Gesellschaft wird Liebe häufig anders definiert. Nach dem Motto: »Ich habe dich lieb, wenn du mich auch liebhast. Und am besten kochst du auch noch jeden Abend für mich.« Liebe wird an etwas gebunden. Eine bedingungslose Liebe dagegen wankt auch dann nicht, wenn sie vom Gegenüber nicht erwidert wird. Einer Trennung, einem Auseinandergehen zuzustimmen aus Wertschätzung und Zuneigung für den anderen, wäre schon eine hohe Stufe, nah dran an der bedingungslosen Liebe. Unmöglich ist das nicht.

Ich bekam in vielen, auf den ersten Blick unbedeutenden Momenten und oft erst im Nachhinein mit, dass Liebe, die ich empfing oder ausstrahlte, zu den schönsten Augenblicken führte. Ob auf Seminaren von Robert Betz, in Abadiânia, nach der Schwitzhütte oder wenn mir fremde Menschen uneingeschränkte Empathie entgegenbrachten. In meinem schnelllebigen Alltag vor der Diagnose hatte ich so etwas nie empfunden. Ich hatte überhaupt keine Zeit, mich auf dergleichen einzulassen. Ich hatte zwar eine geborgene Kindheit gehabt, in der es solche Momente gab, im Erwachsenenalter aber wurden sie selten, bedingt durch Alltagsstress und Gewohnheiten, durch Rhythmus, Tempo und Leistungsdruck.

In den letzten Jahren hatte ich dagegen das Gefühl, mich zurückzubesinnen, zu den Wurzeln zurückzukehren. Es ist eine Ironie des Schicksals, dass ich mich hinsichtlich meiner manuellen Geschicklichkeit tatsächlich ein Stück weit zum Kind zurückentwickle. Möchte ich etwas mit einer Schere schneiden, stelle ich mich an wie ein Dreijähriger. Beim Essen mit dem Löffel ist es ähnlich. Das hat etwas Kindliches. So wie ein Kind noch unverdorben und bedingungslos liebt. Ein Kind wägt nicht ab.

Mich interessiert es wenig, ob sich jemand an Gott, Allah, Buddha oder das Universum wendet. Ich glaube, dass es eine höhere Instanz gibt. Ich glaube an irgendetwas nach dem Tod. Ich weiß nicht genau, an was, das ist auch nicht entscheidend. Vielleicht ist das Leben danach viel angenehmer, und ich werde alle bedauern, die noch auf der Erde weilen. Vielleicht ist jene höhere Instanz mit dem, was ich Grundliebe nenne, bereits umschrieben.

Alex Loyd, der seinen Pfarrerberuf an den Nagel hängte, um zwei Doktortitel in naturheilkundlicher Medizin und Psychologie zu erwerben und eine der größten Praxen der Welt aufzubauen, schrieb das international erfolgreiche Buch »Das

Love Principle«. Darin heißt es: »Liebe ist der innere Zustand, dem alle positiven Haltungen entspringen: Freude, Frieden, Geduld, Toleranz, Glaube und so weiter. Angst ist der innere Zustand, dem alle physischen und nichtphysischen Störungen, Blockaden, Ausfälle und Leiden entspringen.« Die Quelle der Liebe, so Loyd, sei die Quelle der Lösung jeden Problems.

Die Fähigkeit zur Liebe ist den Menschen mitgegeben. Sie schlummert in uns. Durch unsere Lebensumstände aber geht sie zu oft verloren, wird vergessen. Wir sollten uns zum Ziel setzen, sie wiederzuentdecken. »Tun Sie, was immer Sie tun, aus einem Zustand der Liebe und konzentriert auf den gegenwärtigen Moment«, rät Alex Loyd. Ich persönlich bin auf einem guten Weg dorthin, und dieser Prozess tut mir gut. Er verschafft mir inneren Frieden. Das Gefühl ist schwer zu beschreiben, doch ich glaube, dass Liebe tatsächlich die Lösung für eigentlich alle Probleme ist: in alltäglichen Auseinandersetzungen, bei Konflikten am Arbeitsplatz, bei Streit in der Familie. Das heißt nicht, dass jeder mit einer rosaroten Brille durch die Gegend laufen sollte. Es geht vielmehr um eine Grundhaltung anderen Menschen gegenüber. Die kann so vieles verändern. Sie ändert uns selbst, und die Rückmeldungen unserer Umwelt bestätigen das unmittelbar. Diese Zusammenhänge theoretisch zu benennen oder logisch zu finden, ist das eine. Praktische Schlüsse zu ziehen und diese Liebe selbst zu empfinden, das hat mich über alle Maßen beseelt.

Es ist ein Glück, dass ich so vieles erlebt habe und einordnen kann. Es fällt mir nicht schwer, alles, worüber ich in diesem Buch schreibe, in ein kohärentes Weltbild zu integrieren. Selbst wenn es auf den ersten Blick hier und da Widersprüche geben mag, stelle ich nicht gleich alles infrage. Wir sind nicht allwissend. Manches, was in unseren Augen nicht zusammenpasst, wird sich erst in Zukunft erklären lassen. Das meiste aber ergibt schon heute Sinn.

Ohne meine Diagnose hätte ich mich mit vielem nicht beschäftigt. Mein Weltbild und meine Herangehensweise an gesundheitliche Probleme veränderten sich damit grundlegend. Es begann mit der einfachen Erkenntnis, dass viele Dinge im Kopf verändert werden. Das erlebte ich zum ersten Mal bei den Shaolin-Mönchen. In jenem Seminar ging es noch um sportliche Leistungen oder die Leistung im Beruf. Für mich kam die Erfahrung verschiedenster Heilungsgeschichten hinzu, in denen immer wieder die Vorstellungskraft eine Rolle spielte. Dieser Ansatz taucht bei Ärzten, Therapeuten und Heilern wie Professor Christian Schubert, Lissa Rankin oder Joe Dispenza immer wieder auf: Vorstellungskraft, Visualisierung oder Meditationen können den Körper positiv beeinflussen. So weit, dass biochemische Prozesse angestoßen und verändert werden. So wie im Current bei João de Deus: Wenn man dasitzt und meditiert, kann es hilfreich sein, sich Wesenheiten vorzustellen, die etwas an dir reparieren. Vielleicht löst genau das eine Gesundung aus. Über alles Schlechte in der Welt nachzudenken, ist in diesem Moment jedenfalls weniger produktiv als positive Gedanken.

Die Welt verändert sich durch dein Vorbild,
nicht durch deine Meinung.
PAULO COELHO

Umbrüche

Im Sommer 2019 schaute ich eines Tages unangemeldet bei meinen Eltern herein. Zusammen mit Freunden, die ich noch nicht kannte, saßen sie im Wohnzimmer. Ich sah wie das blühende Leben aus und fühlte mich auch so. Strahlend und braungebrannt trat ich ins Zimmer, und meine Mutter stellte mich unumwunden mit den Worten vor: »Das ist unser krankes Kind!« Ich sah die Verwunderung in den Gesichtern ihrer Gäste, und mich selbst trafen ihre Worte nicht weniger unvorbereitet. Das war heftig und beschäftigte mich die nächsten Tage. Früher war ich von meinen Eltern stets als der Zahnarzt, der Zweitgeborene, die Sportskanone oder ähnliches vorgestellt worden. Doch offensichtlich war »früher« vorbei. Eine Zeit tiefgreifender Umbrüche hatte begonnen.

In den letzten Jahren war ich relativ viel unterwegs und sah mich zunehmend mit der Problematik konfrontiert, an für jedermann sichtbaren körperlichen Einschränkungen zu leiden. Das war nicht einfach für mich und wurde ein Thema, das mich wiederkehrend beschäftigte, ein emotional besetzter Dauerbrenner. Solange ich in meiner häuslichen Blase, meinem kleinen Reich den Alltag managte, stand die Problematik weniger im Vordergrund. Ich hatte meine Abläufe, meine Hilfen und meine Vertrautheit. In die Öffentlichkeit zu gehen, ersichtlich weniger fit als früher, war für mich dagegen eine neue Erfahrung. Mein Leben war von Fitness und Körperlichkeit geprägt gewesen. Was Gesundheit und Erscheinung anbetraf, hatte es mir nie an Attraktivität gemangelt. Ich sah gut aus und war sportlich. Nie hatte ich mich aufgrund von Äußerlichkeiten oder gar wegen eines Handicaps ausgegrenzt gefühlt.

Vergleichbare Erfahrungen hatte ich bestenfalls als Sportler gemacht, wenn ich Verletzungen davontrug. Das war immer wieder mal passiert. Relativ früh, im Grunde in der Blütezeit meiner sportlichen Karriere erlitt ich einen Knieunfall, der mich länger aussetzen ließ und mich bis heute beeinträchtigt. Die Verletzung zog ich mir beim Fußballspielen zu, Kreuzband und Innenband waren gerissen, dazu der Meniskus lädiert. Mein Knie wurde zweimal operiert. Ich konnte nur noch mit Bandagen und mit Abstrichen Sport machen.

Über die Jahre wurde das Knie wieder instabiler, sodass eine dritte Operation im Raum stand. Alternativ gab es die Möglichkeit einer sogenannten Umstellungs-Osteotomie, denn ich hatte mit der Zeit ein O-Bein ausgebildet, was kontraproduktiv für die gesamte Kniestabilität war. Mit einer Osteotomie konnte mein Bein begradigt werden, indem der Unterschenkel durchgesägt und in anderer Position wieder zusammenschraubt werden würde. Keine leichte Operation, aber relativ gut planbar, weil sie nur Knochen betrifft, die im Gegensatz zu Weichteilen relativ gut heilen. Auch wenn die Operation zunächst mit einer riesigen Wunde, großen Schienen und einer wochenlangen

Schonfrist einherkommen würde, entschied ich mich letztlich für die Osteotomie. Sie wurde 2016 durchgeführt.

Wegen latenter Schmerzen wurde ich an der Schulter operiert, zweimal zudem in der Leistengegend. Rückenprobleme inklusive Bandscheibenvorfälle peinigten mich regelmäßig. Wahrscheinlich kam das vom Sport, und mein Beruf machte es nicht besser. Rückenprobleme, insbesondere von der Halswirbelsäule ausgehend, sind eine Berufskrankheit von Zahnärzten: Wir sitzen den ganzen Tag schief versetzt und vornübergebeugt, weswegen das Auftreten dieser Problematik nicht verwunderlich ist. In Kombination mit intensivem Sport kann der Rücken da zur Schwachstelle werden. Als ich mit fünfundzwanzig bei einem Orthopäden vorstellig wurde, sagte der, meine Wirbelsäule sähe aus wie die eines Achtzigjährigen oder wie bei Leuten, die Extremsportarten wie Motocross praktizieren. Ein weiteres Beispiel für eine unsensible und taktlose Diagnoseverkündung – mit Mitte zwanzig fand ich den pessimistischen Befund gar nicht lustig. Ganz so düster gestaltete sich meine Zukunft allerdings nicht. Ich konnte dennoch weiterhin mit Spaß Sport treiben.

Langer Rede kurzer Sinn: Ich kannte das Gefühl, eingeschränkt zu sein und sich nicht so bewegen zu können, wie man gern wollte. Mit fünfundzwanzig Jahren war ich mehrmals operiert worden, humpelte durch die Gegend und war auf die Unterstützung anderer angewiesen. Hilflos stand ich herum und konnte vieles nicht allein bewerkstelligen. Dieser Zustand brachte mir sogar ein Übermaß an Empathie ein. Fremde Leute fragten mich, ob sie mir die Tür aufhalten oder den Koffer tragen konnten. Mit meinen Krücken wurde ich hofiert und betüttelt. Vor allem aber wusste ich, dass es sich um einen vorübergehenden Zustand handelt, dass ich mit fleißigem Training und einer positiven Einstellung in mein normales Leben und auf mein altes Leistungsniveau zurückkehren würde. Aus der Perspektive desjenigen, dem Besserung bevorstand, war alles halb so schlimm. Eine psychologisch völlig andere Ausgangssituation war es, keine Prognose auf Besserung zu erhalten. Von der Schulmedizin prophezeit zu bekommen, dass ich mich aller Voraussicht nach nie mehr erholen würde. Dass es sich nicht um ein vorübergehendes Handicap handelt.

Was passierte mit mir und meinen Gedanken, als ich mich mit ALS in der Öffentlichkeit bewegte? Das war anders als alles, was ich zuvor erlebt hatte. Die Auswirkungen meiner Krankheit waren anfangs zwar noch gering, aber für Außenstehende teils schon sichtbar. Manches konnte oder kann bis heute keiner sehen, wenn ich auf der Straße gehe. Anderes war und ist sofort augenfällig: beim gemeinsamen Essen, wenn ich mir die Schuhe anziehe – Schuhe mit Schnürsenkeln kommen schon seit Längerem nicht mehr infrage –, wenn ich den Reißverschluss meiner Jacke zuziehen möchte oder eine Treppe hinauf- oder hinuntergehe. Dann erkennt jeder unmissverständlich, dass mein Körper nicht mehr voll funktionstüchtig ist.

Ich stellte eine gewisse Scham fest, Dinge nicht mehr tun zu können, wie andere es erwarten. Wenn ich in der S-Bahn saß, sahen mich die Leute an und dachten selbstverständlich, sobald der aussteigen will, springt er auf und hüpft zur Tür hinaus. Stattdessen hievte ich mich wie ein Rentner – der ich inzwischen sogar offiziell bin – hoch, quälte mich um die Ecke und setzte vorsichtig einen Fuß vor den anderen. Ich stand bereits frühzeitig auf, damit ich es bis zur Tür schaffte, wenn der Zug in meine Station einfuhr.

Ich machte mir Sorgen, was die Leute wohl über mich denken würden. Hielten sie mich für jemanden, der schon am helllichten Tag betrunken ist und deswegen nicht geradeaus laufen kann? Es war nicht leicht, solche Gedanken zu unterdrücken, obwohl meine Befürchtungen vielleicht völlig überzogen waren. Ich stellte fest, dass das Gefühl, beobachtet zu werden, mich sogar noch unsicherer machte, was also noch erschwerend hinzukam. Oft funktionierten meine Beine besser, wenn ich mit meinem Hund entspannt im Wald spazierenging, als wenn ich in einem Restaurant oder in der Bank vor anderen Leuten stand. Dann war ich manchmal wie gelähmt.

Scham wurde ein Thema für mich, seit ich selbst mit einer Behinderung und der Prognose, dass sich mein Zustand verschlechtern würde, unterwegs war. Wenn ich durch die Stadt lief, schaute ich auf einmal mit ganz anderen Augen hin, sobald ich jemanden in einem Rollstuhl sah. Heute denke ich dann sogar, wenn ich so enden würde und es so bliebe, wäre das gut für mich. Ich würde sofort einschlagen, wenn mir jemand diesen Deal anböte: lediglich auf einen Rollstuhl angewiesen zu sein, ansonsten sprechen und die Arme bewegen zu können.

Ich überlegte, wie es mir früher ging, wenn ich fit wie jeder andere in einer größeren Gruppe unterwegs war. Kam im Zug jemand im Rollstuhl oder mit Krückstock vorbei, machte seltsame Geräusche oder bewegte sich komisch, war der erste Impuls leider oft: Meine Güte, muss das jetzt sein? Ich hab's eilig, kann der nicht mal zur Seite gehen und mich aussteigen lassen? Meinetwegen kann der nachher rauskrabbeln, dann hat er genug Zeit. So oder so ähnlich. Ich machte mir gar nicht bewusst, was es für jemanden, der kaum gehen kann, heißen mochte, einfach nur an einer bestimmten Station auszusteigen. Dass er schon fünf Minuten vorher überlegen musste: Oh je, jetzt muss ich da vorlaufen, der Zug wackelt noch, wo halte ich mich fest, hoffentlich stürze ich nicht irgendjemandem auf den Schoß.

Meine Haltung diesbezüglich wandelte sich spürbar, und mein Verständnis für andere erweiterte sich enorm. Nach meiner Erfahrung unterschätzt fast jeder, der sie nicht kennt, die Schwierigkeiten von Menschen mit Handicap. Nicht so flink wie andere auf den Beinen zu sein, vielleicht sogar zu lallen, was bei ALS passieren kann, ist hart. Es geht einem ohne eigene Schuld nicht gut, und obendrein wird man in eine Schublade gesteckt und gar verdächtigt, sein Leben nicht im Griff zu haben. Das schmerzt.

In dem Buch »Such dir einen schönen Stern am Himmel« über Nina Zachers ALS-Geschichte ist diese Problematik eindrücklich beschrieben. Zusätzlich zu ihrer Krankheit trafen Nina die Barrieren in den Köpfen der Menschen. Weil sie im Rollstuhl saß, wurde sie selbst in ihrem direkten Umfeld plötzlich anders behandelt. In der Öffentlichkeit wurde sie häufig gar nicht mehr persönlich angesprochen, sondern nur mit ihrem »Fahrer« geredet, obwohl sie doch anwesend war. Nina erlebte Stigmatisierung und Schubladendenken, denen sie in ihrem Leben vor ALS niemals begegnet wäre. »Das Feld der unbeholfenen Worte und Gesten ist weit«, bringt es das

Buch auf den Punkt, »und oft müssen Menschen mit Behinderung eine hohe Toleranzschwelle an den Tag legen angesichts dessen, was ihnen an Respektlosigkeit und Ignoranz begegnet.«

Wenn ich jemanden sehe, der sich praktisch gar nicht mehr selbst bewegen kann, der in so einem Computerrollstuhl sitzt, kommt mir natürlich die Frage in den Sinn, was wäre, wenn du das bist? Kann ich mir das überhaupt vorstellen? Nein, ich kann es nicht. Trotzdem mache ich mir Gedanken, wie es diesem Menschen geht. Früher war ich da vergleichsweise herzlos, hatte wenig Empathie oder zumindest kein Interesse. Da dachte ich für eine Sekunde: Was für ein armer Kerl, noch gar nicht so alt. Und schon war das Thema für mich erledigt.

Inzwischen ist das anders. Mir wurde bewusst, was diese Art Ausgrenzung bedeutet und wie sehr wir Menschen damit auf Äußerlichkeiten reduzieren. Bis heute erwische ich mich selbst dabei. Es passiert schnell, schon weil wir im Alltag ständig alles einordnen und bewerten müssen. Schublade auf, Schublade zu. Es reicht, dass sich jemand in der S-Bahn vordrängelt. Schon steht fest, dass wir es mit einem asozialen Idioten zu tun haben. Vielleicht aber gibt es einen verständlichen Grund für sein Verhalten. Wir sollten es hinbekommen, einen Menschen samt Gefühlen, Emotionen, einer Vergangenheit und einer Geschichte zu sehen, egal, ob er ein Handicap hat oder nicht. Sollten in der Lage sein, innezuhalten, jemanden anzusprechen und einfach nur zu fragen: »Kann ich dir vielleicht irgendwie behilflich sein?« Wahrscheinlich würde das für Verwunderung sorgen. Vielleicht würde derjenige zu erzählen anfangen, und man würde bemerken, wie sehr einem dieser Mensch im Grunde ähnlich ist oder wie sehr er einen bereichern kann. Dass er alles andere als eine Last für die Gesellschaft oder auch nur für einen selbst ist, weil Behinderte vor allen anderen in den Flieger einsteigen dürfen.

Wie mit anderen auch, sollten wir zu Menschen mit Handicap Kontakt aufnehmen und uns in sie hineinzuversetzen versuchen. Wir sollten uns überlegen, dass unser Gegenüber körperlich womöglich wenig bewerkstelligen, aber nichtsdestotrotz ein liebenswertes Wesen sein kann. Mit Fähigkeiten, die unter Umständen weit über dem liegen, was man selbst zu leisten im Stande ist. Von dieser offenen Haltung profitieren wir letztlich selbst, durch einen neuen Kontakt oder ein gutes Gespräch. Vielleicht sitzt uns ein kleiner Stephen Hawking gegenüber, und man hat am Ende mehr von dem Kontakt als derjenige, dem man ursprünglich helfen wollte.

Nicht nur mein Blick auf gehandicapte Menschen hat sich vollkommen verschoben. Genauso war es mit meiner Wahrnehmung der vielen kleinen Hindernisse im Alltag, die ihnen das Leben erschweren. Bordsteine, denen Absenkungen fehlen, Stufen statt Schrägen, Türklinken statt automatischer Türöffner, defekte Fahrstühle, schwer zu öffnende Verpackungen und unerreichbare Regale – Abhilfe wäre meist leicht zu schaffen, jedoch fehlt es an Bewusstsein. Wenn ich beispielsweise in einem ICE einen Kaffee mit Milch bestelle, schaffe ich es nicht, die mitgereichte Kaffeesahne zu öffnen. Mit Keksen oder Erfrischungstüchern im Flugzeug geht es mir genauso. Nicht für alles muss gleich die Produktion umgestellt werden, es würde reichen, wenn dem Thema Handicap mehr Sensibilität entgegengebracht würde. Zumal es wirklich viele

Dinge gibt, die selbst für manuell geschickte Personen schwer zu öffnen sind.

Überall hört man, Behinderte gehörten zu unserer Gesellschaft. Integration und Inklusion sind große Themen. Wenn es aber konkret wird, gibt es schnell mal einen Rückzieher. Dann heißt es oft: »Inklusion ja, aber doch nicht hier. Muss das Kind im Rollstuhl wirklich in die Klasse meines Sohnes gehen? Wie sollen die dann richtig lernen oder einen Schulausflug machen?« Bevor man so reagiert, würde es helfen, sich zu überlegen, wie es wäre, selbst im Rollstuhl zu sitzen. Oder der eigene Sohn. Dann ändert sich die Perspektive schnell. Es tut Not, unser Umfeld besser im Blick zu haben, mehr links und rechts zu schauen und zu reagieren, wenn jemand Hilfe benötigt. Solche Kleinigkeiten tun nicht weh. Mit einer kleinen Geste können wir einem anderen Menschen viel Freude bereiten, ihm Aufmerksamkeit und Wertschätzung entgegenbringen. Auch ohne großen Aufwand kann man Hilfe leisten und schöne Momente bescheren. Das war eine wichtige Erkenntnis für mich. Mich schmerzt, dass sie so spät kam.

Ich selbst hatte in dieser Hinsicht Glück. Mich berührte es von Anfang an, wie feinfühlig mein enger Freundeskreis mit meiner Situation umgeht. Freunde, mit denen ich häufig etwas unternehme. Ich bin dankbar für den unkomplizierten, pragmatischen Umgang, ohne mich doof dastehen zu lassen. Ich kann mich auf eine große Sensibilität in meinem Umfeld verlassen, es gibt selten gönnerisches Helfertum, sondern nur von Herzen kommende, unkomplizierte Unterstützung. Das ermöglicht mir, im Zweifelsfall ohne Scham um Hilfe zu bitten, wenn die Situation es erfordert, aber sie genauso gut abzulehnen, wenn ich etwas selbst schaffen möchte. Das habe ich mit meinen Freunden sehr positiv erlebt.

Beispielhaft war ein Wochenendtrip mit meiner Kegeltruppe »Donnervögel« nach Berlin. Ich hatte Bedenken, ob ich das schaffen oder allen nur zur Last fallen würde. Es wurde aber richtig nett. Tauchten kleinere Schwierigkeiten auf, war sofort jemand da und half mir ohne großes Aufsehen. Wenn mir der Aufstieg an einer Treppe schwerfiel oder der Einstieg in ein Boot kritisch wurde, dann nahm mich einfach jemand an den Arm. Als wir grillten, fragte jemand: »Soll ich dir das Fleisch schnell schneiden?«, und ich sagte: »Ja, wär lieb.« Ganz unkompliziert. Ich fühlte mich uneingeschränkt dazugehörig und akzeptiert und nicht als lästiges Anhängsel. Das empfand ich als überaus wohltuend.

Natürlich verstehe ich, dass gesunde Menschen gewisse Vorbehalte oder Ängste haben, Behinderte anzusprechen, vor allem, wenn man sie nicht persönlich kennt. Ich kann nur appellieren, die Vorbehalte zu überwinden. Niemand findet das unpassend. Es gibt keine doofen Fragen, solange sie aus ehrlichem Interesse herrühren. Niemand sollte aus Scham etwas hinunterschlucken, nur weil er einen armen Behinderten nicht in Bedrängnis bringen möchte. Mitleid macht den Bemitleideten schwach.

Ich will kein Mitleid, sondern Mitgefühl. Das ist ein Balanceakt. Ich bin gespannt, ob und wie mein Umfeld und ich diese Herausforderung in Zukunft meistern werden. Bisher spüre ich oft Unsicherheit. Ich habe den Eindruck, dass meine Familie prekäre Gespräche bezüglich meiner Erkrankung und der sich daraus ergebenden Gemütslage zu vermeiden sucht. Mir aber ist es ein großes Bedürfnis, darüber zu reden, solange ich es noch kann.

Meine Zeit ist knapp. Ich möchte sie nicht mit Plattitüden vergeuden, sondern sie sinnvoll nutzen. Um dies zu zeigen und einen engen Austausch anzustoßen, schrieb ich meiner Familie Anfang Februar 2022 ganz offen folgende Nachricht auf WhatsApp:

Meine liebe Familie, gerne möchte ich heute ein Thema ansprechen, was mich sehr bewegt und mir sehr wichtig ist! Es ist leider ein schwieriges Thema und für alle nicht besonders schön! Ich fände es sehr hilfreich und wichtig, dass ihr alle das Buch von Nina und Karl-Heinz Zacher lesen würdet. Ich habe mich bis vor Kurzem davor gedrückt, da es ziemlich erbarmungslos und offen den Prozess des Sterbens bei Nina beschreibt. Das Buch ist besonders wichtig für Angehörige und enge Freunde, da es viele Aspekte gut beschreibt und auch ganz konkrete Verhaltensoptionen vorschlägt. Mein Zustand verändert sich nun doch zunehmend zu mehr Einschränkungen, sodass ich der Meinung bin, dass jetzt ein guter Zeitpunkt wäre, ohne jetzt große Panik auslösen zu wollen!

Ich möchte die Zeit bewusst und sinnvoll erleben, ohne Tabus und ohne Oberflächlichkeiten! Jeder hat natürlich die freie Wahl, damit umzugehen, wie er/sie es für am besten empfindet, aber ich möchte, dass allen die Situation und die wahrscheinliche Prognose bewusst ist. Vielleicht können wir in diesem Jahr noch einige Zeit gemeinsam verbringen, ich würde mich freuen!

Die Grausamkeit dieser Erkrankung ist wirklich eine sehr große Herausforderung für uns alle und wir sollten uns gegenseitig unterstützen und füreinander dasein, wenn wir uns brauchen! This is us! Habe euch sehr lieb!

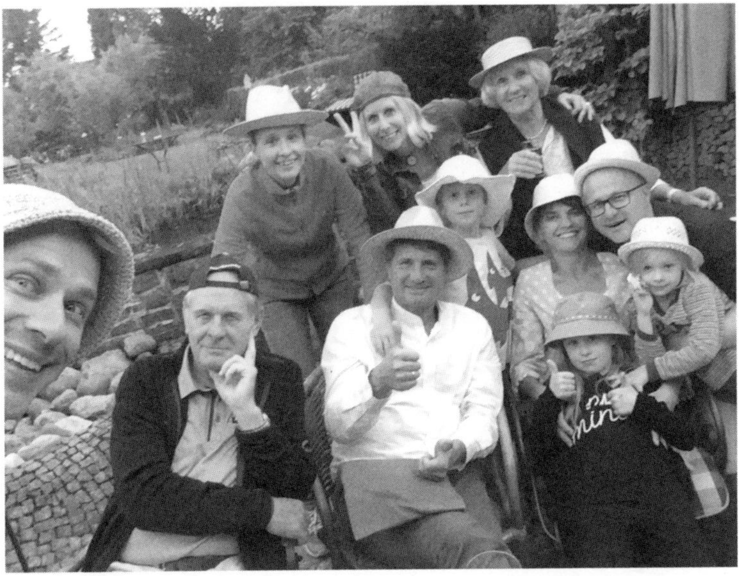

Meine Familie im Juli 2017: Anlässlich des achtzigsten Geburtstages meines Vaters (vorn l.) kamen wir alle im Garten meiner Eltern zusammen. Lediglich Christophers Frau Iris fehlt auf dem Bild.

Ich habe das Gefühl, dass ich mir durch meine Erkrankung mehr erlauben kann als früher. Ich bin nicht mehr in der Position des ortsbekannten Zahnarztes. Meine gesundheitliche Situation verschafft mir ein gewisses Alibi, Dinge sagen zu können, die ich vorher nie ausgesprochen hätte. Allein wegen meiner Diagnose wird mir mehr zugehört. Ich spüre dieses Mitgefühl und finde an vielen Stellen einen leichteren Zugang als früher. Unter anderem hat sich die Beziehung zu meinen Eltern gewandelt. Vor dem Hintergrund der handfesten Konflikte, die wir in bestimmten Lebensphasen ausgetragen haben, entwickelte ich ein umfassendes Verständnis für sie und empfand tiefe Liebe. Ich erkannte ihre Unsicherheit und Schwächen an, ohne daraus Vorwürfe zu konstruieren. Ja, sie hatten Dinge getan, die ich anders gemacht hätte. Doch obwohl sie mir wehgetan hatten, hatten sie es natürlich nicht böse gemeint.

Lange plagten mich Alpträume von massiven Streitigkeiten mit meinen Eltern, wie wir uns anschreien oder beleidigen. Es ist erstaunlich, wie tief diese kindlichen Konflikte sitzen. Inzwischen ist für mich alles im Guten. Die Alpträume kommen nur noch sehr selten. Wenn ich über die zugrundeliegenden Konflikte nachdenke oder spreche, empfinde ich keinerlei Groll mehr, sondern tiefe Verbundenheit mit meinen Eltern. Ich stamme schließlich von ihnen ab. Ich habe die Erfahrung gemacht, dass sie sich angesichts meiner neuen Haltung ebenso verändert haben – zumindest aus meiner Sicht. Für mich war es spürbar. Ob es ihnen selbst bewusst war, weiß ich nicht.

Mit meinen Geschwistern hatte ich immer ein gutes Verhältnis, die letzten Jahre schweißten uns sogar noch enger zusammen. Dass ihr vermeintlich unverwundbarer, starker und erfolgreicher Bruder auf einmal der Schwächere wurde oder sein konnte, beschäftigte sie. Wir konnten gut darüber reden, das war wichtig. Es ergaben sich zunehmend tiefergehende Gespräche und weniger oberflächliches Geplänkel. Es kam die Zeit, kundzutun, was einem wichtig gewesen ist und noch ist. Dinge, die man immer aufgeschoben hatte. Es gibt eigentlich keinen Grund, irgendetwas aufzuschieben. Oft kommt es einer inneren Reinigung gleich, unterdrückte oder unangenehme Themen anzusprechen. Vieles klärt sich, lässt sich auflösen. Das ist allemal besser, als Probleme wegzuignorieren. Ich habe das Gefühl, dass sich meine Beziehungen innerhalb der Fami-

lie intensiviert und verbessert haben, ich mich noch tiefer mit ihr verbunden haben.
In unserer Zahnarztpraxis stand ein Motto an der Wand, das immer auch mein ganz persönliches war: »Keine Lust auf Durchschnitt.« Das soll nicht arrogant klingen, nicht bedeuten, dass ich mich für etwas Besseres halte. Ich liebe einfach die Extreme, kein Leben, das nur so dahinplätschert. Ich möchte nicht, dass jahrzehntelang alles gleichbleibt. In meinen Augen machen gerade die Höhen und Tiefen das Leben aus. Es beginnt erst richtig, wo die Komfortzone endet.

Das gilt nicht zuletzt auch für traurige Erfahrungen und in letzter Konsequenz für den Tod. Es ist wichtig, offen über das Thema zu sprechen. Das hilft, vorhandene und nachvollziehbare Ängste zu mindern. Ich finde es seltsam, dass der Tod tabuisiert wird, dass die Bedenken so groß sind, das Thema anzuschneiden. Gerade Menschen, die sich zwangsweise mit dem Tod auseinandersetzen müssen, möchte man mit dem Thema nicht behelligen. Logisch ist das nicht. Persönlich habe ich inzwischen in diversen Gesprächen die Erfahrung gemacht, dass viele Menschen froh waren, wenn ich den Elefanten im Raum von mir aus beim Namen nannte. Diese Gespräche waren befreiend. Sich mit dem Tod bewusst auseinanderzusetzen und offen darüber zu reden, hatte einen sehr positiven Einfluss auf mein Leben.

Der Tod ist kein Thema, das nur am Ende eines Menschenlebens notgedrungenerweise aufs Tapet kommen sollte, weil es unumgänglich wird. Ebenso kann der Tod als positive Projektionsfläche dienen, als mutmachende und enttabuisierte Lebensfrage. Natürlich hat Tod viel mit Glauben zu tun, mit Vertrauen und Hoffnung auf ein Leben danach. Ich finde es spannend, zu hören, was andere darüber denken. Wovor sie überhaupt Angst haben, wenn doch das, was danach kommt, meist so viel besser beschrieben wird als unser irdisches Leben. Die meisten antworten mir, sie hätten weniger Angst vor dem Tod als vor dem Prozess des Sterbens. Das geht mir ähnlich.

Die häufigste Todesursache bei ALS ist Ersticken. Das macht vielen Betroffenen und auch mir große Angst. Niemand möchte leiden oder Schmerzen erdulden müssen. Jeder hat dabei seine ganz persönlichen Horrorvorstellungen. Der eine sagt, Ertrinken wäre das Schlimmste, der Nächste will nicht verbrennen. Erfrieren soll ein ganz angenehmer Tod sein, wie ich erfuhr. Aus Berichten von Bergsteigern oder über sie ist bekannt, dass Erfrierende ganz ruhig werden. Zuletzt wird ihnen sogar warm, und sie reißen sich irgendwo auf achttausend Metern die Kleidung vom Leib. Seit der Antike weiß man, dass das Aufschlitzen der Adern in einer Badewanne ebenfalls recht angenehm sein soll.

Letztlich aber ist der Prozess des Sterbens niemandem wirklich bekannt, zumindest nicht, bevor er einsetzt. Vielleicht jagt er deshalb so viel Angst ein. Das bisschen, was wir wissen, lässt diese Ängste allerdings wenig begründet erscheinen. Vor einiger Zeit sah ich mir eine interessante Dokumentation an, in der es um Nahtoderlebnisse ging. Die Beschreibungen waren überwiegend positiv. Nach allem, was wir daraus ableiten können, scheint das Sterben keineswegs ein so furchtbares Gefühl zu sein.

Doktor Eben Alexander, ein Hirnchirurg und Harvard-Dozent mit internationalem Renommee, hat seine Nahtoderfahrungen in dem Buch »Blick in die Ewigkeit« verarbeitet.

Alexander, der Nahtoderfahrungen insbesondere aufgrund seiner täglichen Arbeit an menschlichen Gehirnen immer für Hirngespinste gehalten hatte, war aufgrund einer bakteriellen Hirnhautentzündung in ein siebentägiges Koma gefallen. In diesem Zeitraum waren seine Gehirnfunktionen nachweislich ausgefallen. Als er wieder erwacht war, berichtete er von schier überwältigenden Eindrücken: »Es war die eigenartigste, schönste Welt, die ich je gesehen hatte. Großartig, lebendig, ekstatisch, atemberaubend... Ich könnte ein Adjektiv an das andere reihen, um zu beschreiben, wie diese Welt aussah und sich anfühlte, aber sie greifen alle zu kurz. Ich fühlte mich, als würde ich geboren. Nicht wiedergeboren oder neu geboren. Einfach nur geboren.« Offensichtlich fühlte sich Alexander im Tod bestens aufgehoben. »Die bedingungslose Liebe und Akzeptanz, die ich auf meiner Reise erlebte, ist die wichtigste Entdeckung, die ich je gemacht habe oder machen werde.«

Ich las Alexanders Buch mit zunehmendem Interesse, weil ich etliche Parallelen zu meiner Geschichte und eigenen Erkenntnissen darin wiederfand. Sein Leben lang war Alexander ein Jünger der modernen Wissenschaft gewesen, bis ein unfreiwilliges Ereignis seine Weltanschauung aus den Angeln hob. Sein Umdenken war erfahrungsgetrieben. Er hatte schlicht erlebt, dass längst nicht alles – im Grunde gar nichts – so war, wie es ihm vor seiner Erkrankung erschienen war. Er war zu der für einen renommierten Neurospezialisten nicht ganz unwichtigen Erkenntnis gelangt, dass Bewusstsein, Geist oder Denken eigenständige Parameter unseres Daseins sind, die niemand richtig verstehen oder nutzen kann, der sie lediglich als Nebenprodukte der physischen Existenz auffasst. Alles in der Welt sei energetische Schwingung, so Alexander, und auf subatomarer Ebene stehe damit jedes »Objekt« mit jedem anderen in Beziehung. Tatsächlich sei die Vorstellung voneinander getrennter physischer »Objekte«, ob nun Stühle, Autos oder Menschen, unsinnig. Der Mensch – so wie alles andere auch – sei mehr als sein physischer Körper. Der uns allen bekannte, keineswegs vernachlässigbare medizinische Placeboeffekt unwirksamer Substanzen sei aus dieser Perspektive betrachtet keine Kuriosität und kein lästiges Hindernis beim Erstellen pharmakologischer Wirksamkeitsstudien mehr, sondern ein Beweis für die Macht des Glaubens. Für sein Potenzial.

Der Tod ist neben der Geburt so ziemlich das Einzige, was alle Menschen vereint. Jedem von uns steht er bevor. Er ist nichts weiter als ein körperlicher Prozess, dem kein Mensch ausweichen kann. Allein deshalb ist es abwegig, den Tod zu dämonisieren. Für alle wäre es leichter, locker darüber reden und die eigenen Ängste kundtun zu können. Stattdessen läuft es meist so ab: Jemand wird alt, erkrankt schwer oder bekommt eine schwerwiegende Diagnose, das Thema Tod steht im Raum, und niemand traut sich, es anzusprechen. Niemand traut sich, nachzufragen, wie es demjenigen geht, ob er Angst hat oder was ihn umtreibt. Doch warum eigentlich nicht? In solch einer Situation hat wohl jeder das Bedürfnis, darüber zu sprechen, sich mitzuteilen. Und selbst wenn es der falsche Moment ist, wenn die Antwort verschoben wird oder vorerst undeutlich bleibt, war man zumindest im Austausch miteinander. Der andere ist nicht mehr allein.

Die Angst davor, etwas überhaupt anzusprechen, ist kontraproduktiv. Ebenso wenn jemand verstorben ist. Früher hatte ich immer Bedenken, ich könnte den Hinterbliebenen gegenüber nicht die richtigen Worte finden. Am liebsten wäre ich ihnen gar nicht begegnet, wollte Gesprächen aus dem Weg gehen. Ich hatte Angst, sie könnten zu heulen anfangen oder mich zurechtweisen, dass mich das alles gar nichts anginge. Traute ich mich doch einmal, machte ich ganz andere Erfahrungen. Mit den meisten Leuten konnte ich normal über Todesfälle reden. Vielleicht waren sie traurig und teilten mir das auch mit, doch sie bedankten sich immer dafür, dass ich gefragt hatte.

Weil der Tod bis heute so ein Tabu ist, rennen die meisten Menschen vor solchen Gesprächen weg. Der zwanzigjährige Sohn meiner guten Freundin Barbara schmiss sich vor einigen Jahren vor den Zug. Es gibt wohl kaum eine tragischere Wendung im Leben einer Mutter. Das Schlimmste daran – ihren eigenen Worten zufolge – war, wie sie plötzlich von einigen Leuten angeschaut wurde. Nachbarn und Bekannte gingen ihr aus dem Weg, wollten nichts fragen und nichts wissen. Nicht einmal die kurze Konfrontation mit dem Fall wollten sie aushalten. Dabei muss doch nichts aufgebauscht werden. Im »schlimmsten« Fall erwischt man nicht den rechten Moment und vertagt das Thema, wünscht sich alles Gute, und es war nett, dass man gefragt hat. Den Elefanten im Zimmer zu ignorieren, ist die weitaus schlechtere Variante.

Nicht die Glücklichen sind dankbar.
Es sind die Dankbaren, die glücklich sind.
FRANCIS BACON

Glück

Im Frühjahr 2018 schafften Kerstin und ich uns einen Altdeutschen Schäferhund an. Als Weinliebhaber nannte ich ihn nach der berühmten italienischen Weinsorte Brunello. Wir hatten uns lange einen Hund gewünscht, waren aber nie zur Tat geschritten. Die Hundefrage wurde ein weiterer Beleg dafür, dass man besser auf sein Herz hören sollte. Als wir nicht mehr warteten und uns diesen Herzenswunsch erfüllten, wurden wir reichlich belohnt.

Ich hätte nie für möglich gehalten, dass Brunello mein Leben so bereichern könnte. Nicht nur, weil ich gefordert wurde, mich täglich zu bewegen und spazierenzugehen. Einerseits ist Brunello – oft einfach Bruno genannt – ein treuer Gefährte, andererseits verblüfft er mich immer wieder mit seinem ungeheuren energetischen Gespür. Mit einem siebten Sinn erspürt er Dinge, die Menschen kaum wahrnehmen. Bin ich schlecht gelaunt, merkt er das, kommt zu mir und stupst mich an. Man hat herausgefunden, dass Hunde sogar epileptische Anfälle »vorhersehen« oder bei Zuckerkranken frühzeitig eine Unterzuckerung wittern und ihre Besitzer warnen können. Zu erleben, wie exakt Bruno Schwingungen und Energien auf-

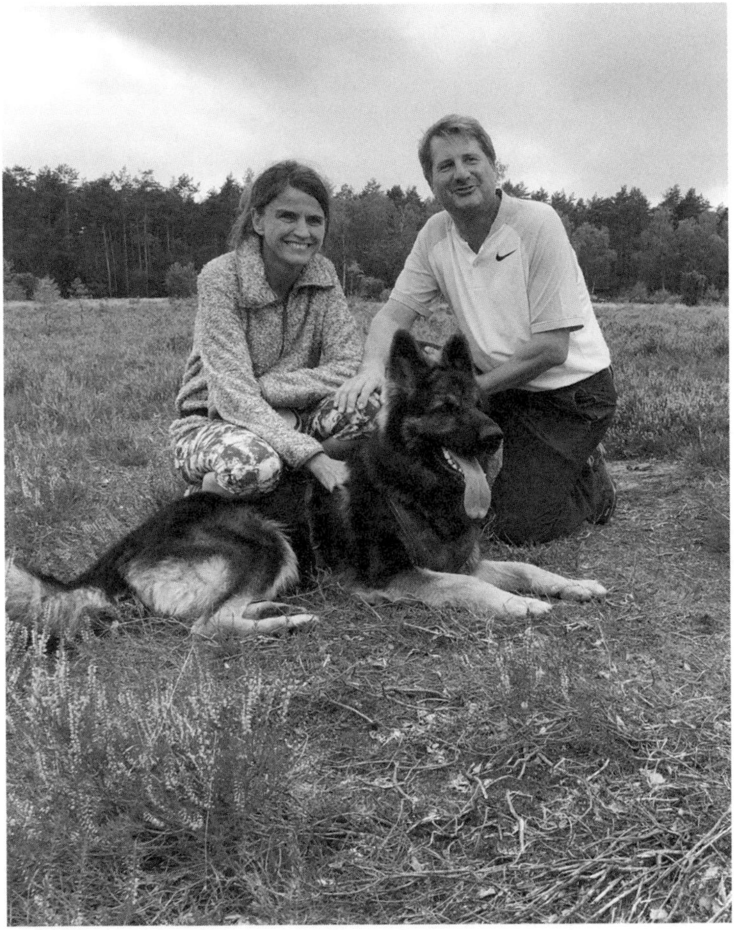

Mit Kerstin und Brunello in der Schnuckenheide

nimmt, war umwerfend. Er merkte sofort, ob wir zufrieden oder unglücklich waren.

Als Bruno klein war, sah er aus wie ein Teddy. Noch als Welpe baute ich eine sehr intensive Bindung zu ihm auf. Als er zu uns kam, war Kerstin gerade auf einer Trekkingtour, und ich

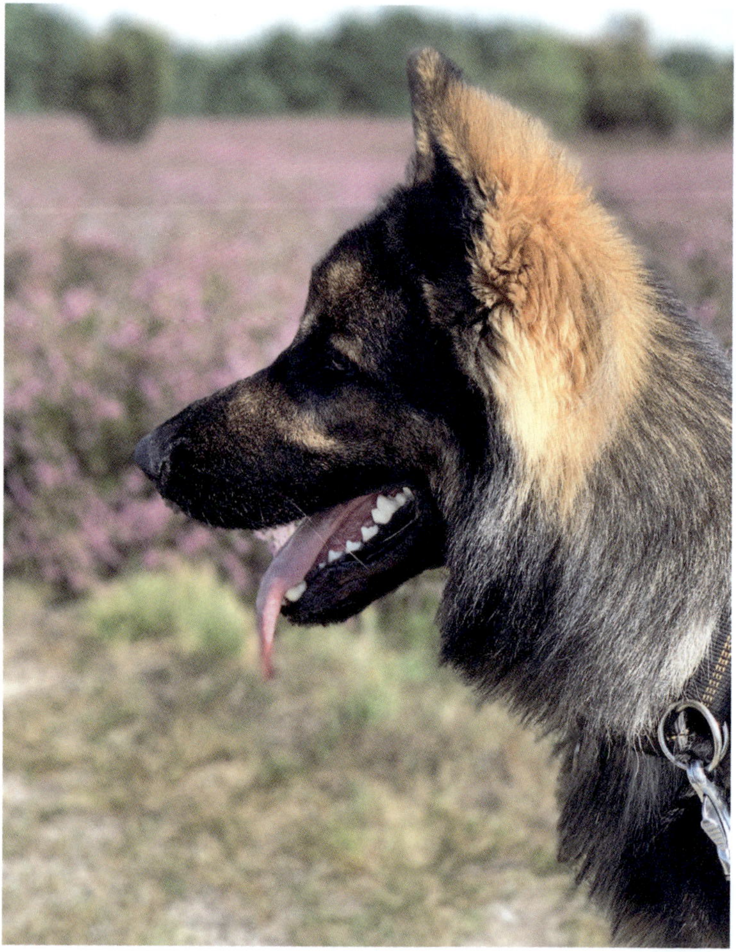

Kraftquell und Bereicherung: Unser Schäferhund Brunello

arbeitete schon nicht mehr in der Praxis. Wochenlang schlief ich jede Nacht im Schlafsack auf einer Isomatte neben Bruno auf dem Boden. Er war sofort zutraulich. Rückblickend war es eine goldrichtige Entscheidung, viel Zeit in die Beziehung zu ihm zu investieren. Er hat blindes Vertrauen zu mir, und das beruht auf Gegenseitigkeit. Das mag skurril klingen, stimmt aber. Bruno ergänzt auf unschätzbare Weise unser Familienleben. Er ist nicht zuletzt Kerstin ein fester Anker in einer schwierigen Zeit mit mir. Genau wie ich zieht sie Kraft und große Lebensfreude aus seiner Anwesenheit.

Auf einem meiner Spaziergänge mit Bruno in der Schnuckenheide, einem pittoresken Landstrich nahe unserem Dorf, fragte ich mich eines Tages, ob oder wie glücklich ich eigentlich bin. Wie sieht mein Innenleben aus? Soll ich mich als glücklichen Menschen begreifen oder als unglückliches Opfer, einen vom Schicksal geschlagenen Mann? Wo zwischen diesen Polen verorte ich mich? Für manch einen vielleicht erstaunlich, kam ich zu dem Ergebnis, ganz und gar nicht unglücklich zu sein. Auf einer imaginären Glücksskala würde ich mich nach wie vor im oberen Drittel einordnen oder sogar im oberen Viertel oder Fünftel.

Ja, ich lebe mit täglichen Schmerzen, diversen Einschränkungen und einer grausamen Prognose. Ich verzweifle schon, wenn ich eine Nudeltüte aufzureißen versuche. Die fliegt dann auch schon mal gegen die Küchenwand. Das gehört zu meinem Leben. Ich bin kein Superman, der seinen Alltag ausschließlich mit Leichtigkeit und Humor meistert. Aber es gelingt mir immer öfter. Besser vielleicht als anderen Menschen. Momente der Verzweiflung gibt es. Trotzdem wurde mir bewusst, dass ich grundsätzlich sehr glücklich bin. Zufrieden mit meiner veränderten Rolle, damit, wie sich alles, den Umständen entsprechend, entwickelt hat.

Ich überlegte, wie es zu meinem erfreulichen Befund kam. Ob ich in meinem vorangegangenen Leben überhaupt besonders glücklich gewesen war. Wovon hing Glücklichsein eigentlich ab? Von körperlicher Unversehrtheit oder gar exzellenter Fitness? Von tollen Urlaubsreisen? Oder davon, gute Freunde treffen zu können?

Auf unseren Reisen lernten Kerstin und ich die unterschiedlichsten Lebensumstände und -modelle kennen. Wir merkten bald, dass die Leute anderswo nicht unbedingt unglücklicher waren, obwohl sie nach unseren Maßstäben meist viel ärmlicher lebten. Uns fiel auf, wie fixiert auf materielle Dinge unser westlicher Lebensstil ist. Ich würde jedem wünschen, sich davon befreien zu können. Viele spüren, dass das eine erstrebenswerte Angelegenheit wäre. Trotzdem denken alle an die nächste Gehaltserhöhung oder wie viele Stunden zusätzlich sie arbeiten könnten, um mehr zu verdienen. Was da an Lebensqualität verlorengeht! Wer es mit Freude macht, soll gern sechzig oder achtzig Stunden in der Woche arbeiten. Einfach nur immer mehr Geld verdienen zu wollen, ist jedoch eine fragwürdige Motivation. Natürlich braucht man in unserer Gesellschaft Geld, um seinen Lebensunterhalt zu bestreiten oder ein Haus zu bezahlen. Aber für das dickere Auto und die besseren Alufelgen? Was hat man davon?

Oft wird man gefragt, wie alt man gern noch einmal wäre. Mit anderen Worten: Was war die glücklichste Zeit deines Lebens? Mit dieser Frage konnte ich nie etwas anfangen. Ich könnte mich nicht auf ein bestimmtes Zeitfenster meines Lebens festlegen, nicht spontan. Diese Schwierigkeiten haben andere nicht. Viele sagen: »Zwanzig müsste man noch einmal sein!« Andere tendieren zu der Zeit nach dem Studium, als alles noch vor einem lag. Ich denke: Das waren alles gute Zeiten, aber sie hatten ebenso ihre Nachteile. Mit siebzehn oder achtzehn stand man natürlich in der Blüte des Lebens, hatte wenig Sorgen und war körperlich topfit. Andererseits plagte einen in diesem Alter Liebeskummer, zum Teil wirklich schmerzhafter Liebeskummer – subjektiv gesehen eine enorme Belastung oder gar Einschränkung des persönlichen Glücks.

Wie findet man das Glück? Der eine blickt aufs Geld und denkt, Hauptsache der Kontostand stimmt. Dem Nächsten ist die Partnerschaft am wichtigsten. Gesundheit sei das Wichtigste, antworten besonders viele Leute. Da schwingt mit, dass für einen Gesunden alles andere schon fast egal ist. Mir ging irgendwann auf, dass das nicht stimmt, nicht so absolut. Als ich topfit und gesund war, war ich keineswegs uneingeschränkt glücklich, vielleicht nicht einmal glücklicher als jetzt. Die ganz normale Dialektik des Lebens bringt es mit sich, dass es in jeder Lebensphase beides gibt, Glück und Unglück. Ohne das eine existiert das andere nicht, das ist die Bipolarität des Lebens. Positiv gewendet heißt das, dass ich sowohl momentan als auch zukünftig glücklich sein kann. Selbst wenn mein Alltag durch weitere körperliche Einschränkungen beeinträchtigt sein wird. Dieser Gedanke ermutigt mich.

Jeder Unbeteiligte erwartet, dass ich heute unglücklicher bin als vor meiner Krankengeschichte. Mir selbst ging es so. Mit Sicherheit denken viele Leute: Was für ein armer Kerl! Es ist anerkennenswert, wie er mit allem zurechtkommt, aber tauschen will ich mit dem armen Schwein nicht. So fühle ich mich aber gar nicht. Ich möchte die Uhr nicht zurückdrehen.

Glück ist ohnehin nur auf den Moment beschränkt. Deshalb kommt es darauf an, was jemand aus der einzelnen Sekunde, dem einen Moment macht. Wenn man sich monatelang auf den schönsten Abend des Jahres gefreut hat und sich kaum, dass er da ist, nur über den Hundehaufen ärgert, in den man gerade getreten ist, nützen die perfektesten Rahmenbedingungen nichts. Es ist kein Geheimnis, dass ausgerechnet in Urlauben oder an Feiertagen die meisten Beziehungen zerbrechen. Dabei haben sich alle darauf gefreut. Stattdessen knallt es.

Glück ist die Kunst, einen Moment bewusst wahrzunehmen, ihn zu genießen und sich so wenig wie möglich ablenken zu lassen. Die herausragenden Augenblicke im Leben stehen einem nachhaltig vor Augen – Momente uneingeschränkten Glücksgefühls, die ich als »Magic moments« bezeichne: ein beeindruckender Sonnenuntergang, ein Urlaubsbeginn, ein glückliches Gesicht oder das Ende der Schwitzhüttensitzung. Das sind Erinnerungsanker, die man auswerfen kann, wenn es einem nicht so gutgeht. Sich solche magischen Momente in Erinnerung zu rufen, sie zu visualisieren, sie vor sich zu sehen, zaubert sofort ein Lächeln hervor.

2021 reisten Kerstin und ich mit zwei befreundeten Paaren und zwei Hunden nach Umbrien. Wir hatten ein traumhaftes Ferienhaus gemietet. Ich habe noch nie so viel gelacht wie in dieser Woche. Wir haben uns gegenseitig mit unserem Lachen angesteckt, und es herrschte eine Leichtigkeit in unserer Gruppe, die uns noch die skurrilste Situationskomik genießen ließ.

Auf einem Zwischenstopp in Südtirol besuchten wir ein Landgasthaus, in dem es leckeres Essen gab. Wir aßen gemeinsam, und jeder hatte sich bereits einen Nachtisch bestellt. Angesichts meiner angegriffenen Grobmotorik traf ich die denkbar schlechteste Wahl: Ich bekam ein dünnstieliges hohes Cocktailglas serviert, gefüllt mit Sorbet auf Schnaps – ein graziles Designerteilchen mit einer steinharten Eiskugel obenauf und einem langen schmalen Löffel dazu. Alle machten sich über ihren Nachtisch her, und auch ich versuchte verzweifelt, aber erfolglos, von meinem ein Stückchen abzukratzen. Die Situation hätte Anlass geben können, in Tränen auszubrechen. Ich hätte den Löffel hinschmeißen und deprimiert auf mein Zimmer gehen können. Die anderen wären unangenehm berührt gewesen und hätten traurig die Köpfe hängenlassen. Doch ich begann zu schmunzeln, dann zu kichern und zu grunzen, bis ich laut auflachen musste. Mehr als »Wie blöd muss man sein, sich in meiner Situation ausgerechnet das zu bestellen?« brachte ich nicht zustande. Ich kratzte weiter mit meinem Löffel am Sorbet. Die Situation war so absurd, dass die anderen fünf und ich fünf Minuten lang nicht aus dem Lachen herauskamen. Das ganze Restaurant schaute sich schon empört nach uns um, was uns erwachsenen Menschen einfiel, so albern zu sein und so gute Laune zu verbreiten. Die Tatsache, dass ich zu etwas nicht in der Lage war, trieb uns Lachtränen in die Augen. Das war nicht aufgesetzt und mit Sicherheit für alle die beste Auflösung der Eislöffelgeschichte. Vielen Dank, Sabine, Silke, Kerstin, Heinz und Jürgen, für diesen Magic moment!

Es gibt viele Beispiele dafür, dass es an uns liegt, was wir aus einer Situation machen. Mein Freund Olli engagierte sich intensiv für den Wiederaufbau nach der Hochwasserkatastrophe im Ahrtal. Er sammelte Spendengelder und fuhr jede Woche dorthin. Er erzählte mir, dass es dort ungemein humorvoll zugegangen sei. Die Einheimischen hatten jede Menge Grund zum Weinen, ganz bestimmt sogar weinten sie. Aber es kam der Moment, in dem sie wieder lachen wollten. Wo sich Emotionen kanalisierten, weil man im Schlamm etwas wiederfand oder schlicht, weil man genügend Galgenhumor hatte.

Humor ist mir sehr wichtig im Leben. Humor zu bewahren, selbst wenn vermeintlich Trauer angesagt ist, halte ich keineswegs für taktlos. Jedermann weiß, dass lachen guttut und gesund ist. Zahlreiche Studien bestätigen das. Eine positive Wirkung des Lachens auf unseren Gesundheitszustand ist unter Wissenschaftlern unumstritten. Forscher der University of South Australia fanden sogar heraus, dass schon ein fingiertes Lächeln, das rein mechanische Hochziehen der Mundwinkel positive Effekte erzielt. Zugespitzt formuliert: Glücklichsein lässt sich durch Muskelbewegungen hervorrufen, ein körperlicher Impuls reicht aus, um den Seelenzustand zu beflügeln. Unser Gehirn »glaubt« quasi dem Körper. In etlichen europäischen Ländern ist die Humortherapie übrigens eine anerkannte Behandlungsmethode, die die Krankenkassen bezahlen. In Deutschland allerdings nicht.

»Lachen ist für die Seele dasselbe wie Sauerstoff für die Lungen« lautet ein bekanntes Bonmot des französischen Komikers Louis de Funès. Warum also sollte man seiner Seele die Luft abschnüren und ausgerechnet vom Lachen Abstand nehmen? In Momenten zu lachen, die eigentlich zum Weinen sind, halte ich vielmehr für eine äußerst lohnenswerte Unternehmung. Am eigenen Leib habe ich erfahren, wie befreiend das ist. Wie schön es ist, zu lachen, anstatt verkopft alle möglichen Konsequenzen zu bedenken, sie abzuwägen und in Jammern zu verfallen. Humor bedeutet Leichtigkeit, die Fähigkeit, den

Blickwinkel zu wechseln und über vermeintlich Tragisches zu lachen. Zu lachen, bedeutet glücklich zu sein. Humor macht Schwerwiegendes leichter, selbst den eigenen Tod. Irgendwann wird er kommen, früher oder später. Meine Güte, wer stirbt denn nicht? Auch über den Tod darf man sich einfach mal amüsieren.

Etwas anderes, was mich glücklich macht, ist, meine Zukunft zu planen. Ich muss selbst manchmal darüber schmunzeln, dass ich dabei vorgehe, als ob ich nie eine ALS-Diagnose bekommen hätte. Meistens denke ich gar nicht darüber nach. Ich plane mein Leben, als ob ich hundert Jahre alt werden würde. Wenn ich schöne Feiern, einen Urlaub oder ein Treffen mit Freunden plane, löst das unmittelbare Glücksgefühle in mir aus. Wenn ich mich doch mal frage, warum ich das alles mache, wieso ich nicht mein Geld nehme, mich auf Hawaii ein Jahr in die Hängematte lege und alles verprasse, wird mir umgehend bewusst, dass ich das nicht möchte. Ich brauche es nicht, weil es mich nicht glücklicher machen würde.

Vor drei Jahren habe ich mich zum Ersten Vorsitzenden unseres lokalen Hankensbütteler Sportvereins (HSV) mit über fünfhundert Mitgliedern und verschiedenen Sparten von Fußball über Handball und Volleyball bis hin zu Damengymnastik, Kinderturnen und Judo wählen lassen. Für die Region und den Ort ist der HSV von großer Bedeutung. Nachdem ich in meiner Kindheit selbst so sehr vom Sport und der ehrenamtlichen Arbeit vieler Trainer und Betreuer profitiert habe, war es mir ein großes Anliegen, ein bisschen zurückgeben zu können. Als der Posten vakant und ich gefragt wurde, sagte ich sofort und gern zu.

Mir war nicht bewusst, dass der Verein schon seit einhundertzwanzig Jahren existierte und just zu dieser Zeit der Neubau einer Sportanlage inklusive neuem Sportheim auf der Agenda stand. Weil der HSV vieles in Eigenleistung erbringen musste, war das mit viel Arbeit verbunden. Ich war auf der Stelle ziemlich eingespannt, denn das Amt des Ersten Vorsitzenden ist umfassend und zeitaufwendig. Wir mussten Fördergelder beantragen, uns um Bürgschaften der Gemeinde und Darlehen der Banken bemühen und uns mit jeder Menge Bürokratie herumschlagen. Vor allem das wurde mein Gebiet, denn ich kann mittlerweile natürlich nicht mehr als Vorarbeiter auf der Baustelle agieren. Viele tausend Arbeitsstunden müssen von den Mitgliedern und hilfsbereiten Sympathisanten des Vereins ehrenamtlich gewuppt werden. Diese Arbeit macht Spaß und bringt viele kleine Momente des Glücks mit sich, eine erfüllende Aufgabe, mich nach meinen Möglichkeiten einzubringen.

Ich habe nicht mit meinem Leben abgeschlossen. Ich plane die Zukunft und werde die Zeit, die mir bleibt, motiviert und freudig nutzen. Es fällt mir nicht schwer, Zukunftsplanungen zu machen. Es würde sich im Gegenteil komisch anfühlen, es nicht zu tun. Klar, muss ich bei der Urlaubsplanung mitunter überlegen, was für mich körperlich machbar ist und was nicht. Bislang ließ sich alles arrangieren. Da, wo ich Zweifel hatte, waren sie am Ende unnötig. Warum soll das in Zukunft nicht weiterhin möglich sein? Und wenn etwas doch nicht wie geplant klappen sollte, dann eben ein bisschen anders. Ich bin flexibel. Zum jetzigen Zeitpunkt kann ich nur das beeinflussen, was unmittelbar passiert. Jetzt, heute, im Moment.

Es gibt eine buddhistische Vorstellung, nach der das Leben nur eine Illusion ist. Alles, was wir wahrnehmen und für real halten, ist demnach ein Traum. Es gibt nicht einmal die Erde, vielleicht gibt es uns selbst gar nicht. Weit mehr noch als nach herkömmlicher Weltanschauung können wir nach dieser Logik selbst beeinflussen, welches Leben beziehungsweise in welcher Illusion wir leben. Das ist der Ansatz dahinvegetierender Eremiten: Warum sollten sie mit einem Flugzeug um die Welt fliegen, um etwas zu erleben, wenn es nicht weniger real ist, sich diese Erlebnisse in einer Höhle sitzend vorzustellen? Was du denkst, das bist du – oder du bist, was du glaubst! Ein spannendes Gedankenexperiment. Solche Vorstellungen und philosophischen Überlegungen helfen mir dabei, einmal mehr meinen Blickwinkel zu ändern, Zusammenhänge neu zu denken und mir eine Erklärung zurechtzulegen, wie das Leben funktioniert.

Ich will mir die positive Grundeinstellung, meine Pläne und Visionen oder freudigen Vorstellungen für die Zukunft nicht mehr nehmen lassen. Sie tun mir gut. Sie machen mich glücklich. Die Visualisierung schöner Dinge, die mir bevorstehen, ist überaus wichtig für meine emotionale Ausgeglichenheit. Ich habe sie größtenteils selbst in der Hand, besser gesagt: im Kopf. Wie ein Eremit in der Höhle, der allein Kraft seiner Gedanken mit sich und allem um ihn herum zufrieden ist. Wunschlos glücklich.

Stufen

HERMANN HESSE

Wie jede Blüte welkt und jede Jugend
Dem Alter weicht, blüht jede Lebensstufe,
Blüht jede Weisheit auch und jede Tugend
Zu ihrer Zeit und darf nicht ewig dauern.
Es muß das Herz bei jedem Lebensrufe
Bereit zum Abschied sein und Neubeginne,
Um sich in Tapferkeit und ohne Trauern
In andre, neue Bindungen zu geben.
Und jedem Anfang wohnt ein Zauber inne,
Der uns beschützt und der uns hilft, zu leben.

Wir sollen heiter Raum um Raum durchschreiten,
An keinem wie an einer Heimat hängen,
Der Weltgeist will nicht fesseln uns und engen,
Er will uns Stuf´ um Stufe heben, weiten.
Kaum sind wir heimisch einem Lebenskreise
Und traulich eingewohnt, so droht Erschlaffen;
Nur wer bereit zu Aufbruch ist und Reise,
Mag lähmender Gewöhnung sich entraffen.
Es wird vielleicht auch noch die Todesstunde
Uns neuen Räumen jung entgegensenden,
Des Lebens Ruf an uns wird niemals enden ...
Wohlan denn, Herz, nimm Abschied und gesunde!

Epilog
Plädoyer fürs Leben

Hätte mir jemand vor fünf Jahren meinen momentanen körperlichen Zustand beschrieben, hätte ich dieses Szenario wahrscheinlich für wenig lebenswert gehalten. Jetzt sitze ich da und bin überzeugt, ein wunderbares Leben zu haben. Ich lebe ausgesprochen gern. Ja, es gibt manche Einschränkungen, die schwer zu ertragen sind, und die Zukunftsperspektive ist äußerst beängstigend. Dennoch habe ich ein privilegiertes, tolles Leben. Gerade durch das, was ich nach meiner Diagnose erlebt habe. Sie ist einer von vielen Aspekten meines Lebens. Einer, der etwas ins Rollen gebracht hat, der mich dazu animiert hat, mich mit Dingen zu beschäftigen, denen ich mich vorher nicht gewidmet hatte. Therapien auszuprobieren, von denen ich bis dato nie etwas gehört hatte. Wege einzuschlagen, die ich nie zuvor gegangen war.

Natürlich wäre es schön, wenn ich all dies abschließend resümieren könnte. Das jedoch kann ich nicht. Ich bin nicht am Ende meines Weges, wohin auch immer er führen wird. Entscheidend ist das Gefühl, weiterzukommen. Selbst wenn nicht jede Behandlung einen unmittelbaren medizinischen Effekt mit sich brachte, empfinde ich meinen Lebensweg als buchstäblich sinn-voll.

Außerdem weiß ich nicht, wie es mir ohne meine in diesem Buch beschriebenen Unternehmungen ginge, wenn ich nichts dergleichen getan hätte. Vielleicht wäre ich schon seit zwei Jahren tot oder würde seit drei Jahren im Rollstuhl sitzen. Etwa so hatten es zumindest die Ärzte prophezeit. Ich habe keinen Vergleich, bin aber fest überzeugt, dass mich meine Entdeckungsreise weitergebracht und mir geholfen hat. Körperlich und erst recht, was meinen seelischen, meinen Geisteszustand betrifft. Wer etwas riskiert und scheitert, hat zumindest etwas ausprobiert. Das ist besser, als es gar nicht erst versucht zu haben.

Die australische Autorin Bronnie Ware hat mehrere Jahre lang als Palliativpflegerin gearbeitet und weiß aus eigener Anschauung, was Menschen kurz vor ihrem Tod beschäftigt. Darüber hat sie ein aufschlussreiches Buch geschrieben: »5 Dinge, die Sterbende am meisten bereuen«. Niemand habe in seinen letzten Stunden über Geld oder den Job geredet, so Ware. Am meisten hätten die Menschen bereut, zu viel gearbeitet, zu wenig Zeit mit Familie und Freunden verbracht oder nicht getan zu haben, was sie wirklich wollten. Dass sie Erwartungen anderer entsprochen hätten, anstatt den Mut aufzubringen, sich selbst treu zu bleiben.

Habe auch ich zu wenig auf mein eigenes Herz gehört? Es anderen recht machen wollen? An vielen Stellen in Wares berührendem Buch habe ich mich wiedererkannt. Umso dankbarer bin ich für die letzten Jahre. Vielen Menschen würde es guttun, mehr auszuprobieren. Dinge zu tun, die andere für verrückt halten. Wenn man ein gutes Gefühl dabei hat, warum nicht? Das gilt unabhängig vom Gesundheitszustand und unabhängig vom Alter. Diese Freiheit kann sich jeder nehmen.

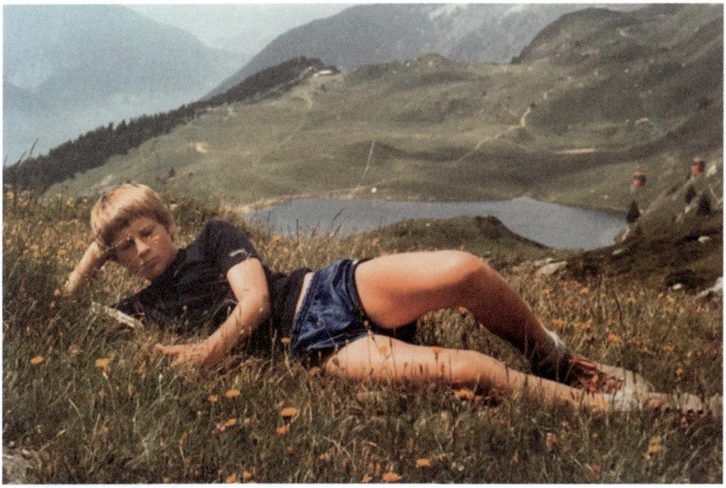

Es liegt an jedem selbst, was und wie er es tut. Ich empfehle heute jedem, mutiger und fröhlicher und mit mehr Leichtigkeit die vielfältigen Gelegenheiten zu nutzen, die das Leben bietet. Es herauszufordern. Einem anderen Menschen beispielsweise einfach mal zu sagen: »Ich finde dich toll, vielleicht kennen wir uns noch nicht, aber du bist ein sympathischer Mensch und eine Bereicherung für mein Leben.« Vielen steigt sicherlich schon bei der Vorstellung so einfacher Gesten die Schamesröte ins Gesicht. Genau das ist der Fehler: die innere Blockade. Sie lässt sich leichter auflösen als gemeinhin gedacht. Warum? Weil wir uns ausschließlich selbst blockieren.

Für mich war die ALS-Diagnose ein Vehikel, das etliche innere Blockaden gelöst hat. Das ist begrüßenswert, ein großartiges Geschenk. In meinem Fall kam der Prozess durch eine Krankheit ins Rollen. Ich rate jedoch jedem, nicht auf einen solchen Auslöser zu warten. Das ist mein Plädoyer fürs Leben.

Nachbemerkung

Ist die Arbeit an einem Buch beendet, vergeht noch einmal Zeit bis zu seiner Veröffentlichung. Es liegt in der Natur einer ALS-Erkrankung, dass in dieser Zeit viel passieren kann. Ich spüre, dass sich mein Zustand verschlechtert. Gefühlt hat sich während des halben Jahres der Arbeit an diesem Buch sogar mehr getan als in den vier Jahren zuvor. Das liegt daran, dass ich erste Einschränkungen, die mich auf der Höhe meiner Leistungsfähigkeit ereilten, vergleichsweise leicht kompensieren konnte. Wer dagegen bereits mit Handicaps geschlagen ist, den trifft jedes weitere ungleich härter.

Zwischen Hoffen und Zulassen, Ignorieren und Annehmen versuche ich jeden Tag aufs Neue, mein inneres Gleichgewicht zu finden. Das ist ein permanenter Balanceakt. Manchmal verliere ich die Balance auch. Es ist mir jedoch wichtig, zu betonen, dass die Aussagen meines Buches unabhängig davon Bestand haben. Wie genau sich mein Gesundheitszustand entwickeln wird, weiß ich noch nicht. Was ich erlebt, erfahren und begriffen habe, ist von zukünftigen Ereignissen jedoch unbenommen. Aussichten mögen sich unversehens ändern. Einsichten dagegen bleiben. Letztere habe ich in diesem Buch festgehalten.

Zur zweiten Auflage

Fünf Jahre hatte ich bereits die Diagnose ALS, als im Sommer 2022 mein Buch veröffentlicht wurde. Heute bin ich noch immer in der Lage, voller Dankbarkeit und Freude auf die vergangenen zwei Jahre zurückzublicken. Niemals hätte ich erwartet, was seither Neues und Spannendes in mein Leben kam.

Sicherlich habe ich in der Zwischenzeit weitere körperliche Fähigkeiten verloren. Ich musste mich weiter mit meinem physischen Verfall auseinandersetzen, doch ich kann sagen: Die vergangenen zwei Jahre gehören zu meinen intensivsten und lebensfrohesten überhaupt. Ich habe ganz neue Fähigkeiten und tiefe Wünsche in mir entdecken können, habe Dinge gemacht, die vorher keiner für möglich gehalten hätte – und vor allem habe ich weiter gelernt, mich so zu lieben, wie ich bin.

Dass sich so viele Menschen für mein Leben und meinen Blick auf die Dinge interessieren, war für mich zunächst unvorstellbar. Mit Erscheinen meines Buches stand ich plötzlich in der Öffentlichkeit. Die größten Erkenntnisse und Befreiungen dabei: auf mein Herz zu hören, Dinge nicht unnötig aufzuschieben und mir zuzutrauen, was unmöglich erscheint. Ich hielt Vorträge, teilweise in englischer Sprache, trat in einer großen Fernseh-Talkshow auf, kam im Radio, bei Podcasts und bei verschiedenen Veranstaltungen zu Wort und organisierte mit viel Freude große Charity-Events mit.

Kurz nach Erscheinen des Buches samt E-Book kam meine Lebensgeschichte als Hörbuchfassung heraus, gelesen von meinem Freund, dem großartigen Peter Bieringer. Unter dem Titel »ALSohappy« erschien meine Autobiografie Anfang 2024 sogar in englischer Sprache, übersetzt von meiner Jugendliebe Maren Welling. Dieses Projekt bekommt für mich damit eine besondere emotionale Bedeutung. Zuvor hatte sich der Hashtag #ALSohappy in meiner Heimat bereits zu einer Botschaft meiner Lebenseinstellung entwickelt. Dass ich dieses Motto leben kann, dazu trägt auch Cassandra bei, die mir bei allem eine große Hilfe ist. Sie inspiriert und motiviert mich mit ihrer Zuversicht und unkomplizierten Herangehensweise, viele mir wichtige Dinge umzusetzen.

Meine Herzensverbindung zum Sport wurde durch die Zusammenarbeit mit Roy Präger über den VfL Wolfsburg und die Krzysztof Nowak-Stiftung mit sinngebenden Inhalten und zielführenden Projekten bereichert. Auch eine Webseite konnte in der Zwischenzeit als mein fester Ort im Internet installiert und aktiv gestaltet werden. Zudem bin ich auf Facebook, Instagram, YouTube und TikTok unterwegs. All dies kann mir nicht mehr genommen werden, egal, was noch passiert. Dafür bin ich sehr dankbar. Und ich bin demütig. Ich fühle, dass ich eine Aufgabe habe in diesem, meinem Leben. Ich bin einfach neugierig, was noch alles geschehen wird.

Das Wichtigste an all den schönen und teilweise beeindruckenden Geschehnissen waren die vielen persönlichen und intensiven Begegnungen und Gespräche mit liebenswerten Menschen, die den Kontakt zu mir suchten oder mich durch Zufall trafen. Alles hat seinen Sinn, auch wenn man manchmal nicht in der Lage ist, diesen gleich zu erkennen.

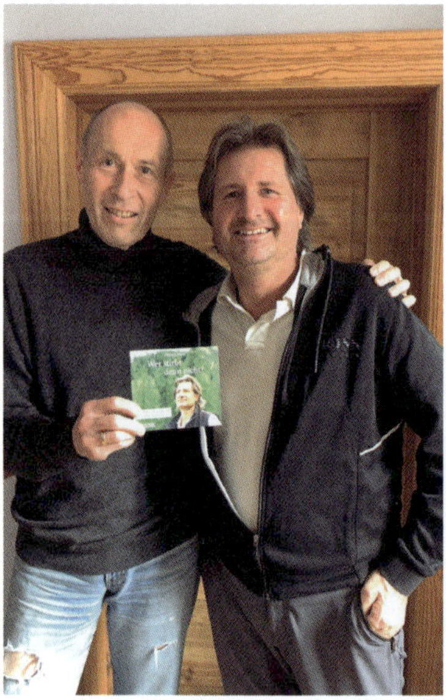

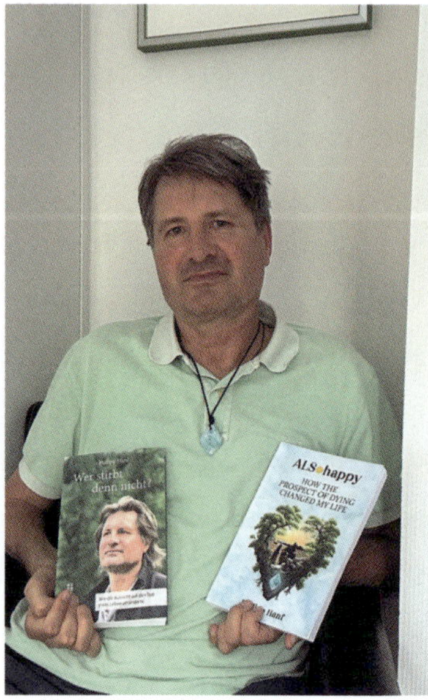

Peter Bieringer machte mein Hörbuch durch seine fesselnde Stimme zu einem besonderen Hörerlebnis. Er ist die Stimme meiner Lebensgeschichte.

2024 erschien mein Buch in englischer Sprache.

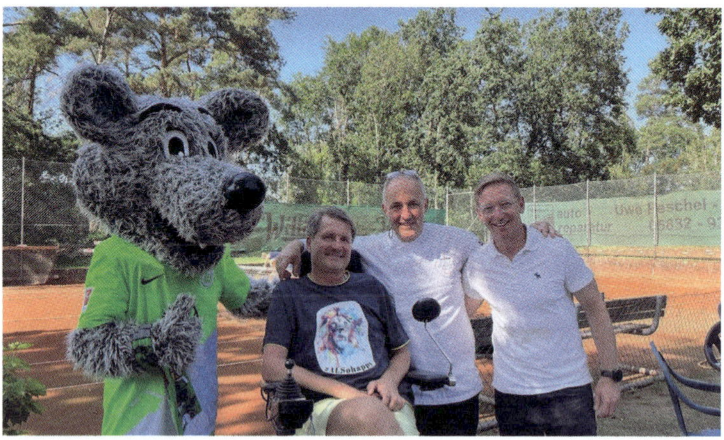

Beim »2. Philipp Hanf Pokal« gemeinsam mit Roy (r.), meinem Freund Markus und dem VfL-Maskottchen »Wölfi«

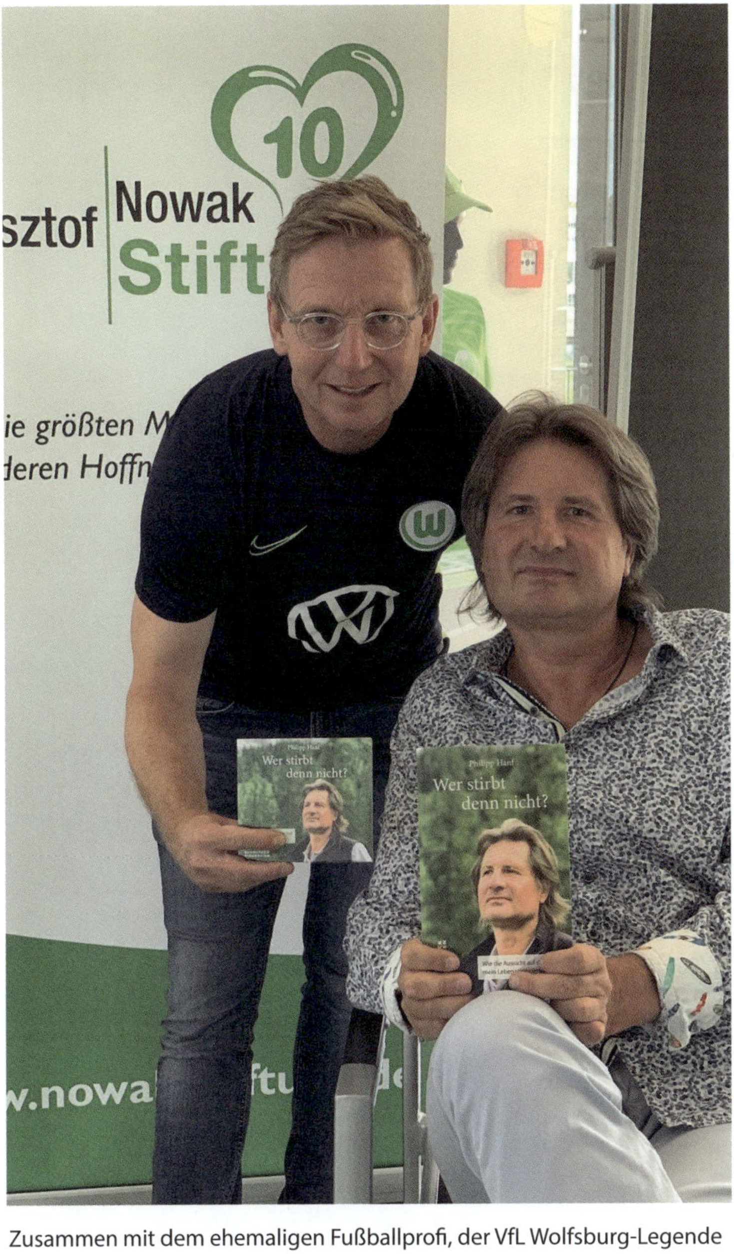

Zusammen mit dem ehemaligen Fußballprofi, der VfL Wolfsburg-Legende Roy Präger, bin ich für die Krzysztof Nowak-Stiftung aktiv.

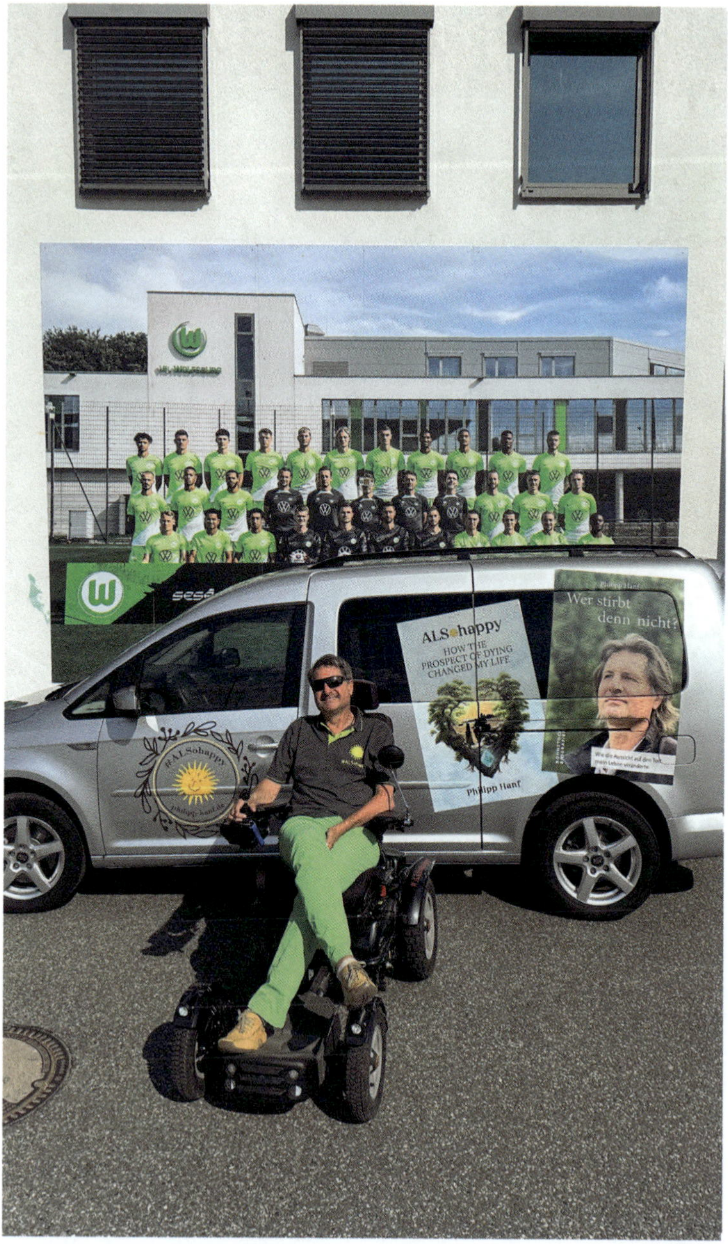

Auf Tour: Das Buch und mein Motto »ALSohappy« begleiten mich stets.

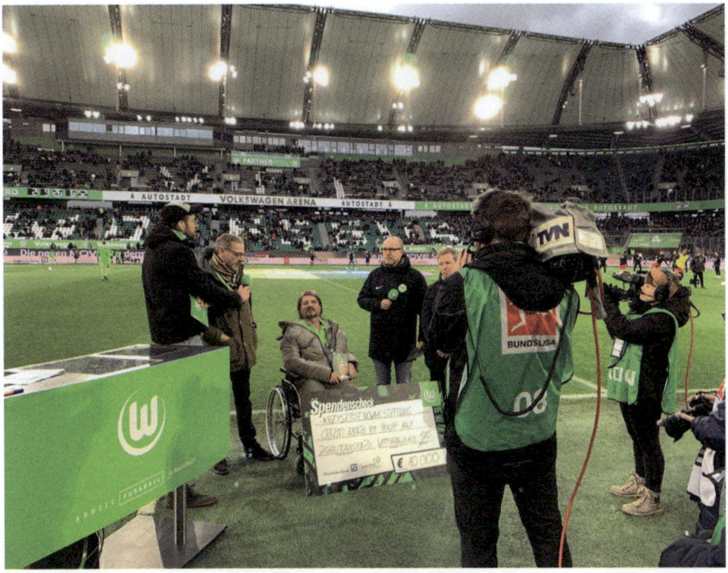

Symbolische Scheckübergabe als Ergebnis meiner Charity-Veranstaltung im Fußballstadion des VfL Wolfsburg, März 2023

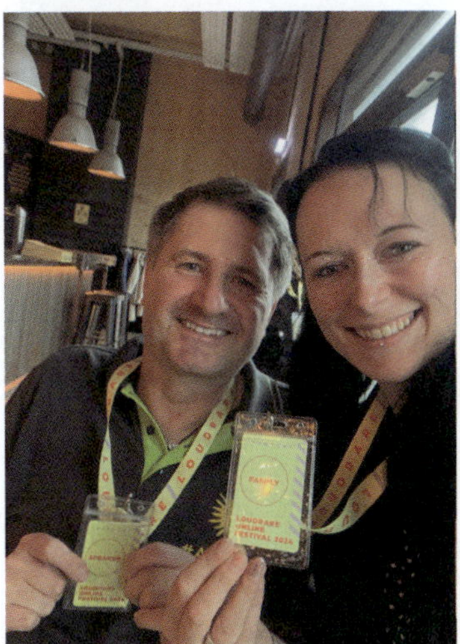

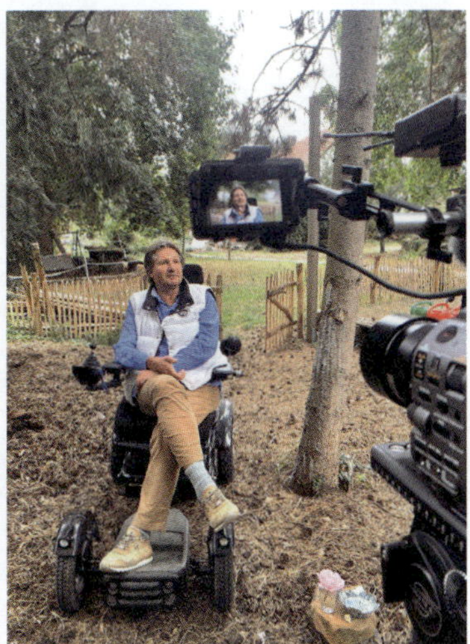

links: Gemeinsam mit Cassandra beim Loudrare Festival 2024 in Mannheim
rechts: Fernsehaufnahmen mit dem WDR für einen Beitrag im Regionalprogramm, Oktober 2022

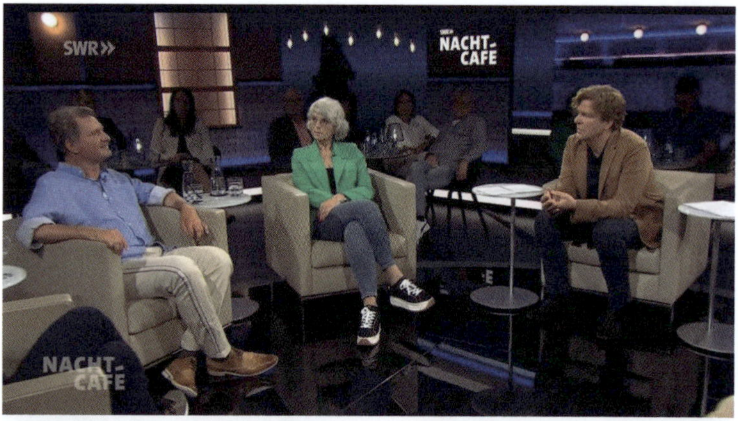
SWR
NACHT-CAFÉ
NACHT-CAFÉ

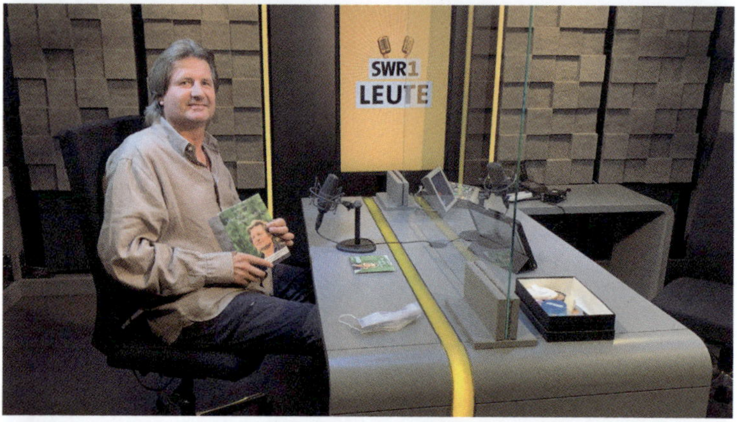
SWR1
LEUTE

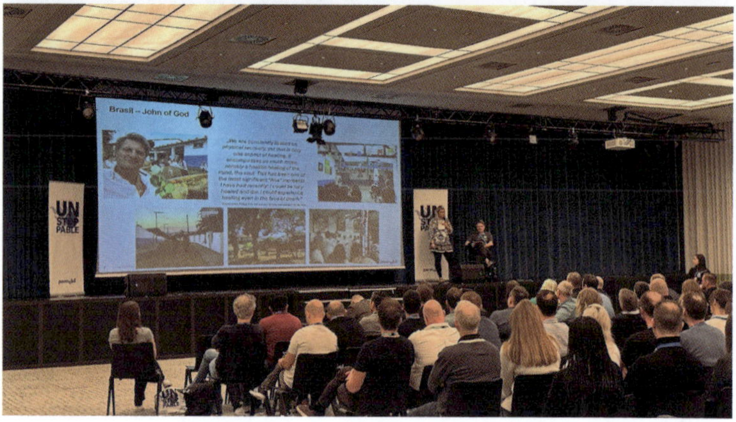
Brasil – John of God
UN STOP PABLE

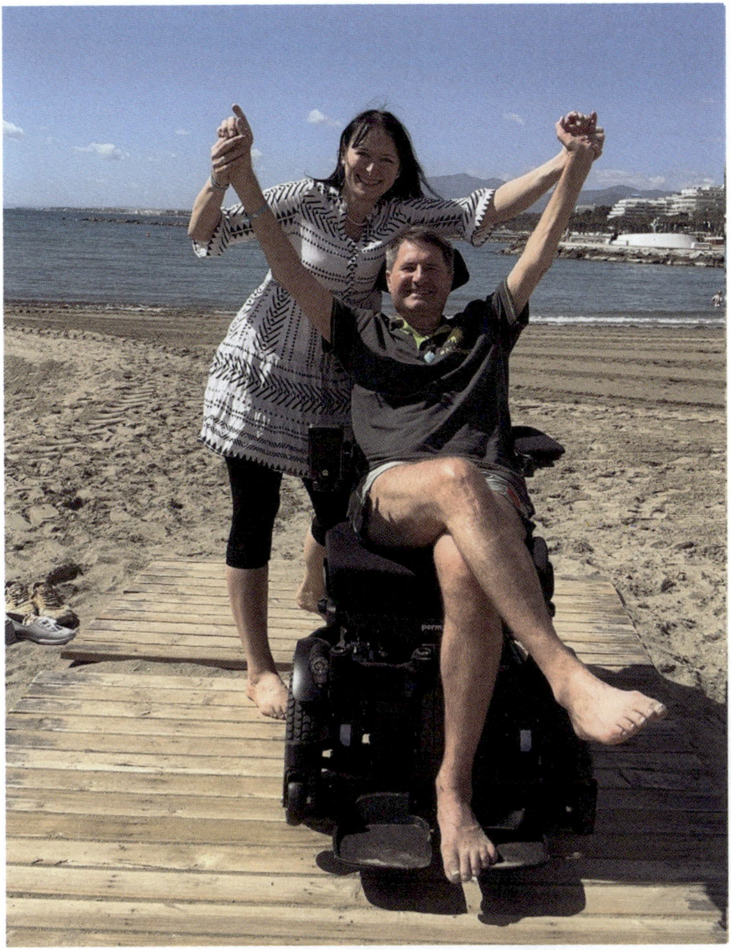

Mit Cassandra am Strand in Marbella, März 2024. Cassandra ist seit zwei Jahren meine Assistentin in vielen Bereichen und ein großer Glücksgriff. Ohne sie hätte ich mir viele Dinge nicht mehr zugetraut.

linke Seite oben: Beim SWR-Nachtcafé zum Thema »Wenn es anders kommt«, moderiert von Michael Steinbrecher, Juni 2024
Mitte: Beim SWR1 Radio zum Thema »Nur auf den Tod warten ist keine Option« sprach ich mit Jens Wolter, September 2022
unten: Vortrag auf einem internationalen Kongress der Firma Permobil in Marbella, März 2024

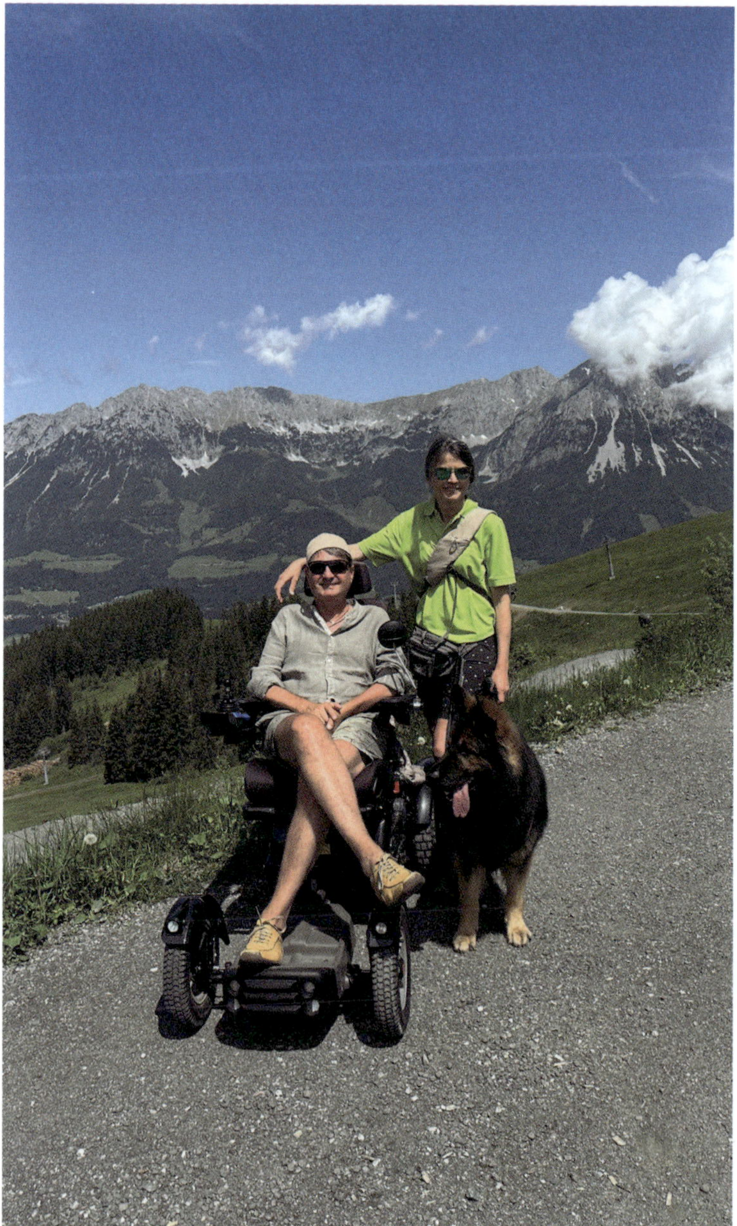

Mit Kerstin und Brunello in Tirol, Juni 2024

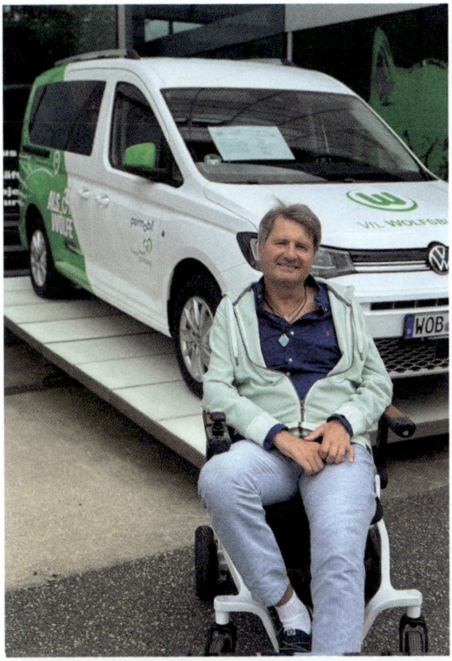

Mein Herzensprojekt: das ALS-Wölfe-Mobil! Ein spezieller, geländegängiger Elektrorollstuhl zusammen mit dem umgebauten Auto kann ab Juli 2024 von ALS-Patienten für einen Urlaub kostenlos über die Krzysztof Nowak-Stiftung ausgeliehen werden.

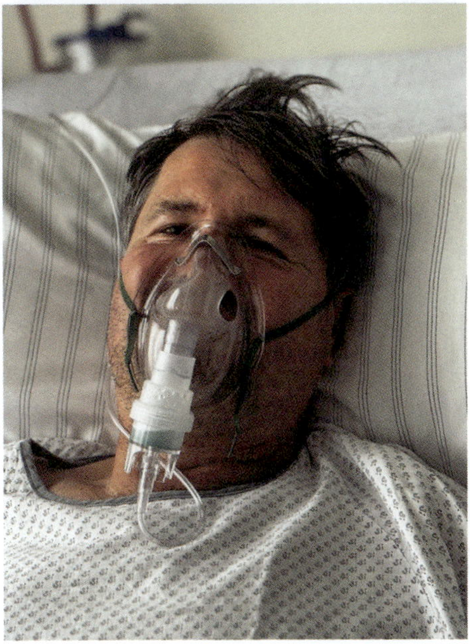

Auch diese Momente gehören dazu: Notarzteinsatz aufgrund akuter Atemnot, Juni 2024

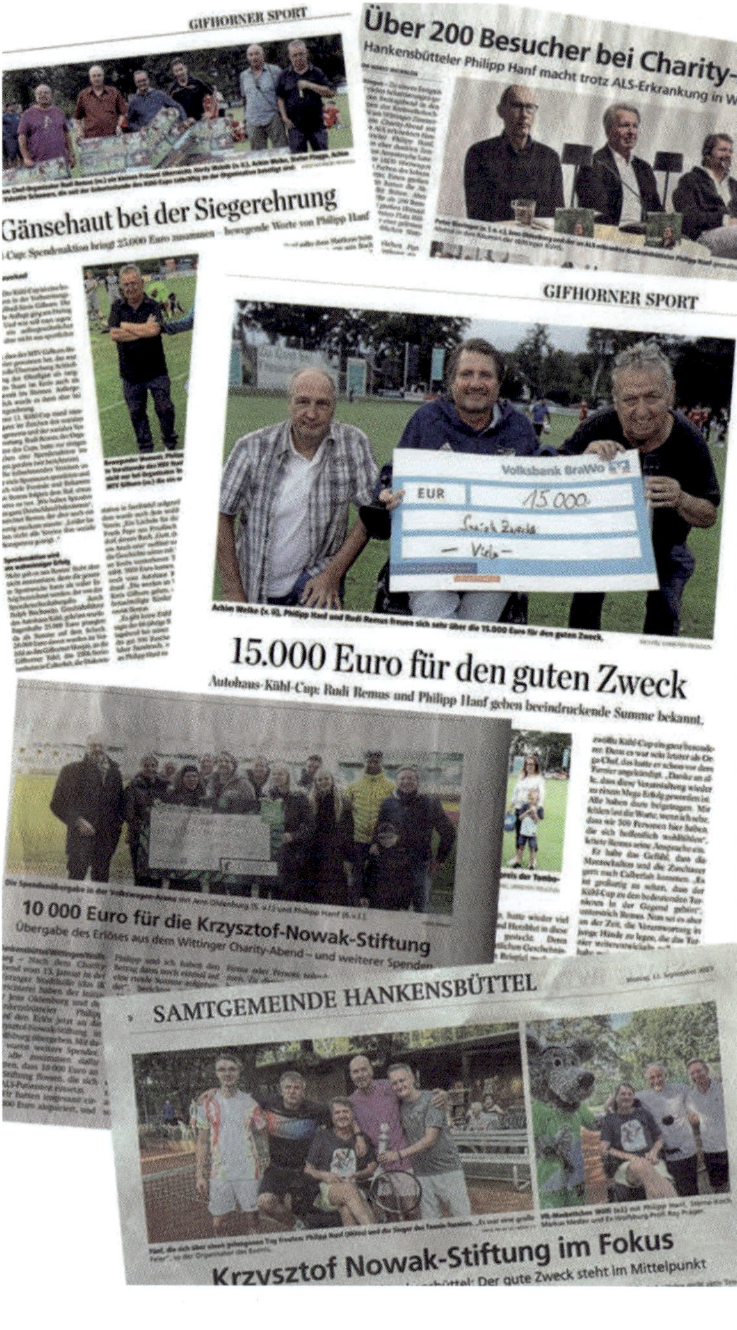

GIFHORNER SPORT

Gänsehaut bei der Siegerehrung

Über 200 Besucher bei Charity-

Hankensbütteler Philipp Hanf macht trotz ALS-Erkrankung in Wi

GIFHORNER SPORT

Achim Welke (v. li), Philipp Hanf und Rudi Remus freuen sich sehr über die 15.000 Euro für den guten Zweck.

15.000 Euro für den guten Zweck

Autohaus-Kühl-Cup: Rudi Remus und Philipp Hanf geben beeindruckende Summe bekannt.

10 000 Euro für die Krzysztof-Nowak-Stiftung

Übergabe des Erlöses aus dem Wittinger Charity-Abend – und weiterer Spenden

SAMTGEMEINDE HANKENSBÜTTEL

Krzysztof Nowak-Stiftung im Fokus

Der gute Zweck steht im Mittelpunkt

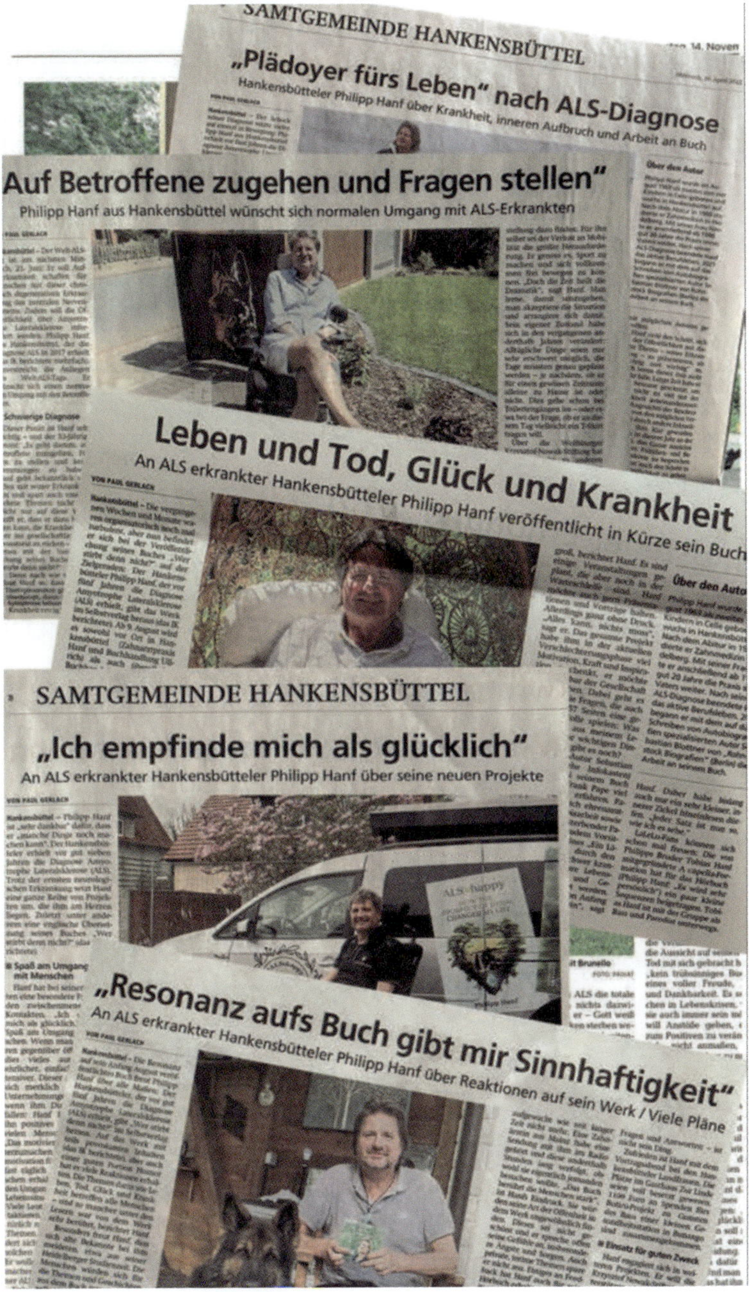
SAMTGEMEINDE HANKENSBÜTTEL

„Plädoyer fürs Leben“ nach ALS-Diagnose

Hankensbütteler Philipp Hanf über Krankheit, inneren Aufbruch und Arbeit an Buch

Auf Betroffene zugehen und Fragen stellen“

Philipp Hanf aus Hankensbüttel wünscht sich normalen Umgang mit ALS-Erkrankten

Leben und Tod, Glück und Krankheit

An ALS erkrankter Hankensbütteler Philipp Hanf veröffentlicht in Kürze sein Buch

Über den Autor

SAMTGEMEINDE HANKENSBÜTTEL

„Ich empfinde mich als glücklich“

An ALS erkrankter Hankensbütteler Philipp Hanf über seine neuen Projekte

„Resonanz aufs Buch gibt mir Sinnhaftigkeit“

An ALS erkrankter Hankensbütteler Philipp Hanf über Reaktionen auf sein Werk / Viele Pläne

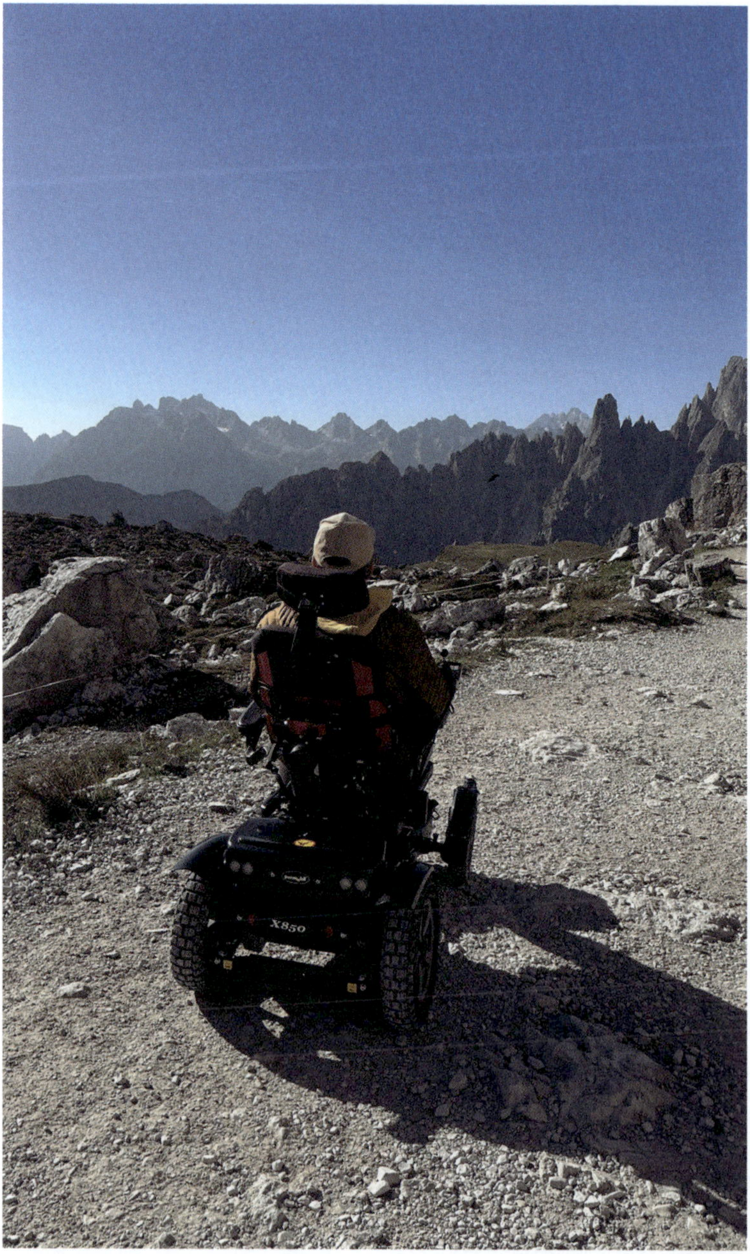

Und was bedeutet Glück? Mein eigener Weg mitten hinein in die Antwort.

MEHR ÜBER PHILIPP HANF
FINDEN SIE HIER:

www.philipp-hanf.de

#ALSohappy

philipp-hanf.de

HAT IHNEN DAS BUCH GEFALLEN?

Vielen Dank, dass Sie mein Buch gelesen haben. Ich hoffe sehr, dass ich Ihnen etwas mitgeben und Sie unterstützen konnte. Wenn es Ihnen gefallen hat, würde ich mich sehr freuen, wenn Sie ihm bei dem Online-Shop eine Bewertung geben, bei dem Sie es bestellt haben. Oder Sie schreiben bei einem Ihrer Lieblings-Buchportale eine Rezension.

Ihre Meinung zu meinem Buch ist mir sehr wichtig und eine kleine Anerkennung für meine Arbeit. Außerdem hilft es mir, neue Leser für meine Bücher zu finden.

Vielen Dank für Ihre Unterstützung!

KAMPENWAND
VERLAG

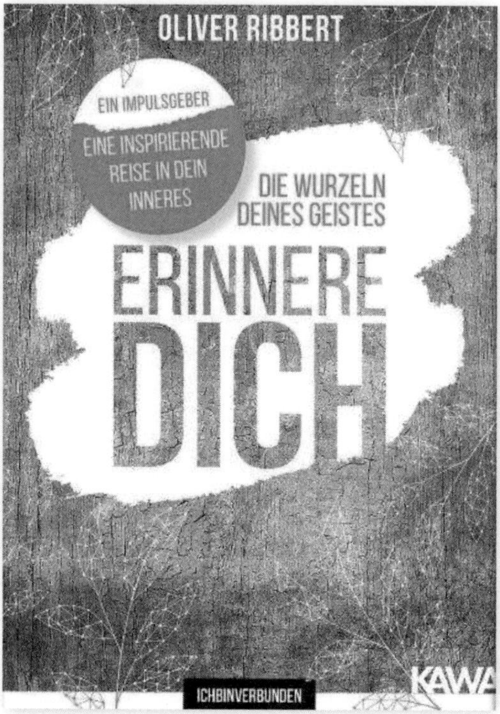

Der Impulsgeber eine Reise in dein Inneres

Ratgeber

ISBN: 978-3947738168

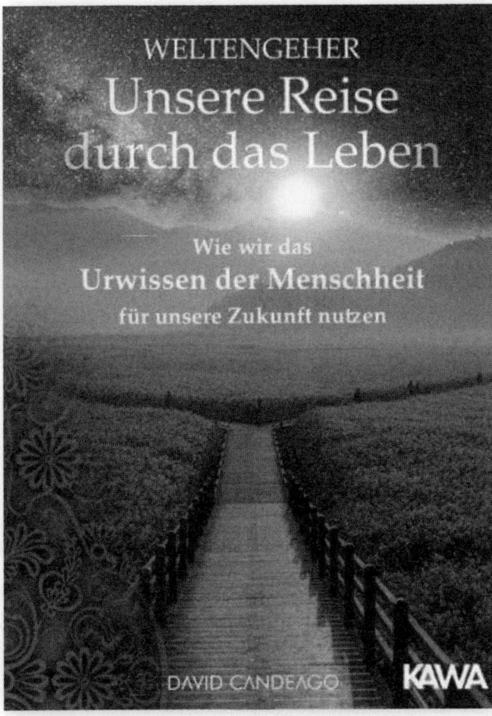
WELTENGEHER
Unsere Reise durch das Leben
Wie wir das
Urwissen der Menschheit
für unsere Zukunft nutzen
DAVID CANDEAGO
KAWA